Medienbefunde

Publikationen

Einige Inhalte dieser Dissertation wurden in anderer Form bereits veröffentlicht. Die relevanten Publikationen sind im Einzelnen:

Kathrin Friedrich (2018): Screening Bodies. Radiological Screens and Diagnostic Operations, in: Luisa Feiersinger, Kathrin Friedrich, Moritz Queisner (Hg.): *Image Action Space. Situating the Screen in Visual Practice*, Berlin/Boston: De Gruyter, S. 93–101.

Kathrin Friedrich (2018): Scannen, in: Heiko Christians, Michael Bickenbach, Nicole Wegmann (Hg.): *Historisches Wörterbuch des Mediengebrauchs*, Band 2, Weimar: Böhlau/UTB, S. 397–411.

Kathrin Friedrich (2016): From Imaging 2.0 to Imaging 3.0. On the Crises of Radiology and Its Culture Shifts, in: Bettina-Johanna Krings, Hannot Rodríguez, Anna Schleisiek (Hg.): *Scientific Knowledge and the Transgression of Boundaries*, Wiesbaden: Springer VS, S. 35–58

Kathrin Friedrich (2015): Achromatic Reasoning – On the Relation of Gray and Scale in Diagnostic Computed Tomography, *Leonardo* 48 (1), S. 66–67.

Kathrin Friedrich (2013): Hello again!? - Beziehungsweisen digitaler Bildgebung, in: Claudia Mareis, Christoph Windgätter (Hg.): *Long Lost Friends. Zu den Wechselbeziehungen zwischen Design-, Medien- und Wissenschaftsforschung*, Zürich/Berlin: Diaphanes, S. 77–90.

Kathrin Friedrich (2011): Graue Suppe? Zur Äquivalenz von Graustufen, in: Kathrin Friedrich, Sven Stollfuß (Hg.): *Blickwechsel. Bildpraxen zwischen Wissenschafts- und Populärkultur*, Marburg: Schüren (Augenblick. Marburger Hefte zur Medienwissenschaft Nr. 50), S. 39–50.

Kathrin Friedrich (2010): ‚Sehkollektiv' – Sight Styles in Diagnostic Computed Tomography, *Medicine Studies* 2 (1), S. 185–195.

Inhaltsverzeichnis

MEDIENBEFUNDE

Digitale Bildgebung und diagnostische Radiologie

Kathrin Friedrich

DE GRUYTER

Die Publikation wird ermöglicht durch den Exzellenzcluster *Bild Wissen Gestaltung. Ein Interdisziplinäres Labor* der Humboldt-Universität zu Berlin (Fördernr. EXC 1027/1) und die finanzielle Unterstützung durch die Deutsche Forschungsgemeinschaft im Rahmen der Exzellenzinitiative.

Bild Wissen Gestaltung
Interdisziplinäres Labor im Hermann von Helmholtz-Zentrum für Kulturtechnik

Gefördert durch die DFG

Kathrin Friedrich: Medienbefunde. Digitale Bildgebung und diagnostische Radiologie.
Dissertation zur Erlangung des akademischen Grades Doktorin der Philosophie (Dr. phil.)
Kunsthochschule für Medien Köln, Bereich Kunst- und Medienwissenschaften
Erstgutachter: Prof. Dr. Peter Bexte, Kunsthochschule für Medien Köln
Zweitgutachter: Prof. Dr. Cornelius Borck, Universität zu Lübeck
verteidigt am 25. Juni 2015

ISBN 978-3-11-056005-3
eISBN (PDF) 978-3-11-056058-9
eISBN (EPUB) 978-3-11-056006-0

Library of Congress Control Number: 2018951345

Bibliografische Information der Deutschen Nationalbibliothek:
Die Deutsche Nationalbibliothek verzeichnet diese Publikation in der Deutschen Nationalbibliografie; detaillierte bibliografische Daten sind im Internet über http://dnb.dnb.de abrufbar.

Satz: Andreas Eberlein, aromaBerlin
Coverabbildung: Vladimir Godnik/gettyimages
Druck und Bindung: CPI books GmbH, Leck

www.degruyter.com

MIX
Papier aus verantwortungsvollen Quellen
FSC® C083411

EINWÄRTS – MEDIEN UND BEFUNDE

Die Verbindung von digitalen Medientechnologien und diagnostischer Radiologie ist untrennbar. Formuliert Godfrey Hounsfield, einer der Entwickler der Computertomographie, 1973 noch vorsichtig „[i]t is possible that this technique may open up a new chapter in X-ray diagnosis“ (Hounsfield 1973: 1021), ist die Computertomographie (CT) heute zum diagnostischen Routineverfahren geworden.[1] Aktuelle klinische Studien schlagen vor, Schwerstverletzte bei Einlieferung in die Rettungsstelle sofort einer Ganzkörper-CT zu unterziehen, um durch „die Kenntnis des kompletten Verletzungsmusters des Patienten eine lebensrettende zielgerichtete Therapie“[2] zu ermöglichen (Huber-Wagner et al. 2013). Die erste umfassende Abtastung von Patient und Patientin wird digitalen Bildgebungstechnologien zugestanden.[3] Diese erscheinen in ihrem diagnostischen Einsatz so routiniert, dass sie selbst im Notfall, in der Ausnahme, verlässlich sind. Auch wenn der ‚Sichtbarmachungsvorschuss' der CT in der Traumatologie noch evaluiert werden mag, in der täglichen radiologisch-diagnostischen Praxis gehört das Bildgebungsverfahren zu den unhinterfragten Standards. „For radiological diagnostics, the meaning of CT is determined largely in terms of daily routine.“ (Kalender 2011: 291). Woher rührt die scheinbare Verlässlichkeit und Selbstverständlichkeit mit der die CT als digitales Bildgebungsverfahren in klinischen Kontexten eingesetzt wird? Und was sind die medialen Bedingungen, die routiniert Erkenntnis in der radiologischen Diagnostik erzeugen?

Diese Fragen werden umso dringlicher, vergegenwärtigt man sich die medientechnologischen Entwicklungen der letzten Jahrzehnte. Ganze Revolutionen wurden ausgerufen, die allein durch technologisches Potenzial alles ‚neu' und ‚besser' machen sollten. Im Bereich der diagnostischen Radiologie war die Rede von der ‚digitalen Revolution' auch nicht weit (Bryan 2003). Erstaunlich ist jedoch, mit welch pragmatischer Unaufgeregtheit das Revolutionäre zumindest diskursiv in Routinen integriert und gewandelt wurde. „[T]he transition from film-based to filmless imaging is a foregone conclusion.“ (Reiner et al. 2003: 329). Der Übergang von einer folienbasierten zu einer softwarebasierten Befundungspraxis seit Ende der 1990er-Jahre sei eine ‚ausgemachte Sache'. Wie kann der Veränderung der medialen und diagnostischen Grundlagen eines radiologischen Kollektivs eine solche überzeugte Zwangsläufigkeit zugesprochen werden? Wie werden neue Routinen gestaltet, wenn sich die Erkenntnisgrundlage in softwarebasierten Operationen und Darstellungen verzweigt? In dieser

1 Nachfolgend wird die Abkürzung CT für Computertomographie weitergeführt.

2 Pressemitteilung vom 23.07.2013 „Ganzkörper-Computertomographie erhöht Überlebensrate bei Schwerstverletzten im Kreislaufschock“, http://www.mri.tum.de/node/2032 (letzter Zugriff: 12.06.2018).

3 Im Text werden Maskulinum und Femininum verwendet, wenn es um Personen geht. Gemeint sind grundsätzlich alle Menschen, gleich welcher Geschlechtsidentität sie sich zugehörig fühlen.

eigentümlichen Gemengelage von neuen Kapiteln, ausgemachten Sachen und alltäglichen Routinen setzt die vorliegende medienwissenschaftliche Untersuchung ein.[4] Hinterfragt werden die Bedingungen und Funktionsweisen digitaler Bildgebung in ihrer Beziehung zur diagnostisch-radiologischen Praxis. In diesem historischen und pragmatischen Kontext, in dem nachhaltige medientechnologische Umwälzungen stattgefunden haben, müssen das Routinierte und seine Strategien zum Unbehagen einer medienwissenschaftlichen Reflexion werden.[5]

Computer-Tomographie – Ziele und Perspektiven

Das Bildgebungsverfahren, das seine mediale Grundlage im Namen trägt, ist die ab 1972 klinisch erprobte Computertomographie. Die Zusammenführung von Computerprozessen und Röntgenverfahren in einer Maschine versprach nicht allein neue Visualisierungsverfahren und -formen, sondern insbesondere die automatisierte Quantifizierung und Prozessierung von Körpern. Erneut machte die Umstellung der radiologischen Befundungspraxis von folienbasierten zu softwarebasierten Prozessierungs- und Visualisierungsstrukturen ab Mitte der 1990er-Jahre auf digitale Bedingungen aufmerksam, die die Restrukturierung und Rekollektivierung einer ganzen medizinischen Disziplin hervorriefen.

Das digitale Bildgebungsverfahren Computertomographie steht dabei symptomatisch für technologische und epistemologische Entwicklungen in der diagnostischen Radiologie. Gleichzeitig werden an ihm die analytischen und theoretischen Herausforderungen deutlich, denen sich eine medienwissenschaftliche Untersuchung mit wissenschaftsforschender Ausrichtung stellen muss, wenn sie die digitale Kondition epistemischer Praktiken in ihrer Facettiertheit, Gleichzeitigkeit und Relationalität ernst nehmen möchte. Das Titelbild einer Werbebroschüre für den ersten EMI-Scanner soll diese vertrackte Lage veranschaulichen ABB. 1. Die Bewerbung des ersten Scannermodells bemüht ein ganzes Tableau: Apparate, Akteure, Visualisierungen, Schaltflächen, versehen mit Werbeslogan und Markenzeichen.

4 Der Begriff Routine bezeichnet eine Form der Relation, die eine standardisierte und wiederholbare ‚Wegbahnung' zwischen unterschiedlichen Prozessen und Strukturen etabliert, denn „[s]ie [die Routine, KF] ist kein Grenzgänger, sondern entspringt den Techniken der Navigation und Abrichtung." (Meynen 2004: 155). In der Untersuchung wird die spezifische Verfassung von Routine als Relation zu differenzieren sowie die Bedingungen und Formen der ‚Abrichtung' zu klären sein.

5 David Gugerli und Barbara Orland bemerken zur theoretisch-analytischen Beschäftigung mit normalisierten Bild- und Medientechniken: „Ein Buch über ‚ganz normale' Bilder muss sich sein Problemfeld also zuerst einmal selber schaffen, weil ‚ganz normale' Bilder denjenigen, die sie benützen, als Bilder eben gar keine Probleme bereiten. Selbst wo sie Problemlagen darstellen oder wo sie als Grundlage für problematische Entscheidungen herangezogen werden, müssen sie nicht hinterfragt werden. Sie sind unproblematisch, weil sie in der Regel in eine gruppenspezifische Kommunikationskultur integriert sind, deren Mitgliedern klar ist, was die Bilder zeigen, unter welchen Umständen sie es tun, was sie verbergen und wie sie betrachtet und interpretiert werden können." (Gugerli/Orland 2002: 9–10).

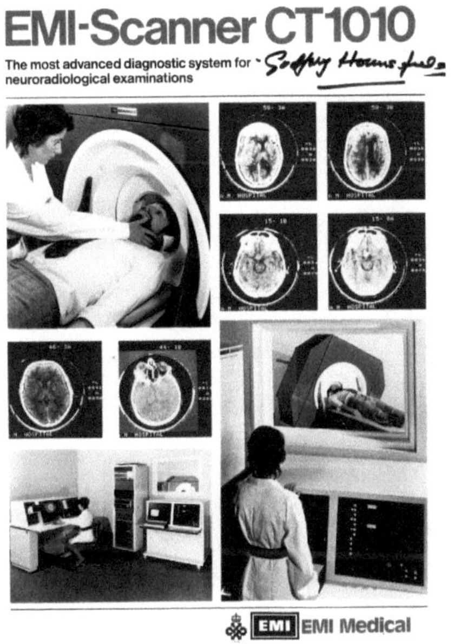

1

Deckblatt einer Werbebroschüre für den EMI-Scanner von ca. 1972, signiert von Godfrey Hounsfield (Thomas/Banerjee 2013: 98).

Nachträglich signiert mit einer Unterschrift Godfrey Hounsfields. ‚EMI-Scanner CT 1010 – The most advanced diagnostic system for neuroradiological examination' – kein innovatives System wird versprochen, sondern das am weitesten entwickelte. Der Anschluss an bestehende Konventionen darf auch im Marketing nicht fehlen. Darunter eröffnet das Tableau einen Eindruck der ‚äußeren Verfassung' der CT sowie der Rolle von Patientinnen und medizinisch-technischem Personal. Neuroradiologische Schnittbilder nehmen dabei annährend den gleichen Raum ein wie die Zurschaustellung des Geräteparks und der Akteure. Keines der Bilder kann für sich alleine stehen, erst in der vergleichenden Zusammenschau mit den übrigen Bildern scheinen sich die Funktionen des ‚am weitesten entwickelten diagnostischen Systems' erschließen zu können.

Im übertragenen Sinn weist Abbildung 1 auf das medientheoretische Dilemma hin, das die vorliegende Untersuchung herausfordert. Das digitale Bildgebungsverfahren CT muss selbst durch plakatives Werbematerial mit neun Einzelbildern vermittelt werden. Wohlgeordnet in ein Layout gebracht, fallen die Relationen zwischen den Bild- bzw. Verfahrenskomponenten schlicht in die Lücken zwischen den Bildern. Wo digitale Prozesse vermitteln, ist kein Bild zu sehen. Wie können die ‚Lücken' im Prozess digitaler Bildgebung medientheoretisch herausgestellt und kritisch hinterfragt werden? Welche medialen Transformationsprozesse begründen wechselseitig das radiologisch-diagnostische Wissen und Handeln in klinischen Kontexten?

Drei grundlegende Ziele werden vor diesem Hintergrund in der vorliegenden Untersuchung verfolgt: erstens werden aus einer medienwissenschaftlichen Perspektive die Bedingungen und Funktionsweisen digitaler Bildgebung als Grundlage radiologischer Diagnostik hinterfragt; zweitens zielt die Studie darauf, ein differenziertes theoretisches und analytisches Modell vorzuschlagen und zu erproben, das der systematischen Untersuchung digitaler Bildgebungsverfahren dienen kann; und drittens kann mit Bezug zu wissenschaftsforschenden Ansätzen die Aufarbeitung des Bildgebungsverfahrens CT Aufschluss über deren spezifische Verfasstheit geben und damit eine Lücke in der geistes- und sozialwissenschaftlichen Literatur zur digitalen Bildgebung in der Medizin schließen, in der die CT als Routineverfahren äußerst marginal behandelt wird.

Flächen und Relationen – medientheoretischer und methodischer Vorsatz

Es ist die medientheoretische und methodische Herausforderung dieser Untersuchung, den Prozessen und Relationen digitaler Bildgebungsverfahren beizukommen. Auch wenn einige Vorschläge zum theoretischen Umgang mit digitalen Bild- und Medientechnologien existieren, suchen diese ihre Referenzen häufig in etablierten Massenmedien (Fuller 2003; Manovich 2001) und Grobkategorien wie ‚der Software' (Berry 2011; Chun 2011). Um digitale Bildgebungsverfahren in medizinischen Anwendungskontexten systematisch untersuchen zu können, wird nachfolgend ein theoretisch-analytisches Modell vorgeschlagen, das im Verlauf der Arbeit zu spezifizieren und zu prüfen ist. Wie bereits angeklungen, steht die Untersuchung digitaler Bildgebungsverfahren vor zwei grundlegenden theoretisch-methodischen Schwierigkeiten. Eine besteht darin, dass das ‚Objekt' der Betrachtung Prozesse sind, die Apparate, Software, Akteure, Darstellungen und Diskurse miteinander ‚verspannen'. Weiterhin ist digitale Bildgebung *per definitionem* immer von Algorithmik und Ästhetik durchwirkt, deterministisch und bedeutungsoffen zugleich. Aufgrund dieser Doppelbödigkeit ist eine medienwissenschaftliche Analyse beständig mit der Gleichzeitigkeit eines Innen und Außen, mit dem Changieren zwischen Tiefenstrukturen und Oberflächen sowie mit Kippfiguren konfrontiert.

Diese beiden Herausforderungen verlangen für die Theoretisierung und kritische Analyse von digitalen Bildgebunsprozessen folgende methodisch-theoretische Konsequenzen. Erstens kann digitale Bildgebung nicht ohne ein Denken von/in Relationen verstanden werden. Und zweitens müssen methodische Schnitte gesetzt werden, die diese Relationen kappen und ‚Flächen' der Analyse begrenzen. Nachfolgend werden drei methodische Schnitte, die gleichsam eine medientheoretische Vorstellung explizieren, auf der Unterfläche, Zwischenfläche und Oberfläche digitaler Bildgebung gesetzt. Diese drei analytischen Flächen sind weder in sich geschlossen noch ohne einander zu denken. Vielmehr geht es um die Relationen zwischen und auf ihnen sowie um ein Auftauchen der einen in den anderen (Bexte 1998; 2013). Daher ist auch der verwendete Begriff der Fläche nicht räumlich-statisch zu denken, sondern als Ausdruck der Idee, dass in digitale Prozesse analytisch eine Ebene und ein Rahmen der kritischen Fokussierung eingezogen werden muss.[6] Diese basale methodische Entscheidung ermöglicht erst eine Fokussierung des Forschungsinteresses ohne jedoch die grundsätzlich komplexe Verfasstheit digitaler Medientechnologien zu verleugnen, die sich in ihrer primären Nicht-Wahrnehmbarkeit, operativen Dynamik sowie beständigen Relationsbildungen und Transformationen einer kritischen Annäherung bisweilen zu entziehen scheinen. Insofern markiert der Begriff der Fläche auch, dass digitale Prozesse mit Wissens-, Erfahrungs- und Wahrnehmungsräumen verflochten sind und daher nicht nur eine medientechnische Vielschichtigkeit aufweisen, sondern zudem eine ästhetisch-epistemische Breite.[7]

Enge Flächen – algorithmische Zeichen

Einen produktiven Anknüpfungspunkt zur Erarbeitung eines medienanalytischen und -theoretischen Flächenmodells bildet Frieder Nakes Konzept des „algorithmischen Zeichens" (Nake 2001). Nakes Interesse, den ‚Eigensinn' und die Sinne der Informatik zu befördern (Nake 2001: 736), hat sich unter anderem in der basalen Frage niedergeschlagen, wie Software die Spannungen zwischen maschineller Signalprozessierung und menschlicher Zeichenverarbeitung relativiert. „Wir haben in Software eine *besondere Art von Zeichen* vor uns. Diese Zeichen werden stets und ständig und unausweichlich auf doppelte Weise interpretiert, vom Menschen einerseits, vom Computer andererseits, gleichzeitig und konkurrierend. Dies gilt es zu erklären." (Nake 2001: 740, Hervorh. im Org.). Im Computer als „instrumentalem Medium" (Nake 1993: 165–189) kollidieren semiotisch betrachtet höchst unterschiedliche Zeichenverarbeitungsprozesse, deren bedeutungsstiftende Eigenschaften geklärt werden müssten, so Nake.[8]

Seine technische Semiotik betont den Doppelstatus digitaler Bilder als algorithmisch codierte Unterfläche und visuell wahrnehmbare, da auf dem Bildschirm erscheinende Oberfläche. Die Bilddaten sind als Komponenten der Software dabei immer das eine und

6 Auch wird so die Referenz an die Überlegungen von Frieder Nake terminologisch beibehalten.

7 Die Vorstellung von Schichten ist im Diskurs um digitale Medien, insbesondere um digitale Visualisierungen und Software, auch andernorts virulent, wobei begrifflich oft dichotom zwischen „cultural" und „computer layer" (Manovich 2001: 46 sowie 289), „Tiefenstruktur" und „Oberflächlichem" (Mersch 2006: 110), „Technischem" und „Symbolischem" (Krämer/Bredekamp 2003: 13) oder „Benutzeroberfläche" und „Matrix empirisch ermittelter Daten" (Weigel 2004: 164) unterschieden wird.

8 Im Begriff des instrumentalen Mediums verbinden sich die Vorstellung der grundlegenden Funktion des Computers als „ein[em] Arbeitsmittel, das uns das Medium Sprache, die Welt der Zeichen, zu bearbeiten gestattet" mit seiner Eigenschaft als „ein Mittler, der nicht nur verbindet und verknüpft, wie das jedes Medium tut, sondern auf das Verbundene auch verändernd einwirken kann" (Nake 1993: 181).

gleichzeitig das andere, ein Vexierbild einer „computable visibility and [...] visible computability" (Nake 2008: 105). Bearbeitbare Unterfläche und sichtbare Oberfläche nehmen als algorithmisches Zeichen auch die Funktion eines Interfaces für Nutzer und Nutzerinnen an, das ihnen den sinnlich-heuristischen Zugang zu Daten ermöglicht und (wahrnehmbar) vermittelt. „So human-computer interaction turns out to be the *coupling of a sign process and a signal process*. What is called the interface between human and machine is the location of their coupling." (Nake/Grabowski 2006: 65, Hervorh. im Org.). Diese Kopplung zwischen den interpretativen und operativen Zeichenprozessen auf Seiten der Nutzerinnen und der determinierten Berechenbarkeit des Computers ist für Nake die Grundlage der Mensch-Computer Interaktion.

Nakes Frage nach den interaktiven ‚Beziehungsstiftungen' zwischen Mensch und Computer durch Software und bildhafte Darstellungen bietet einen produktiven Ansatz, um über ästhetische, epistemische und operationale Bedingungen digitaler Medientechnologien nachzudenken. Doch erschwert der beständige Verweis auf ‚den Computer' den Bezug zu einem empirischen Kontext wie der radiologischen Bildgebung, in welchem digitale Daten und Symbole zwischen physikalischen Messungen, verzweigten Infrastrukturen, kollektiven Konventionen und dynamischen Visualisierungen zirkulieren. Was der Perspektive auf algorithmische Zeichen fehlt, ist der Blick auf deren Außenbeziehungen; zu Kontexten, sozio-technischen Gefügen, zu zeitlichen und räumlichen Prozessen.

Weite Flächen – mediale Relationen und Prozesse

Für einen kritischen medienwissenschaftlichen Ansatz muss Nakes technische Semiotik umakzentuiert, erweitert und kontextualisiert werden, um analytische Schnitte zu setzen, die es ermöglichen, auch ausgedehntere mediale Relationen und Prozesse nachvollziehen zu können. Eine erste Anregung wie eine eher prozessuale Medientheorie gedacht werden könnte, liefert der Medientheoretiker Ned Rossiter, der eine „processual media theory" (Rossiter 2003) skizziert, die Dynamiken und Relationen „between that which has emerged as an empirical object, meaning or code, and the various conditions of possibility" (Rossiter 2003: 166) analysieren soll: „Processual media theory inquires into that which is otherwise rendered as invisible, yet is fundamental to the world as we sense it." (Rossiter 2003: 166). Rossiter entwirft eine medientheoretische Programmatik, die er u. a. auf die Untersuchung der politischen Implikationen der Nutzung von Internetforen und Mailinglisten bezieht. Diese empirische Perspektive ist nicht unumwunden auf medizinisch-diagnostische Anwendungskontexte zu beziehen und daher wenig methodisch-systematisch ausbaufähig. Rossiters Anregung zu einer prozessualen Medientheorie benennt jedoch für diese Untersuchung wichtige Prämissen und Denkbewegungen.

Vor diesem Hintergrund sind folgende konzeptionellen Bewegungen zur Erweiterung von Frieder Nakes Ansatz notwendig. Diese werden im Fortgang der Untersuchung am Beispiel der radiologischen Diagnostik konkretisiert sowie durch weitere theoretische Überlegungen fundiert. Folgende Bewegungen sind notwendig:

a) die Vorstellung von Unter- und Oberfläche muss um eine *Zwischenfläche* erweitert werden. Digitale Bildgebung ist in all ihren Phasen nachhaltig von bildvermittelten Eingriffen in Datenstrukturen bestimmt. Gleichzeitig ist es ein genuines Merkmal digitaler *Bild*gebung, dass Visualisierungen produziert werden, die *als Bilder* Erkenntnis, Entscheidungen und Handlungen konstituieren, auch wenn sie in medientechnologische Bedingungen, Hervorbringungsmechanismen und Manipulationsoptionen eingebunden sind. Um diesen erkenntnistheoretischen Status des Bildhaften zu betonen und gleichsam zu reflektieren, wird von Oberflächen gesprochen, wenn es um die ästhetische Form von Visualisierungen geht. Daneben muss eine weitere analytische Fläche einbezogen werden, die anerkennt, dass es im Prozess der Bildgebung auch solche digitalen Darstellungen gibt, die zur Steuerung und Manipulation von Oberflächen eingesetzt werden, etwa Graphical User Interfaces. Als ‚Rahmung' der Oberfläche und Teil der Unterfläche bildet die Zwischenfläche einen eigenständigen ästhetisch-epistemischen und insbesondere operationalen Erkenntnisgrund. Ihr selbst kommt eine Vermittlungsleistung zu, die mit Nake nicht allein als Ort des Umschlagens von Unter- und Oberfläche bestimmt werden kann.[9]

b) die drei Flächen müssen *analytisch ausgedehnt* und gleichzeitig *differenziert* verstanden werden. Digitale Bildgebung umfasst nicht allein zeitliche Prozesse, sondern basiert in all ihren prozessualen Stufen auf Gefügen, die Relationen vervielfachen und räumlich ausdehnen (vgl. Serres 1998: 16 f.). Würde man versuchen, digitale Bildgebungsprozesse allein in der Beziehung zwischen ‚Computer' und ‚Human' zu klären, käme man nicht den Politiken und Paradoxien auf die Spur, die etwa die Unterfläche konzeptionell, z. B. durch die Setzung von Datenstandards, bestimmen. Zudem kann zwar im Singular von Ober-, Unter- und Zwischenfläche gesprochen werden, doch muss diese heuristische Redeweise dennoch zu einer analytischen Ausdifferenzierung führen, die etwa die Unterfläche nicht schlicht umfassend als maschinell-deterministische Seite denkt, sondern dort weitere Schichten einzieht. Sodann können auf der *Unterfläche* differenziert Fragen nach Datenstrukturen und Paradigmen der Berechenbarkeit sowie in einem weiten Flächenverständnis nach apparativen Anordnungen und technologischen Infrastrukturen geklärt werden. Auf der *Zwischenfläche* kann das situative Interagieren von Computer

9 Die Zwischenfläche als zusätzliche analytische Ebene kann bei solchen digitalen Anwendungen angenommen werden, die auf Interaktion mit der bildhaften Oberfläche angelegt sind. Bei Anwendungen, die allein digitale Daten darstellen, aber keine Reaktivität seitens des Nutzers erwarten, wäre keine Zwischenfläche angezeigt.

und Nutzer betrachtet werden sowie in einer weiten Perspektive die Prinzipien der Gestaltung und die sozio-kulturellen Kontexte, die diese Interaktion bestimmen. Auf der *Oberfläche* im engen Sinn ist dann nach der Ästhetik der computergenerierten Darstellungen sowie im weiten Sinn nach kollektiven Konventionen von Sichtbarkeit und nach Wahrnehmungsweisen zu fragen.[10]

c) der medientheoretische Ansatz, drei analytische Flächen zu benennen, die in sich enge und weite Perspektiven öffnen, erscheint nur dann sinnvoll, wenn er *Kontexte und Entwicklungsprozesse* digitaler Medientechnologien einbezieht. Vergisst digitale Medientheorie die Anwendungskontexte ihres ‚Untersuchungsobjekts', kann die Spezifik digitaler Medientechnologien nicht adäquat erarbeitet werden (Rossiter 2003: 165). Auch wenn neuere Ansätze der sogenannten Critical Code oder Software Studies nicht mehr nur den Verweis auf die Unterfläche als ‚den Code' oder ‚die Daten' gelten lassen wollen, operieren ihre eigenen Ausführungen oft auf einer solch abstrakten Ebene, dass sowohl eine theoretische wie pragmatische Bezugnahme zu Anwendungskontexten schwierig scheint. Daher plädiert der hier vorgeschlagene Ansatz dafür, Medientheorie und -analyse gleichermaßen pragmatisch wie historisch einzubetten.[11]

Noch einmal sei daher gerade wegen der hier zunächst rein methodisch-theoretisch ausgeführten Grundannahmen auf Folgendes hingewiesen: Im technisch-semiotischen Sinn sind Ober-, Unter- und Zwischenfläche nicht zu trennen, da bei Auslassung einer Fläche keine algorithmischen Zeichen und keine digitalen Bildgebungsprozesse entstehen können und somit der Gegenstand der Betrachtung nicht gegeben wäre. Unter- und Oberfläche sind eins, die Zwischenfläche ist Unter- und Oberfläche zugleich. In einer erweiterten medientheoretischen Auffassung ist bei Auslassung einer Fläche die Analyse ebenfalls aussichtslos, denn gerade in ihren Relationen zeigen sich die Bedingungen und Interdependenzen, die

10 Die Verwendung des Begriffs Ästhetik als *Aisthesis* schließt an Diskurse im Feld Media Aesthetics bzw. Medienästhetik an (überblicksartig Hausken 2018; Hörl/Hansen 2013). Hier rücken Fragen nach der medientechnologischen Vermitteltheit menschlicher Wahrnehmung und Sinneserfahrungen in den Vordergrund. Die norwegische Medienwissenschaftlerin Liv Hausken umreißt die Grundzüge einer medienästhetischen Forschungsperspektive wie folgt: „A proper understanding of and appreciation for media aesthetics would thus introduce a shift from the static concept of medium/media to the dynamic process of mediation; it would move beyond the paradigm of communication to mediation as a perspective of understanding, and it would combine theoretical argument with analysis of individual artworks or media phenomena. Finally, it would insist on the continuity, rooted in the long history of aesthetics in its more general sense, between so-called old and new media." (Hausken 2013: 33). An diese allgemeinen Perspektivierungen anschließend, sind im Weiteren aufgeworfene Fragen nach der Ästhetik verschiedenartiger Bildformen – der Gesamtanlage der Untersuchung gemäß – mit den Relationen und dem Spannungsfeld zwischen Medientechnologien, Darstellung, Wahrnehmung und Wissen befasst. Zugleich soll mit der analytischen Fokussierung der Oberfläche das sinnliche Erkennen als ein entscheidender Aspekt einer Medientheorie digitaler Bildgebung anerkannt werden.

11 Barbara Orland plädiert dafür die „unerkannten Potentiale einer historischen Rekonstruktion von ‚Alltag'" auszuloten (Orland 1998). Eine vorrangig historische Rekonstruktion stellt zwar nicht die programmatische Ausrichtung der vorliegenden Arbeit dar, dennoch liegt in Orlands Plädoyer eine wichtige Anregung, gerade das Wiederholte, Beständige und vermeintlich Routinierte auf seinen Beitrag zur Festigung einer bestimmten Praxis zu befragen.

radiologische Diagnostik konstituieren. Eine analytisch-heuristische Trennung der Flächen ermöglicht jedoch, einen jeweils anderen Fokus auf den gleichen Prozess zu werfen sowie ihn auf einen weiter gefassten Kontext zu beziehen, der Zeitlichkeit, Räumlichkeit und Praktiken beinhaltet.

Aufbau der Ausführungen

An den vorangegangenen medientheoretischen Überlegungen richtet sich der Aufbau der Untersuchung aus. Dem Ansatz und Gegenstand der Arbeit gemäß ist dabei weder eine trennscharfe Einteilung noch strukturelle Hierarchisierung vorzunehmen.

So fokussiert das erste Hauptkapitel die Bedingungen der Sichtbarmachung im apparativen Dispositiv der diagnostischen CT. Dabei werden sowohl die räumlichen wie materiellen Voraussetzungen herausgearbeitet, die bestimmen, wie Patientenkörper *bildbar* werden, als auch die epistemischen Programmatiken der Messung und Quantifizierung, die im Inneren der Blackbox CT arbeiten und deren digitale Verfassung begründen.

Das zweite Hauptkapitel dehnt die Frage nach digitaler Datengenerierung zur Datenprozessierung aus und arbeitet die analog-digitale Migration, den Übergang von der folien- zur softwarebasierten radiologischen Befundung, auf. Neben Datenstandards und Netzwerkstrukturen werden Kollektivierungsbestrebungen durch Gestaltungsprozesse der Zwischenfläche in Form des Graphical User Interface einer Befundungssoftware nachvollzogen. Daneben werden auf der Zwischenfläche im engeren Sinn radiologisch-diagnostische ‚Interaktionsrituale' zwischen Befundenden und Softwareanwendung betrachtet, um diejenigen Manipulationsstrukturen zu analysieren, die die Visualisierungen auf der Oberfläche diagnostischen Fragestellungen anpassen.

Um die Ausbildung von Darstellungs- und Wahrnehmungsweisen computertomographischer Schnittbilder und Modellierungen umfassender einzubetten, wird im dritten Hauptkapitel die Herausbildung eines tomographischen Wahrnehmens im medizinischen Sehkollektiv untersucht. Die Verknüpfung von Medienpraktiken, Sichtbarkeit und kollektiven Konventionen zur Schulung eines kollektiven Wahrnehmens des Einzelnen in Makro- und Mikroanatomie sowie Röntgenologie steht dabei im Fokus der Ausführungen.

Im vierten und letzten Hauptkapitel wird die Oberfläche im engeren Sinn eingehender betrachtet. Die Ästhetik und Epistemik computertomographischer Schnittbilder und mehrdimensionaler Rekonstruktionen wird anhand spezifischer Visualisierungsformen geklärt. Die bildhafte Oberfläche digitaler Bildgebungsprozesse soll als weitere analytische Schicht Aufschluss über die vielfache Bedingtheit radiologisch-diagnostischen Erkennens geben.

Bezüge und Inspirationen

Die vorliegende Studie wurde von Diskussionen, Diskursen und Schriften inspiriert, die sich verschiedenartig und vor unterschiedlichen Hintergründen mit digitalen Medientechnologien, medizinischer Bildgebung und Visualisierungen als Erkenntnismedien auseinandersetzen. Im Fortgang durch die Hauptkapitel werden sich weitere ‚Paten' der Inspiration oder Differenzbildung zeigen. Dort werden zu spezifischen Fragen auch die nachfolgend genannten Quellen eingebettet. Daher soll an dieser Stelle ein Überblick ausreichen.[12]

Eine immer wiederkehrende Bereicherung für den Fortgang der Untersuchung und die Zuspitzung der Fragestellungen war der Austausch mit medizinischen und insbesondere radiologischen Praktikerinnen und Praktikern. Auch wenn dieser nicht systematisch verfolgt und dokumentiert wurde, da es sich hier nicht um eine ethnographisch-soziologische Mikrostudie handelt, konnte im Austausch über das jeweilige Interesse an digitalen Medientechnologien und Visualisierungen der Blick darauf geschärft werden, wo die Schnittmengen medienwissenschaftlicher und diagnostisch-radiologischer Fragen liegen. Gleichsam hat dieser Austausch einen Einblick in klinische Routinen ermöglicht, der kritische Fragen an die Verbindung von medialen und diagnostischen Praktiken konturiert hat. Ähnliches gilt für den Austausch mit Softwareentwicklern, der designtheoretische Vertiefungen inspiriert hat. War dieser Austausch von einem industriellen Rahmen bestimmt, geriet er jedoch dort an seine Grenzen, wo die vorliegende Untersuchung nicht versprach ‚investitionsrelevant' im Sinn von Produktentwicklung o.Ä. zu sein. Auch dies hat zur kritischen Fokussierung der Untersuchung beigetragen.

Weitere Inspirationen finden sich in Publikationen, die sich in den letzten Jahren aus geistes- und sozialwissenschaftlicher Perspektive mit medizinischer Bildgebung beschäftigt haben. Insbesondere sozialwissenschaftliche und aus dem heterogenen Feld der Science and Technology Studies (STS) stammende Studien haben sich in die klinischen Räume digitaler Bildgebung begeben. ‚Vor Ort' sollen die Objektivitätsversprechen und diskursiv-performativen Aushandlungen medizinischer Visualisierungen nachvollzogen und aufgedeckt werden (Alac 2011; Beaulieu 2001; 2002; Burri 2008a; Prasad 2005; Radstake 2007; Schinzel 2003).

12 Es mag verwundern, dass an dieser Stelle nicht explizit Bezug zu proklamierten Wenden zum Bild und daran anschließenden Diskursen gesucht wird. Was wäre dadurch gewonnen? Disziplinär würde dies der medienwissenschaftlichen Ausrichtung dieser Arbeit in den Rücken fallen. Es wäre eine Fährte gelegt, die den Diskurs und analytischen Blick von vorneherein an Bilder als epistemische Objekte anschließt. Dies ist gerade nicht die Intention dieser Arbeit. Digitale Bildgebung ist zwar pragmatisch auf die Herstellung von Visualisierungen ausgerichtet, doch gerade deswegen darf eine kritische Analyse nicht beim Bildhaften beginnen. Inhaltlich kann ein Bezug zu ‚dem Bild' als analytischem Gemeinplatz keine produktive Bereicherung einer Untersuchung bieten, die sich medialen Prozessen und Bedingungen widmet und den Bildbegriff induktiv erarbeitet (vgl. Werner 2008). Trotz dieser Abgrenzung muss gesehen werden, dass sich viele Arbeiten, die diese Untersuchung bereichern, auf eine solche Bildwende berufen. Die Diskussionen um medizinische und (natur-)wissenschaftliche Bilder und Bildgebungsverfahren, die aus den Debatten seit den frühen 90er-Jahren entstanden sind, sollen keinesfalls übergangen, aber auch nicht noch einmal expliziert werden (überblicksartig Dommann 2004; Nikolow/Bluma 2009).

Die oft sehr detaillierten Beschreibungen erlauben einen umfassenden Einblick in ausgesuchte radiologische Kontexte und Diskurse und weisen vielfältige Anschlussstellen auf.[13] Auch die Öffnung der Ausführungen zu weiter gefassten Debatten um medizinische Normalität und Normierungen, etwa in öffentlichen Räumen, bietet produktive Einsichten in die kulturelle Zirkulation und Transformation medizinischer Bildgebung (Cohn 2004; Dumit 2004; Dussauge 2008; Joyce 2008). Dabei zeigt sich jedoch, dass bild- und medientheoretisch wenig tiefergehende Ausarbeitungen vorgenommen werden, obgleich die Rolle ‚des Bildes' fortwährend herausgestellt wird.

Medienwissenschaftliche Studien haben sich mit den Bild- und Medienkulturen medizinischer Sichtbarmachung auseinandergesetzt. Insbesondere Lisa Cartwrights *Screening the Body* (1995) eröffnet einen film- und medienwissenschaftlichen Zugang, der facettenreich Filmkulturen in der Medizin aufarbeitet. Ein weniger historisches, aber ebenso breitgefächertes Panorama des Einsatzes massenmedialer Verfahren, insbesondere zur medizinischen Aus- und Weiterbildung von *Medical Visions*, zeigt Kirsten Ostherr (2013) (vgl. auch Laukötter/Bonah 2009; Reichert 2007). Die hermeneutischen Gemeinsamkeiten zwischen Medizin und Medienwissenschaft betont Scott Curtis (2004). Insbesondere in deren jeweiligen Schwierigkeiten, Prozesse – lebendige Körper oder bewegte Bilder – in ‚bearbeitbare Formen' zu überführen, sieht er eine Verbindung.

In einer kulturwissenschaftlich-anthropologischen Ausrichtung untersucht José van Dijck medizinische Repräsentationsmechanismen, die einen vermeintlichen *Transparent Body* herstellen (van Dijck 2005). Ebenfalls kulturwissenschaftlich mit den Transparenz- und Objektivitätsversprechen medizinisch-radiologischer Bildgebungsverfahren ist Bettyann Holtzmann Kevles in *Naked to the Bone* (1997) befasst. Kursorisch stellt sie von der Röntgentechnik zu neueren Verfahren wie CT und Magnetresonanztomographie (MRT), die Diskurse und kulturellen Implikationen vor, die diese diagnostischen Techniken begleiten. Auch wenn die genannten Arbeiten eine unabdingbare Grundlage für die Konzeption der vorliegenden Untersuchung darstellen, zeigt deren überblicksartige Ausrichtung die Schwierigkeit, einen systematischen und medienspezifisch tiefgehenden Ansatz zur Untersuchung digitaler medizinischer Bildgebungsverfahren zu entwickeln.[14]

Mit der diagnostischen Computertomographie haben sich aus geistes- und sozialwissenschaftlicher Perspektive bislang allein zwei umfassendere Studien eingehender

13 Technik- und wissenschaftshistorische Studien zu spezifischen medizinischen Sichtbarmachungsverfahren bieten nicht allein eine historische Aufarbeitung und Kontextualisierung, sondern zeigen systematische Aspekte für eine Untersuchung zeitgenössischer Verfahren. Zur Radiographie Monika Dommann (2003), zur Elektroenzephalographie Cornelius Borck (2005) sowie zur Sonographie Edward Yoxen (1987).

14 Ähnliches gilt für Sammelbände, die Beiträge aus verschiedenen Disziplinen zu medizinischer Bildgebung und computerbasierten Visualisierungspraxen in den Naturwissenschaften versammeln. Nur selten findet sich ein ‚roter Faden' der die Einzelstudien theoretisch zusammenzieht (Heintz/Huber 2001; Heßler/Mersch 2009; Stahnisch/Bauer 2007).

beschäftigt.[15] Stephen Barley begleitete für seine vergleichende organisationssoziologische Untersuchung von 1986 die Installation von CT-Scannern in zwei Kliniken. Der Fokus auf die CT bietet bei Barley gemäß seiner disziplinären Ausrichtung allein einen Anhaltspunkt, um die Restrukturierung von professionellen Rollen und Hierarchien durch innovative Technik zu verfolgen. Der Mediziner und Anthropologe Barry Saunders begibt sich mit seiner ethnographischen Studie *CT Suite. The Work of Diagnosis in the Age of Noninvasive Cutting* (2008) in die Räume der CT-Bildproduktion und Befundung. Er beschreibt Rituale der Bildschau am Leuchtkasten, Infrastrukturen der Bildlogistik und soziale Aushandlungen innerhalb einer radiologischen Klinik. Um einen Einblick in wahrscheinlich bald historische folienbasierte Befundungspraxen zu erhalten, ist diese Studie äußerst hilfreich. In der theoretischen Reflexion bleibt sie jedoch fragmentarisch und ist in Teilen fast anekdotisch, wenn Saunders seinen Kollegen durch ihre ‚Arbeits- und Bildwelt' folgt.

15 In Studien zur Magnetresonanztomographie und deren Spezialformen sowie zu nuklearmedizinischen Bildgebungsverfahren wird die diagnostische CT wie selbstverständlich erwähnt. Die Routine mit der das Verfahren in klinischen Kontexten eingesetzt wird, scheint sich auch auf geistes- und sozialwissenschaftliche Diskurse übertragen zu haben. Wo MRT-Verfahren weitreichende politische Behauptungen in den Diskurs einwerfen, mag das Interesse am Normalen und Standardisierten verloren sein. Selbstreflexiv müsste danach gefragt werden, was die analytische Geste auslässt, die das vermeintlich Spektakuläre sucht.

BILDBARKEIT – APPARATIVE DISPOSITIVE UND PROGRAMMATIKEN DER SICHTBARMACHUNG

Bildgebung mittels Computertomographie basiert auf zwei grundlegenden Paradoxien – die digitale Transformation des Patientenkörpers in eine Visualisierung setzt dessen äußere Stillstellung sowie partielle Unsichtbarmachung voraus. Ein Prozess, der andere Prozesse anzuhalten versucht, um selbst in Gang zu kommen, und einer Unsichtbarkeit bedarf, wo Bilder entstehen sollen.

Der britische Neuroradiologe James Ambrose war einer der Ersten, der zu Beginn der 1970er-Jahre klinische Tests mit dem Verfahren des „computerized transverse axial scanning (tomography)" (Ambrose 1973: 1023) durchführte. In Ambrose' Veröffentlichung zu den ersten klinischen Ergebnissen findet sich eine eindrückliche Fotografie zum frühen Dispositiv der CT ABB. 2. Sie zeigt zunächst nichts weiter als einen schwer zu entziffernden menschlichen Oberkörper und Kopf, der halb in einem Metallring steckt, der sich wiederum in einem Gehäuse befindet. Würde die Bildunterschrift in Ambrose' Text keine Hilfestellung leisten, fielen Aussagen zum Gezeigten und dessen Intention recht schwer. Die Bildunterschrift bei Ambrose lautet: „The patient's head has been positioned in the expanding rubber head cap which has then been allowed to shrink on to the scalp, reducing the air gap to a minimum. Note the marking tape on the side of the head." (Ambrose 1973: 1024). Drei Aspekte scheinen interessant: Der Kopf des Patienten wurde positioniert, eine Gummihaube reguliert die Lücke zwischen Patient und Maschine und es bedarf eines Markierungsbandes an der Seite des Kopfes. Der Aufsatz klärt über die Zusammenhänge weiter auf und führt das Verfahren, auch unter Zuhilfenahme weiterer Bildbeispiele, aus. Doch pointiert insbesondere diese Fotografie eindrücklich, worum es im Folgenden gehen soll: um die Bedingungen, die Sichtbarmachungsprozesse stellen, bevor sichtbar gemacht werden kann. Um Fragen nach Positionierungen und Einpassungen, um die ‚Lücke' zwischen Patientenkörper und Bildgebungsmaschinerie und um Orientierungen, die bereits vor Beginn des Bildgebungsprozesses installiert werden müssen oder installiert sind, um klinisch aussagekräftige Visualisierungen zu erzeugen.

Auch auf das zweite Paradox verweist Ambrose' Abbildung: Bildgebung scheint mit der Herstellung von Unsichtbarkeit einherzugehen: der Schädel, halb gefangen im Inneren eines Metallrings, dem direkten Blick nicht mehr zugänglich. Umfangen von einem weißen Gehäuse, das den Blick auf sein inneres Funktionieren nicht freigibt – eine klinisch weiße Blackbox. Wo in den Anfängen der CT der Patient selbst partiell von der ‚Kiste' verdeckt wurde, zeigt sich heute in anderer Art die Selektivität von Sichtbarmachung in der klinisch-radiologischen Praxis. Bildgebung bedarf des gleichzeitigen Zurückdrängens und Hervorhebens bestimmter Signale aus dem Körper. Nicht alles, was zu erfassen wäre, soll durch das Verfahren der CT gemessen werden. Was Bild werden kann und darf, entscheidet sich vor der Datenakquise, quasi unsichtbar.

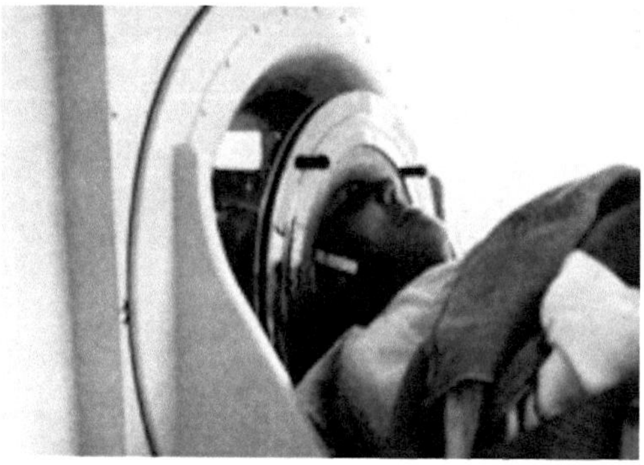

2

Patient im EMI-Scanner (Ambrose 1973: 1024).

Stillstellung und Unsichtbarmachung als Paradoxien am Beginn eines Bildgebungsprozesses eröffnen grundlegende medientheoretische Fragen nach den Zusammenhängen zwischen inneren Funktionsweisen und äußeren Konstellationen digitaler Bildgebungsverfahren. Insbesondere Spannungen zwischen technologischen Programmatiken und deren materiellen Erfordernissen rücken in den Vordergrund. Welche Bedingungen ihres Funktionierens stellt digitale Bildgebung, sowohl an den Kontext ihrer Anwendung als auch an das Objekt der Sichtbarmachung?[1] Welche vielfältigen Vorkehrungen müssen getroffen werden, damit die Möglichkeit zur Bildgebung überhaupt gegeben ist?

Wie in der Einleitung skizziert wird der CT im aktuellen klinisch-radiologischen Betrieb pragmatisch ein routiniertes Funktionieren zugesprochen. Gerade diese Annahme setzt voraus, dass sowohl die technologische Maschinerie als auch die Kontexte ihrer Anwendung ein immer gleiches Programm abspulen, das nicht mehr hinterfragt werden muss und wird. Unsichtbarkeit als Paradoxie der Bildgebung umfasst in dieser Hinsicht auch eine diskursiv-politische Dimension. Während das Innere eines Körpers sichtbar gemacht werden soll, müssen die technischen und epistemischen Programmatiken des Verfahrens unhinterfragt, unsichtbar bleiben. Dort wo das Narrativ der routinierten *Bildgebung* wirkt und eine scheinbare Allsichtbarkeit des Körperinneren hergestellt wird, muss zunächst eingerichtet und vermessen werden, was Bild werden kann. Erst durch technische Undurchschaubarkeit scheint ein pragmatisch funktioneller Weg durch den Bildgebungsprozess angezeigt.

1 Nachfolgend wird häufiger von Untersuchungsobjekten und Objekten der Bildgebung gesprochen. Dies soll weder pauschal implizieren, Patientinnen und Patienten würden in der klinischen Praxis als ein Objekt und nicht als Personen betrachtet, noch soll damit angedeutet werden, für die Ausführungen dieser Arbeit sei es unerheblich, von wem oder wovon ein Bild gegeben werden soll. Die Verwendung des Begriffs Objekt indiziert den kritischen Bezug zur CT als technischem Verfahren für das es ‚unerheblich' ist, ob Pathologien in Menschen, Schafen, Bäumen oder Beton visualisiert werden sollen (mit einer Aufzählung der möglichen Anwendungsbereiche der CT Schwarzmüller-Erber/ Silberstein 2012: 92 ff.).

Eine medienwissenschaftliche Reflexion muss diesen Weg durchqueren, um die Paradoxien und Lücken aufzuzeigen, die digitale Bildgebungsprozesse – im doppelten Wortsinn – begründen. Der nachfolgend eingeführte Begriff Bildbarkeit soll diejenigen Konstellationen und Programmatiken umreißen, die im vor-bildlichen Stadium der Sichtbarmachung bestehen sowie situativ hergestellt werden müssen, um Versprechen der Sichtbarmachung einzulösen.[2]

Bildbarkeit – Dispositive und Intraaktionen

Der Neologismus Bildbarkeit ist als medientheoretischer Begriff von Walter Benjamins -barkeiten inspiriert. Die Nachsilbe -barkeit weist bei Benjamin auf strukturelle Möglichkeiten, etwa der Reproduktion, des Erkennens oder der Kritik, hin (Weber 2008: 7).[3] In der Paarung mit dem Substantiv Bild ist zunächst ein weiter Bildbegriff aufgerufen, der allgemein die visuelle Darstellung von etwas in etwas anderem meint. Weiterhin ist durch das Substantiv Bild- als Wortstamm die Bildung im Sinne einer Formung angesprochen. Insbesondere diese Lesart soll die medialen und materiellen Bedingungen fassen, die wirken, *bevor* Bild gegeben werden kann. Der Fokus der Analyse verschiebt sich damit von singulären Ereignissen auf Gefüge der Ermöglichung, die einem medialen Transformationsprozess zugrunde liegen.[4]

2 ‚Vorbildlich' umfasst eine zeitliche wie ideelle Wendung des Begriffs. Zeitlich meint in diesem Verständnis nicht einen klar zu definierenden Anfangs- und Endpunkt eines Bildgebungsvorgangs, weder in größeren historischen Bögen (z. B. ‚die Geschichte' der Mehrspiral-CT) noch als einen kurzfristigen, etwa patientenbezogenen Vorgang. Es lassen sich in einem diagnostischen Fall jedoch prozessuale Stufen ausmachen, an denen patientenspezifische tomographische Visualisierungen noch nicht an die Oberfläche getreten sind, sodass von vor-bildlichen Maßnahmen der Sichtbarmachung zu sprechen ist. Innerhalb dieses Prozesses bedingen zudem ideelle Vor-Bilder als diskursive und kollektive Modellierungen, als innere bzw. verinnerlichte Vorstellungen davon, in welcher Weise Körperinneres sichtbar werden kann und soll, die konkreten Praktiken und Beziehungen. Diese Vor-Bilder lassen gedankliche Orientierungen zu und ermöglichen, wie eine Blaupause, koordinierte Wiederholungen, sodass sie die Verbindung von Vergangenem zu hypothetisch Zukünftigem schaffen. In beiden Wendungen des Vor-Bildlichen kommt das Vorausgesetzte und dem Bild Vorausgehende zur Sprache und macht damit auf eine Paradigmatik des Vorbildes aufmerksam.

3 Der Begriff Bildbarkeit kommt sowohl bei Weber als auch bei Benjamin nicht vor, es geht somit vorrangig um den konzeptionellen Einsatz des Suffix -barkeit. Samuel Weber formuliert dazu: „Nouns formed in this way refer to a possibility or a potentiality, to a capacity rather than to an actually existing reality. […] Benjamin's -abilities, then, refer to what Jacques Derrida, writing in *Limited Inc.* (1988) of his quasi-concept ‚iterability', called ‚structural possibilities', the necessity of which does not depend on actual fact or probable implementation. This emphasis on a possibility that is structurally necessary without being necessarily real disposes Benjamin to make use of such terms, even where they are rather uncommon." (Weber 2008: 116).

4 In der (Sonder-)Pädagogik und Psychologie wird der Begriff Bildbarkeit verwendet, um die Möglichkeiten und Grenzen der Bildung und des Lernens von Menschen in ihrer Lebensentwicklung zu beschreiben. Der hier verwendete Begriff der Bildbarkeit trägt keine direkten Anleihen an dieses Beschreibungskonzept, teilt aber die grundsätzliche Frage nach den Grenzen und Möglichkeiten der Bildung im Sinne einer Formung von Individuen durch kollektive Techniken und Konventionen.

Zwei Dimensionen eines solchen Gefüges sind für die in dieser Untersuchung aufgeworfenen Fragen besonderes interessant. Das apparative Dispositiv sowie die Intraaktionen zwischen Patienten und Bildgebungsverfahren sind zwei analytische Ebenen, auf denen Aspekte von Bildbarkeit beobachtet werden können.[5]

‚Blindness at the heart of the visible' – apparative Dispositive

Auf der analytischen Ebene des apparativen Dispositivs kann nach dem Zusammenspiel zwischen epistemischen Programmatiken und technisch-apparativen Konstellationen der Sichtbarmachung gefragt werden. Eine solche Perspektive findet in Texten der Apparatus-Theorie produktive Hinweise, um ‚Verschleierungsstrategien' von Sichtbarmachungstechniken aufzudecken. Insbesondere in den Ausführungen Jean-Louis Comollis zu den *Machines of the Visible* der Kinematographie finden sich Anregungen, um der „multiplicity of the visible" (Comolli 1980: 141) nahezukommen.[6] Wie andere Autoren der Apparatus-Theorie wendet sich Comolli gegen eine repräsentationalistische Filmtheorie, die weder die Kontexte der Filmproduktion noch der Aufführung einbezieht (Angerer 1999).[7] Vielmehr plädiert

5 Im Englischen kann Bildbarkeit mit *imageability* übersetzt werden wodurch der Aspekt der Ermöglichungsbedingungen von Sichtbarmachungen betont wird. 1960 hatte der US-amerikanische Stadtplanner und Architekt Kevin Lynch den Begriff imageability in seinem Buch *The Image of the City* verwendet, um den Zusammenhang von physischen Gegebenheiten und mentalen Bildern zu beschrieben. „[...] this study will look for physical qualities which relate to the attributes of identity and structure in the mental image [of a physical environment, KF]. This leads to the definition of what might be called *imageability:* that quality in a physical object which gives it a high probability of evoking a strong image in any given observer." (Lynch 1960: 9, Hervorh. im Org.; mit Dank an Matthias Bruhn für den Hinweis auf diese Quelle). Lynchs Begriff von imageabilty bzw. Bildbarkeit weist im Vergleich zu dem hier entwickelten Begriff eine Bedeutungsverschiebung in der Verwendung des Bestandteils Bild- bzw. Image- auf. Kevin Lynch meint damit vorrangig Vorstellungsbilder, die durch Merkmale von Stadträumen in Beobachtenden evoziert werden. Zwar betont er damit auch den performativen Zusammenhang von äußeren Strukturen und Möglichkeiten der Sichtbarmachung bzw. Imagination, jedoch geht es ihm nicht um eine theoretisch-systematische Ausarbeitung der strukturellen Bedingungen, welche diese Art der ‚Bildgebung' ermöglichen.

6 Der Begriff Dispositiv wird im Wissen um Übersetzungsschwierigkeiten und diskursive Zuschreibungen genutzt. Vor allem die Konfusion der Begriffe Dispositiv und Apparatur nach einer Revision der französischsprachigen Texte durch US-amerikanische Film- und Medienwissenschaftler und -wissenschaftlerinnen in den 1980er-Jahren zeigt die Schwierigkeiten eine adäquate Übersetzung des Französischen *le dispositif* (Dammann 2002; Hickethier 2003: 186). Gerade da der Begriff dispositif auf einen Vorgang oder Zustand einer strukturellen Ordnung verweist, aber dennoch hinreichend polysem ist, um diese in verschiedenartigen Kontexten und nach graduellen Abstufungen einfangen zu können, ist er zur Beschreibung von Gemengelagen medialer Technologien brauchbar. Einen Überblick über verschiedene Ausformungen des Dispositivbegriffs aus medienwissenschaftlicher Perspektive bietet Paech (1997), mit einem skizzenartigen, aber informativen Überblick Kessler (2006), theoriegeschichtlich Wimmer (2013) sowie in einem großen kulturgeschichtlichen Bogen Agamben (2009).

7 Die „Apparatus and Ideology-Debatte" der 1960er- und 70er-Jahre sowie deren kulturelle und politische Kontexte arbeiten Hartmut Winkler sowie Guido Kirsten auf (Winkler 1992; Kirsten 2007).

Comolli dafür, die Perspektive auf das Kino als Dispositiv auszudehnen, das in seinem Sinn eine relationale Anordnungsstruktur ist, die mehr umfasst als die Summe ihrer Elemente.[8]

> *[...] the* cinematic machine, *which is not essentially the camera, the film, the projector, which is not merely a combination of instruments, apparatuses, techniques. Which is a machine: a* dispositif *articulating between one another different sets – technological certainly, but also economic and ideological. A* dispositif *was required which implicate its motivations, which be the arrangement of demands, desires, fantasies, speculations [...]: an arrangement which give apparatus and techniques a social status and function. (Comolli 1980: 122, Hervorh. im Org.)*[9]

Comolli fügt der oft technikdeterministisch wirkenden Apparatus-Debatte zwei hier entscheidende Gedanken hinzu: Die Verortung von Repräsentationssystemen in spezifischen sozio-historischen Kontexten sowie die Notwendigkeit der Untersuchung politischer und sozialer Strukturen, die in Zwischenräumen wirken (‚between one another different sets'), um heterogene Elemente miteinander in einer funktionalen Anordnung zu verschalten (Stauff 2004: 158).

Dabei reicht es nicht aus, vom Bild ausgehend zu thematisieren welche Phänomene darin unsichtbar *bleiben*. Das dem Visuellen vorgängige ‚arrangement', wie Comolli es nennt, muss auf diejenigen Strukturen befragt werden, die mediale Verfahren ermöglichen, gerade indem sie auf verschiedene Weise begrenzen und unsichtbar machen (Comolli 1980: 125; Paech 1997: 400).[10] Um zu derlei strukturellen Grundbedingungen und Möglichkeiten im ‚Herzen' des Sichtbaren vorzudringen, ist nach Jean-Louis Comolli eine für das erkennende Sehen konstitutive Blindheit notwendig: „It is that strength that is needed, and that work of disillusion, if cinematic representation is to do something other than pile visible on visible, if it is, in certain rare flashes, to produce in our sight the very blindness which is at the heart of the visible." (Comolli 1980: 141). Auch wenn Comolli starke Metaphern nutzt, verbirgt sich in seiner Aufforderung die produktive Anregung, Sichtbares nicht durch ‚mehr Sichtbarkeit'

8 Comolli bezieht seine Kritik auf Marcelin Pleynet, einen Redakteur des filmkritischen Magazins *Tel Quel*, der in einem Interview allein die Kamera als ideologisierten und ideologisierenden Apparat ausgemacht hatte (Pleynet/Thibaudeau 1969).

9 Comolli beruft sich an dieser Stelle auf Gilles Deleuze und Claire Parnet, die anmerken, „[a] tool, an instrument, remains marginal or little used for as long as the social machine or the collective arrangement-combination capable of taking it in its phylum does not exist." (Deleuze/Parnet 1977: 126 f.).

10 Positionen der Apparatus-Debatte operieren mit dem zentralen Begriff der Ideologie, welcher jedoch selten theoretisch ausbuchstabiert wird. Dennoch verweist dieser auf eine politische Dimension apparativer Dispositive, die strukturell wie situativ wirksam ist. An dieser Stelle soll nicht die Bedeutungsgeschichte des Ideologiebegriffs der Apparatus-Theorie aufgearbeitet werden, da er nicht maßgeblich für die Ausführungen ist (Winkler 2003: 221 ff.). Die politischen und kollektivierenden Dimensionen von Bildgebungsverfahren werden in nachfolgenden Kapiteln jedoch immer wieder aufgegriffen.

zu überhöhen, sondern es auf seine im Bild nicht offen-sichtlichen Grundbedingungen zurückzuführen. So entsteht ein Moment des desillusionistischen Sehens und der erkennenden Blindheit (vgl. Bexte 1999: 9 ff.).

Mit einer an diese Prämissen angelehnten Auffassung kann die nachfolgende Untersuchung des apparativen Dispositivs der Computertomographie Aufschluss über das programmatische Zusammenwirken heterogener Elemente geben, das einen Möglichkeitsraum zur Herstellung bzw. Vermeidung von Sichtbarmachung und Sichtbarkeit eröffnet.

‚Matter comes to matter' – Intraaktionen

Als eine weitere analytische Ebene von Bildbarkeit kann die Intraaktion zwischen technischem Verfahren und dem Objekt der Bildgebung fokussiert werden. Mit einer solchen Perspektive auf die Unterfläche digitaler Bildgebung soll deutlich werden, dass digitale und nominell nicht-invasive Bildgebungsverfahren nicht nur die äußere und dispositive Anpassung bzw. Stillstellung von Körpern und Medientechnologien bedingen, sondern zur Datenerhebung auch physisch in innere Körperprozesse eingegriffen werden muss, etwa durch die Gabe von Kontrastmitteln.

Eine Anregung zur begrifflichen und theoretischen Fassung eines solch physisch-digitalen Austauschverhältnisses liefert das von der Wissenschaftsforscherin Karen Barad eingeführte Konzept der ‚intra-action'. Als Intraaktion fasst Barad die Wechselwirkungen zwischen Objekten und den an sie angelegten Technologien der Messung und Beobachtung, die gleichsam materiell wie konzeptionell wirken – „the inseparability of ‚objects' and ‚agencies of observation'" (Barad 1998: 96). Die Rede von Intraaktionen ist eingebettet in ihr weiter gefasstes Konzept des agentiellen Realismus (Barad 2007), welches sie ausgehend von Niels Bohrs epistemologischen Schriften und in Anlehnung an Michel Foucault und Judith Butler erarbeitet. Barad möchte ein gleichermaßen epistemologisches wie ontologisches Verständnis von Materialität und Agentialität entwickeln „to take account of the ways in which ‚matter comes to matter', including the active role of material constraints and conditions […]." (Barad 1998: 89).[11] Die prozesshafte Materialität und Mächtigkeit von Körperlichkeit rücken damit in den Fokus theoretischer Reflexionen (vgl. Angerer 2013).[12] Produktiv für die Frage

11 Materialität meint mit Barad sodann nicht „a fixed substance; rather, matter is substance in its intra-active becoming – not a thing, but a doing, a congealing of agency. Matter is a stabilizing and destabilizing process of iterative intra-activity." (Barad 2003: 822).

12 Auch andere Ansätze aus dem theoretischen Umfeld des sogenannten *New Materialism* versuchen die dynamische Überlagerung von ‚natürlichen' und ‚kulturellen' Aspekten allen materiellen Daseins zu fassen (überblicksartig Parikka 2012). Der Diskurs denkt jedoch fortwährend ins Zukünftige, Innovative, und relativiert Menschliches, sodass er zwar interessant, aber wenig anwendbar für die vorliegende Fragestellung ist. Andere Ansätze, die Materialität medialer Verfahren und Kommunikation zu theoretisieren versuchen, sind größtenteils mit der Eigenmaterialität technischer Apparaturen oder der körperlich-materiellen ‚Behausung' eines (qua Medientechniken) denkenden Subjekts beschäftigt (Winkler 1999).

nach der Verschaltung von technischen Strukturen und Körpern im Dispositiv der CT ist zudem Barads Vorstellung, dass die Grenzen zwischen ‚Komponenten' in Intraaktionen gesetzt werden. „A specific intraaction (involving a specific material configuration of the ‚apparatus of observation') enacts an agential cut (in contrast to the Cartesian cut – an inherent distinction – between subject and object) effecting a separation between ‚subject' and ‚object' [...]. In other words, relata do not preexist relations; rather, relata within phenomena emerge through specific intra-actions." (Barad 2003: 815).

Wo Barad experimentelle Praktiken anspricht, stellen sich im Kontext diagnostischer Bildgebungsverfahren etwas anders gelagerte Fragen. Wenn apparative Dispositive nicht auf die Beobachtung unbekannter Phänomene gerichtet sind, scheinen die Relata sowie die Intraaktionen zwischen diesen weniger unbestimmt und ‚unbegrenzt' als in Barads Ausführungen. Gerade dann müssen die stabilisierten und routinierten epistemischen Programme und Setzungen befragt werden, die vorgeben wie Intraaktionen ablaufen sollen. Wo die klinisch-diagnostische Praxis Standardisierungen und scheinbar bekannte Relata wie Körper voraussetzt, werden die Techniken und Programmatiken interessant, die vorgeben, sowohl Grenzen und Relata als auch Strategien der Relationierung ‚verinnerlicht' zu haben.

Da sich Barad vorrangig mit den physikalischen Experimenten Niels Bohrs beschäftigt, betont sie trotz der Rede von materieller Performativität weniger die aktiv mitwirkende Rolle von Objekten. Diese hat der Wissenschaftsforscher Michael Lynch in seiner Untersuchung zur visuellen Erkenntnisproduktion in der Neurobiologie angedeutet. Lynch analysiert unter Bezug auf Foucault die Präparationsstrategien, die in experimentellen Kontexten ein „docile object" (Lynch 1985: 43) herstellen. Ein fügsames Objekt „is an object that ‚behaves' in accordance with a programme of normalization." (Lynch 1985: 43). Auch wenn Lynch sich auf Präparations- und Repräsentationspraktiken bezieht, deutet seine Anmerkung zu einem Verhalten im Sinne eines normalisierenden Programms auf die aktive Mitwirkungsleistung des Objekts hin. In Lynchs untersuchten Beispielen wird deutlich, dass eine solche auch in einem Unterlassen bestehen kann. Die Spannung zwischen aktiver und passiver ‚Mitwirkung' wird in medizinischen Kontexten besonders virulent. Stillhalten oder auf Kommando atmen sind nur zwei Beispiele für Intraaktionen, die Formungen im Geiste eines epistemischen Programms darstellen und gleichermaßen die Mitwirkung von Patient und Patientin voraussetzen.

Mediale Maßgaben – Bildbarkeit im CT-Dispositiv

Der Neuroradiologe James Ambrose benennt in seinem 1973 veröffentlichten Text zur CT notwendige prozessuale und epistemische Vorkehrungen der digitalen Bildgebung. Nicht verwunderlich grenzt er diese gegen das zu diesem Zeitpunkt vorherrschende analoge Röntgenverfahren ab und spricht die professionellen Fertigkeiten an, die sich radiologisches Personal für den Umgang mit dem neuen Verfahren der CT aneignen müsse.

> *Radiographers must become versed in the operation of an apparatus which is simple to use and which requires the carrying out of the following main procedures:*
> *(1) positioning the patient [...];*
> *(2) using a measuring system to locate the plane of section;*
> *(3) operating a control console [...];*
> *(4) operating a viewer console after the picture has been processed [...].*
> *(Ambrose 1973: 1024)*

Das digitale Bildgebungsverfahren erfordert im Gegensatz zur konventionellen Röntgentechnik vor allem den Umgang mit Bedienpulten, die einen operationalen Zugang zu den Funktionen der Maschine bereitstellen.[13] Das technische Personal muss nun per Knopfdruck und an maschinellen Schnittstellen verschiedenartige Operationen mit den Patienten und Patientinnen zusammenführen.[14] Positionierung und Lokalisierung werden von Ambrose als initiale Prozeduren der Bildgebung erachtet. Wichtig erscheint, dass den Messungen, die verborgen im Inneren des CT-Scanners ablaufen, äußere Vermessungen und Maßgaben am Patientenkörper vorausgehen. Das Wechselspiel von Körper und Maschine muss in einem Dispositiv koordiniert werden, um Lebendigkeit an Quantifizierungsmaßnahmen auszurichten. Medienwissenschaftlich schließen sich hier unmittelbar Fragen nach der Raumordnung und (Eigen-)Materialität digitaler Bildgebungsverfahren an. Welcher dispositiven und intraaktiven Koordination bedarf es, um einen digitalen Datensatz zu erstellen? Welche

13 Im Anschluss an Vilém Flusser könnte von einem Vorgang des Einbildens gesprochen werden. „Wenn ich technische Bilder einbilde, bilde ich aus dem Inneren des Apparates her. [...] Die Einbildner drücken auf Tasten, welche für sie unfaßbare, unvorstellbare und unbegreifliche Vorgänge auslösen. [...] Im Unterschied zum Schreiber haben es die Einbildner nicht nötig, tiefe Einsicht in ihr Tun zu nehmen. Sie sind durch die Apparate von der Notwendigkeit der Tiefe emanzipiert und damit frei, ihre volle Aufmerksamkeit dem Einbilden zu widmen." (Flusser 1992: 42 f.).

14 Technische Angestellte, die radiologische Aufnahmen durchführen, werden in der Frühzeit röntgenbasierter Verfahren als Radiographen bezeichnet. Die fachspezifische Berufsbezeichnung medizinisch-technische(r) Radiologieassistent bzw. Radiologieassistentin (MTRA) etablierte sich ab 1993, wobei bereits ab 1896 nichtärztliche und fast ausschließlich weibliche Angestellte, die Röntgenaufnahmen durchführten, als Röntgenfotografinnen bezeichnet wurden (Zimmer-Brossy et al. 2008: 2). Die Arbeitsteilung zwischen Radiographen und Radiologen innerhalb einer radiologischen Abteilung musste sich mit der klinischen Einführung der CT im Zusammenspiel von lokalen Konventionen und nationalen Standards neu etablieren (Barley 1986: 89 ff.; Saunders 2008: 55 f.).

äußeren Maße geben Bildgebungsverfahren vor und in welchem Zusammenhang stehen diese mit der digitalen Programmatik in ihrem Inneren?

Zwischen-Raumordnungen

Im aktuellen klinisch-radiologischen Betrieb nehmen CT-Scanner einen eigenen Raum ein, der bereits architektonisch eine räumliche Ordnung der Datenerhebung vorgibt ABB. 3.[15] Wie das Foto illustriert, geht die Herstellung eines tomographischen Datensatzes mit der Einbindung von Patientinnen in das apparative Dispositiv der CT einher. Diese begeben sich auf eine Liege, die in den Scannerring eingefahren werden kann. Welche Position sie dabei einnehmen müssen, entscheiden die diagnostische Anfrage und der zu scannende Körperbereich sowie die körperliche Konstitution. Während Patienten den Scannerraum regelmäßig aus einer Umkleidekabine oder einem Flur betreten, pendeln medizinisch-technische Radiologieassistentinnen (MTRA) zwischen dem Scannerraum und einem abgetrennten Kontrollbereich, wie im Bildvordergrund zu sehen. Aus strahlenschutzrechtlichen Gründen müssen sich das technische und medizinische Personal während der Aufnahme im Kontrollraum aufhalten, der durch eine Bleiglasscheibe von der Röntgenstrahlung im Scannerraum abgeschirmt wird. Im Kontrollraum befinden sich unter anderem die Steuerungskonsole des Scanners in Form eines Computers sowie das Überwachungsdisplay für eine mögliche ferngesteuerte Kontrastmittelgabe während eines Scans. Die enger gefasste räumliche Grundstruktur eines CT-Dispositivs besteht so aus zwei getrennten und gleichermaßen durchlässigen Räumen.

In dieser apparativ bedingten räumlichen Konstellation fällt eine „quasi-architektonische Einbindungskraft" (Zielinski 2003: 160) auf, die das Funktionieren der Datenerhebung regelt.[16] In eigentümlichen Durchgangs- und Zwischenräumen zeigen sich Bedingungen der Sichtbarmachung im apparativen Dispositiv – Fenster, die zu sehen geben und gleichzeitig völlig undurchlässig sein sollen, sowie Bildschirme, die das Innere einer Maschine vermitteln, die undurchsichtig vor den Augen des Personals arbeitet.

Über die Bildschirme im Kontrollraum wird sowohl der ‚Durchlauf' von Patienten durch das apparative Dispositiv als auch die Verschränkung zwischen Scanner und Patient koor-

15 Ausführlich zu Raumordnungen, Arbeitsabläufen und apparativen Anforderungen der MRT unter Bezug auf Foucault bzw. Bourdieu vgl. Burri (2003; 2008a: 89–159).

16 Siegfried Zielinski regt dazu an, Jean-Louis Baudrys (insbes. Baudry 1970; 1975) „Insistieren auf der Mächtigkeit, genauer: der Diskursmächtigkeit der Apparatur im engeren Sinne, inklusive ihrer quasi-architektonischen Einbindungskraft als strukturierende Gewalt" (Zielinski 2003: 160) kritisch aufzugreifen, um den räumlichen Dimensionen eines apparativen Dispositivs nahezukommen. Dies versteht er auch als produktive Wendung der vielfachen Kritik an Baudrys Auseinandersetzung mit den Wahrnehmungseindrücken, die durch das Wechselspiel zwischen räumlichen Anordnungen und filmischer Darstellung innerhalb der ‚Kino-Situation' evoziert werden (Brauns 2007: 36 f.; Lenk 1996: 6; Stauff 2004: 159 f.).

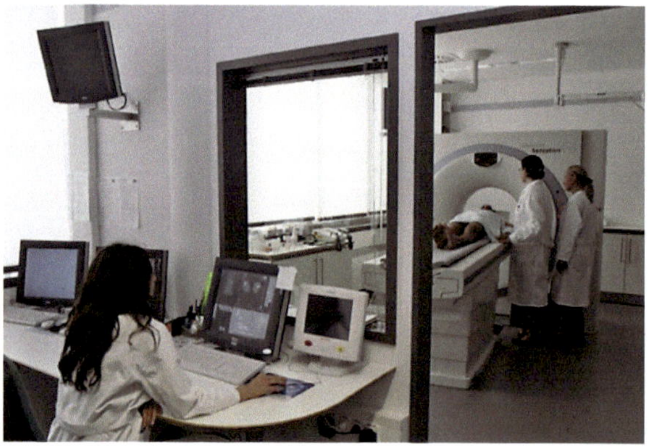

3

Beispiel eines Scanner- und Kontrollraums (Kalender 2006: 41).

diniert.[17] Noch bevor eine spezifische Person *in vivo* im Scannerraum erscheint, erhält das medizinisch-technische Personal eine erste Ahnung ihrer Konstitution und der angeforderten Visualisierungen über eine Krankenhaus- und Radiologieverwaltungssoftware. Aus diesen Informationen ergibt sich nicht nur die Terminierung, sondern auch die spezifische Präparation des Scannerraums und die Technikeinstellungen. Für Untersuchungen des Kopfes müssen etwa Fixierungshilfen an der Liege angebracht werden, für Intensivpatienten müssen entsprechende Versorgungsgeräte bereitgestellt werden. Die vorgefertigten Raster der Verwaltungssoftware und ihrer Erscheinung auf einem Bildschirm im Kontrollraum perspektiveren die prozessuale Sicht der MTRA auf Patienten und deren Anschlüsse an das technische Verfahren.

Eine ähnliche Perspektive erhalten die MTRA auch auf die Scannertechnik. Ebenso wie der Patientenkörper als solcher ein opakes Gebilde darstellt, das sich zunächst nur anhand von Parametern (Blutbild, Gewicht u. ä.) und bürokratisch-diagnostischen Daten (Terminierung, Indikation, Scanbereich) zeigt, ist auch der Scanner als apparative Maschine nicht einsichtig. Sein parametrisiertes ‚Innenleben' wird per Software über weitere Bildschirme zugänglich, an denen etwa der Scanbereich, die Schichtdicke, die Strahlungsstärke und der Rekonstruktionsalgorithmus reguliert werden können.

17 Tristan Thielmann führt aus, dass bezüglich Bildschirmen zwischen Displays und Monitoren zu differenzieren sei: „Während der Begriff des Monitors (lateinisch: Überwacher) noch etwas über das beobachtende oder fernsehende Subjekt aussagt, scheint das Display neutral und – seiner ursprünglichen Bedeutung entsprechend – ‚fensterweit' offen. […] Die Sichtbarkeit an sich scheint der Schlüssel zum Verständnis der neuen Display-Kultur zu sein." (Thielmann 2006: 14). Er leitet weiter den Begriff Display aus einer Technikgeschichte des Radars ab, in der Displays nicht allein als sichtbare Oberflächen, sondern als spezifisch adressierbare Handlungsräume fungieren. In diesem Verständnis wäre hier von Überwachungsmonitoren und Steuerungsdisplays zu sprechen. Da an dieser Stelle noch nicht die spezifischen medialen und epistemischen Funktionen von Screens im Vordergrund stehen (dazu im dritten Hauptkapitel), werden beide Formen als Bildschirme bezeichnet.

In CT-Dispositiven, in denen Patientinnen auf der Liege des Scanners nicht durch ein Bleiglasfenster im Kontrollraum überwacht werden können, werden ihre Ansichten über weitere Bildschirme vermittelt. Die „spaces of control" (Schlich 2007) werden über Videokameras und Spiegelkonstruktion in den während der Aufnahme unzugänglichen Scannerraum verlängert.[18] „A closed-circuit camera or a mirror may be helpful to allow the technologist to see the patient behind the gantry. Some operators prefer a mirror because it provides a better indication of the patient's color and therefore a truer vision of the patient's medical condition. Others prefer television monitoring to observe the patient and ensure proper positioning." (Rostenberg 2006: 278). Die architektonische Einbindung der Maschine bedingt die Substitution des direkten Blicks *auf* Patienten während die Scannersoftware vorläufige und scheinbare Einblicke *in* deren ‚Innerstes' zur Verfügung stellt.[19] Auch die fragliche ‚truer vision' eines Spiegels bringt eine weitere Version des Körpers in den Prozess ein und trägt zur Vervielfältigung seiner Ansicht auf Oberflächen bei, die gleichzeitig Sichtbarkeit und Unsichtbarkeit vermitteln. An Bildschirme wird im apparativen Dispositiv der CT delegiert, was das „undurchsichtige, technische Gerät, für welches lediglich die Inputs und Outputs bekannt sind"(Galloway 2011: 269) preiszugeben vermag. Der Blackbox des Tomographen ist die Vorstellung inhärent, „dass es Sichtbarkeit geben soll, jedoch nur eingeschränkt und unter Kontrolle spezifischer Handlungs- und Ausdrucksgrammatiken" (Galloway 2011: 270). Bildschirme als Zwischenräume gestatten hierbei „selektiv Durchgänge vom absolut sichtbaren Außen zum absolut undurchsichtigen Innen" und sind „nichts weiter als ein Mittel zur Verbindung von Input und Output" (Galloway 2011: 273).

In einem medientheoretischen Sinn verschiebt sich die Frage nach den raumkonstituierenden und -ordnenden Bedingungen von apparativen Dispositiven so auf die Frage nach den Relationen und Gleichzeitigkeiten von Raumstrukturen. „Das Problem des Raums nämlich ist der Zwischenraum; und ohne ein Zwischen sind auch Medien undenkbar. An der relationalen Kategorie des Zwischen haben beide sich zu erweisen." (Bexte 2007: 221). Im dispositiven Zusammenspiel von Räumlichkeit, Körperlichkeit und Sichtbarmachung richtet sich weder die Produktion noch die Rezeption auf ein zentrales bildliches Ereignis. Hier zeigt sich ein signifikanter Unterschied, den es bei einer kritischen Aufnahme der Apparatus-Theorie zu bedenken gilt. Während frühe filmische Dispositive, insbesondere das Vorführdispositiv,

18 Thomas Schlich untersucht chirurgische Operationsräume als „spaces of control" und stellt in diesem Kontext fest: „Surgeons have set up a whole network of control technologies in order to turn the patients into ‚docile bodies', which, as characterized by Foucault, can be analysed and manipulated. The diverse elements of the surgical control networks – instruments, lights and operating tables, anatomy atlases, anaesthetics, technologies of asepsis etc. – enable visibility and manipulability in many ways. The assemblage of all these elements over the course of mainly the nineteenth century has resulted in set of arrangements and ritualized behaviours that are typical for the modern operating room." (Schlich 2007: 235). Insbesondere die ‚Vernetzwerkung' spielt innerhalb des apparativen Dispositives der CT eine entscheidende Rolle zur Ermöglichung von Sichtbarmachung.

19 Zur „Anordnung des Sehens [...], die den Sehenden mit der (apparativ hergestellten) Sichtbarkeit koppelt" und „Nähe durch Distanz" erzeugt, bezogen auf mediale Dispositive, grundsätzlich Paech (1991: 777 f.) sowie Brauns (2007: 168 ff.).

eine relativ stabile und geordnete Raumordnung aufweisen, verkomplizieren sich apparative Dispositive digitaler Bildgebung durch die Allgegenwart von Bildschirmen und deren softwarebasierten ‚Tiefenschichtungen', die ebenfalls spezifische Raumordnungen etablieren.[20] Dementsprechend verzweigt sich die Konstitution und Kontrolle struktureller Bedingungen und Möglichkeiten der Sichtbarmachung auf der Unterfläche digitaler Bildgebung.

Einstelltechniken – Positionierung und Geometrisierung

Wie bereits angedeutet, kommt den MTRA im apparativen Dispositiv der CT eine in mehrfacher Hinsicht vermittelnde Funktion zu. Ein Lehrbuch zur röntgendiagnostischen Einstelltechnik formuliert dies folgendermaßen: „MTRA haben eine Brückenfunktion zwischen Mensch und Technik, denn die Tätigkeit in der Radiologie bringt es mit sich, auf der einen Seite hochkomplexe Technik zu bedienen und auf der anderen Seite den Patienten durch die Untersuchung zu führen." (Zimmer-Brossy et al. 2008: 3). Eine solche dichotome Trennung zwischen ‚Mensch und Technik' kann bei genauerer Betrachtung des apparativen Dispositivs nicht angenommen werden. Vielmehr zeigen sich verschiedene Maßgaben, die MTRA einhalten bzw. vornehmen müssen, um eine je andere Transformationsstufe von Patienten und Patientinnen hervorzubringen. Ein signifikantes Beispiel, das die Vermittlung von MTRA zwischen Technik und Patient strukturiert, sind Scanprotokolle. Diese geben als technische Leitfäden Anhaltspunkte, welche Routinen vor und in der Aufnahmesituation durchgeführt werden müssen, wenn eine bestimmte klinische Indikation sowie diagnostische Anfrage gegeben sind. Von medizinischen Fachverbänden veröffentlicht und von Geräteherstellern in Software eingeschrieben, etablieren Scanprotokolle Handlungsabläufe für MTRA, die Menschen und Scanner miteinander räumlich und zeitlich verschränken sollen.

Maßgebliche Punkte in Scanprotokollen betreffen die Lagerung im Scanner.[21] Diese Einstelltechniken umfassen jene Positionierungen und Justierungen, die Patienten und Scanner aufeinander ‚einstellen', um die digitale Vermessung des Körpers in Gang setzen zu können (Saunders 2008: 111 ff.). In automatisierter Form sind solche Scanprotokolle in der Kontrollsoftware für CT-Geräte integriert. Für eine diagnostische Anfrage, z. B. Kontrolle der Ausbreitung von Tumoren im Oberkörper, muss das medizinisch-technische Personal aus unterschiedlichen Scanprotokollen wählen und nach deren Vorgaben Patienten in den Scanner einbringen ABB. 4. Wie der Screenshot zeigt, erhalten MTRA über Softwareassisten-

20 Eingehender dazu im nachfolgenden Hauptkapitel.

21 Um einer zu großen Diversifizierung von Scanprotokollen entgegenzuwirken, hat beispielsweise die AG Thorax der Deutschen Röntgengesellschaft einen Konsensus zu *Protokollempfehlungen für die Computertomographie der Lunge* (Biederer et al. 2008) erarbeitet. Die Notwendigkeit hierfür wird folgend begründet: „Die zunehmende Vielfalt der verfügbaren CT Scanner und empfohlenen Protokolle für die CT des Thorax und der Lunge macht es erforderlich, die Diagnostik wieder mehr zu vereinheitlichen, um eine Vergleichbarkeit von Voruntersuchungen auch bei Verwendung unterschiedlicher Gerätegenerationen zu gewährleisten." (Biederer et al. 2008: 471).

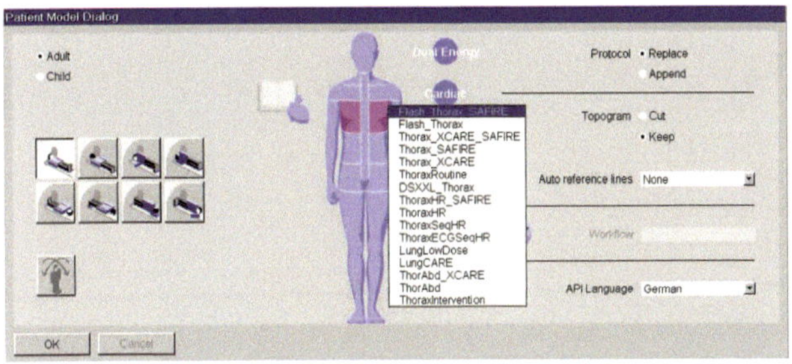

4

Screenshot eines softwarebasierten Scanprotokoll-Assistenten von Siemens Healthcare, in dem u. a. Scanbereich und Position des Patienten korreliert werden.

ten visuelle Hinweise auf die notwendige Positionierung auf der Liege (Bildsymbole links), um einen bestimmten Körperbereich zu scannen (Modellkörper Bildmitte). Was die Software visuell skizziert, soll daraufhin vom technischen Personal umgesetzt werden – ergänzt um soziale Kompetenz und Ansprache (Burri 2003).[22]

Um Personen innerhalb der relativ kurzen Röhre des CT-Scanners adäquat auszurichten, werden mittels eines Lasersystems Linien auf den Körper projiziert. „[I]t is very important for image quality to position the patient in the center of the scan field. Use the lateral laser beam to make sure that the patient is positioned in the center." (Siemens Medical 2004: 98). Der ‚lateral laser beam' dient als Orientierungslinie zur Positionierung und Lagerung auf der Liege. Gleichzeitig zeigt sich hier das System zur Geometrisierung und Normalisierung des Körpers, welches programmatisch im Inneren der Maschine wirkt. Im Abgleich zwischen Fixpunkten am Körper und den Orientierungslinien spannt sich ein kartesisches Koordinatensystem auf, das im Verlauf des Bildgebungsprozesses und in den Visualisierungen selbst immer wieder als grundlegende geometrische Referenz herangezogen wird.[23] Der menschliche Körper wird Teil der kartesischen Geometrie, an der sich alle Körper in der CT messen lassen müssen. Doch welche programmatische Vorstellung liegt der medientechnologischen Zusammenführung von abstrakten geometrischen Systemen und normierten bzw. normalisierten Körper durch die Verwendung von Lasersystemen zugrunde?

James Ambrose stellt in seinem Text von 1973 die wechselseitige materielle und konzeptionelle Koordinierung, die mit Barad als Intraaktion bzw. deren Vorbereitung beschrieben

22 In Vorschlägen für standardisierte Scanprotokolle wird auf die jeweiligen, unmittelbar lokal anzupassenden Besonderheiten der Technik und des Patienten hingewiesen: „Unter Einhaltung dieser Protokolle sollte eine umfassende und gleichzeitig ökonomische und strahlenhygienisch vertretbare Thoraxdiagnostik mit der CT möglich sein. [...] Selbstverständlich sind einzelne Parameter im Detail an die jeweils verwendeten Geräte anzupassen und können daher von den Werten in der Tabelle abweichen. Ebenso sind individuelle Anpassungen für den einzelnen Patienten notwendig." (Biederer et al. 2008: 472).

23 Zur kartesianischen Koordinierung und Topographisierung des Gehirns für PET Untersuchungen nach dem Talairach System Beaulieu (2001: 16 f.). Eingehender zu Diskursen um funktionelle Hirnbildgebungsverfahren wie SPECT, PET oder fMRT Borck (2012: 74 ff.); Dussauge (2008: 106 ff.) sowie Hagner (1996).

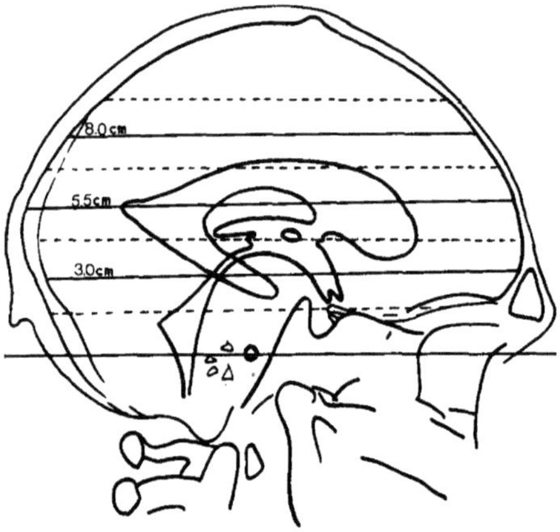

5

Strichzeichnung eines Kopfmodells, die Körpertopographie und technisches Prozedere konzeptionell verschränkt (Ambrose 1973: 1025).

werden könnte, von physischem Körper und Modellkörper bzw. Körpermodellen in der Aufnahmesituation vor. Anhand einer Strichzeichnung installiert Ambrose die Orbitomeatallinie, dargestellt als durchgezogene Linie im unteren Drittel des Schädelmodells, als anatomische Referenz für die parallel verlaufenden Scanebenen ABB. 5.[24] „The continuous lines at 3, 5–5 and 8 cm are the reference planes on which the X-ray beam is centred. The dotted lines on each side of the respective planes indicate the thickness (1–3 cm) of each slice which will be examined." (Ambrose 1973: 1025). Die so skizzierte Programmatik überträgt Ambrose sowohl materiell wie bildlich auf den Schädel eines Patienten ABB. 6. Mittels Markierungsstreifen soll äußerlich ersichtlich werden anhand welcher ‚Koordinaten' der Patient in den (Kopf-)Scanner eingebracht werden muß, der noch nicht über ein Lasersystem verfügte.

In aktuellen Lehrbüchern zur Einstelltechnik werden anatomische respektive geometrische Orientierungslinien weiterhin hervorgehoben. „Mit Hilfe definierter Meßlinien werden der Schädel oder einzelne Schädelknochen in verschiedenen standardisierten, d. h. allgemein anerkannten Strahlengangrichtungen aufgenommen." (Zimmer-Brossy et al. 2008: 142). Die ‚allgemein allerkannten Strahlengangrichtungen' basieren auf der kollektiven Definition von Messlinien, welche sich wiederum an anatomischen Normen wie der Orbitomeatallinie oder der Deutschen Horizontalen orientieren. Die Deutsche Horizontale markiert als eine weitere Referenzebene zwischen Körper und Scannertechnik qua mehr als 150-jähriger Konvention eine bestimmte Lage in *jedem* menschlichen Schädel, auch wenn die Bezeichnung etwas Anderes vermuten ließe. Die Deutsche Horizontale „bildet eine Tangente zum Boden der mittleren Schädelgrube und verbindet den Unterrand der Orbita [Augenhöhle, KF] mit

24 Die Orbitomeatallinie verläuft als konzeptuelle anatomische Referenz zwischen dem äußeren Kanthus (Augenwinkel) und dem Zentrum des Gehörgangs (in der obigen Skizze durch einen kleinen Kreis angedeutet).

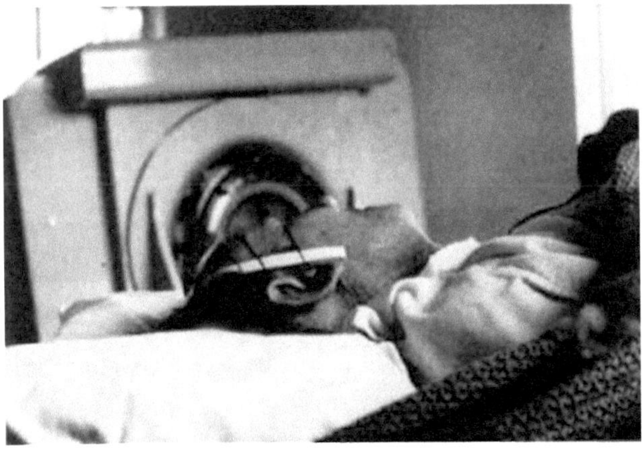

6
Fotografie eines Patienten an dessen Schädel Orientierungs- und Scanlinien markiert sind (Ambrose 1973: 1025).

dem Oberrand des *Meatus acusticus externus* [äußerer Gehörgang, KF].“ (Fanghänel et al. 2009: 383, Hervorh. im Org.).

Die Definition der Deutschen Horizontalen beruht auf dem Unterfangen des 13. Kongresses der Deutschen Anthropologischen Gesellschaft im Jahr 1882, anatomische Lagebeziehungen für die Kraniometrie zu standardisieren (Klein 2009: 85).[25] Die Festlegung solcher Referenzsysteme verallgemeinert die Topographie eines einzelnen Körpers zu einem Modellkörper, der an apparativen Verfahren ausgerichtet werden kann. Medien- und wissenschaftshistorisch hat Christine Hanke die Schädelvermessungspraktiken in der physischen Anthropologie untersucht. Sie arbeitet die langjährigen und verschlungenen Aushandlungen dazu „wie Schädel im Raum – in welcher ‚Horizontalen‘ – zu positionieren bzw. in welcher Ebene sie zu orientieren seien“ (Hanke 2007: 34) auf. Die kollektiven Verständigungen erstrecken sich über Repräsentations- zu Normierungspraktiken, doch können die „Schädelorientierungen [...] nicht so leicht gebändigt werden: Keine der Horizontalen setzt sich als selbstverständlich durch.“ (Hanke 2007: 35). Umso erstaunlicher ist die Selbstverständlichkeit mit der die digitale Bildgebung an anatomischen Referenzlinien und -ebenen orientiert wird. Fast anachronistisch wird digitales Messen und Berechnen weiterhin an die gleichen ideellen Körperräume gebunden wie Praktiken der Schädelmessung 100 Jahre zuvor. Die

25 Da der Kongress in Frankfurt am Main stattfand, ist die Deutsche Horizontale auch als Frankfurter Horizontale bekannt. In der Literatur besteht jedoch Uneinigkeit über das genaue Jahr der Festlegung. Christine Hanke nennt 1884 als entscheidendes Jahr: „1877 wurde auf der ‚kraniometrischen Konferenz‘ in München zur Vereinheitlichung der vielfältigen Aufstellpraktiken die ‚Ohr-Augen-Ebene‘ als Horizontallinie festgesetzt, „nach der in Zukunft alle Abbildungen von Schädeln gemacht werden sollen, um sie untereinander vergleichbar zu machen.“ (Lüthy 1912: 15) Diese Regelung wird „1884 in das kraniometrische System der ‚Frankfurter Verständigung‘ [...] aufgenommen und kursiert seitdem als ‚Frankfurter Horizontale‘.“ (Hanke 2007: 34 f.).

digitale Datengenerierung der CT mag zu einem Diskurs um eine automatisierte und daher ‚exakte' bzw. ‚wissenschaftliche' Berechnung des Körpers beigetragen haben. Dieser löst sich jedoch nicht von den ‚Grundfesten' anatomischer Beschreibungs- und Berechnungskategorien, sondern aktualisiert deren epistemische und mediale Bedingungen.

Doch fallen manche Patienten und Patientinnen von vorneherein aus dem Raster der Einstelltechniken heraus, da nicht jeder Körper im Sinne der CT-Technik normiert und geometrisiert werden kann. Überschreitet die äußere Körperform bestimmte Grenzwerte, etwa bei Adipositas, kann das Bildgebungsverfahren entweder gar nicht eingesetzt werden, da der Mensch nicht in den Scanner passt, oder es kann nicht seinen erwartungsgemäßen Sichtbarkeitsversprechen gerecht werden. „Even when a scanner can accommodate a morbidly obese patient, obtaining high quality images for this population can be challenging. If the girth of the patient exceeds the field of view, artifacts can obscure visualization of organs of interest." (Fahmy 2012: 56). Zeigen sich Patienten und Patientinnen nicht mitwirkungsfähig und demgemäß nicht bildbar im Sinne des apparativen Dispositivs, wird Sichtbarmachung nur noch zu einer Ahnung, die notwendigerweise Störungen aufweist. Dort wo die Intraaktionen zwischen Technik und Körper nicht entlang von Standards und Normen verlaufen können, verharrt die Herstellung von Sichtbarkeit „jenseits des Mess- und Beobachtbaren in einem Gefüge des ‚noch nicht und schon vorbei'." (Angerer 2013: 96).

‚Remain perfectly still' – Stillstellung und Kontrastierung

Neben der standardisierten Positionierung im Scanner ist die äußere Stillstellung von Patienten notwendig, um den Bildgebungsprozess zu ermöglichen. „A small amount of movement will introduce aberrations into the readings. This will reduce the quality of the pictures. A considerable amount of patient co-operation is therefore required and [...] four minutes is a long time for a patient to remain perfectly still, and some small movements nearly always occur." (Ambrose 1973: 1038 f.). In der Frühzeit der CT konnte allein der Kopf gescannt werden, der in eine wasserbefüllte Gummihaube eingelassen werden musste, um ihn möglichst nahtlos mit der Maschine zu verschalten. Längerer Scanzeiten waren notwendig, um genügend Daten für eine Serie von Schnittbildern rekonstruieren zu können. Zur Eindämmung der äußeren Bewegtheit empfiehlt Ambrose jedoch nur in Ausnahmefällen eine Sedierung. „Heavy sedation has been used in restless patients but this is clearly much less satisfactory than conscious co-operation." (Ambrose 1973: 1039). Er strebt die ‚bewusste Kooperation' von Patienten bei deren eigener Stillstellung zur Sicherung der Bildqualität an. Patienten wird diskursiv eine Eigenverantwortlichkeit an der eigenen Bildbarkeit und damit auch an der diagnostischen Aussagekraft der Visualisierungen zugesprochen. Aktuell eingesetzte CT-Scanner können in kürzerer Zeit eine Datenerhebung des gesamten Körpers durchführen, doch sind Stillstellung und Luftanhalten in vielen Fällen immer noch notwendige Maßnahmen, um strukturelle Möglichkeiten der Datenerfassung und Visualisierung zu schaffen.

Der Medienwissenschaftler Scott Curtis sieht in der Spannung zwischen bewegter Lebendigkeit und Diagnostik eine grundsätzliche Konstante medizinischer Hermeneutik. „The human body is [...] frustratingly resistant to contemplation, study, and interpretation; [...]. In this sense, medicine's foundational hermeneutic dilemma rests on a dialectic of movement and stillness that is mimicked by the use of motion pictures in medicine and is reenacted in digital medical imaging techniques." (Curtis 2004: 220 f.). Noch bevor die Bewegtheit des Körpers mittels Computergraphik visuell reanimiert werden kann, muss in der Aufnahmesituation bewegte Lebendigkeit in Stillstellung überführt werden. Daher werden Patientinnen aufgefordert, sich möglichst nicht zu bewegen und während bestimmter Phasen der Datenakquise die Luft anzuhalten (Burri 2003: 12 f.). Um diagnostisch verwertbare Signale aus dem ‚somatischen Rauschen' des Körpers zu verstärken, werden zudem Kontrastmittel eingesetzt, wenn dies durch die Anamnese und die diagnostische Fragestellung indiziert ist.[26] Intravenös, rektal oder oral werden barium- oder jodhaltige Substanzen verabreicht, die sich an dem Körpergewebe anlagern oder bestimmte Körpervolumen ausfüllen sollen. In der Annahme, dass Körper und Kontrastmittel verlässlich miteinander intraagieren, liegt die Erwartung einer ‚gesteigerten' Sichtbarkeit. Dort, wo sich Kontrastmittel anhaften bzw. ausbreiten, finden die Röntgenstrahlen einen materiellen Widerhall, der Körperlichkeit schon vor der Messung in ein Mehr oder Weniger einteilt. In ein Mehr oder Weniger von Kontrastmittelanlagerung, welche die Beschaffenheit und Morphologie des Körpers zur Frage zwischen noch-normal oder schon-pathologisch abstrahiert. Die Kontrastmittelgabe als eine Form der Intraaktion schafft so grundsätzlich und in Anlehnung an Karen Barad gesprochen Relata, die physische und epistemologische Beziehungen zwischen dem Apparat der Bildgebung und ihrem Objekt im vor-bildlichen Stadium konstituieren.

Neben der von Ambrose als Kooperation bezeichneten Einlassung auf den Scanvorgang selbst, erfordert die Kontrastmittelgabe Akzeptanz. Dabei ist nicht allein ein kognitives Einverständnis notwendig, sondern eine subjektive Disposition, die apparative und diskursive Elemente sowie die eigene Körperlichkeit einschließt. Auf das grundsätzliche Erfordernis der Einlassung von Individuen auf apparative Dispositive weist der Medienwissenschaftler Joachim Paech hin.

26 Beispielsweise macht die materielle und visuelle Erschließung des Verdauungstrakts zur diagnostischen Abklärung der Ausbreitung von Läsionen die orale Einnahme eines Kontrastmittels einige Stunden vor dem Scan nötig, wobei auch ein negatives Kontrastmittel (Wasser, Luft) gegeben werden kann. CT-Angiographien hingegen sind auf die direkte Einspritzung des Kontrastmittels während des Scans angewiesen, um sowohl die räumliche wie auch zeitliche Ausbreitung registrieren zu können, die Rückschlüsse auf die Durchlässigkeit von Gefäßen zulässt. In einem medizinischen Fachbuch wird auf die prozessuale Diskrepanz zwischen technischer Entwicklung und gleichbleibender ‚somatischer Kapazität' hingewiesen: „Schnelle Aufnahmen mit bisher unerreichter räumlicher und zeitlicher Auflösung schaffen neue Möglichkeiten bei der kardiovaskulären CT und der Abbildung des Körpers, aber gleichzeitig wird die Kontrastmittel-Applikation (KM) immer schwieriger und fehleranfälliger." (Fleischmann 2008: 50) Bei Aufnahmezeiten von weniger als vier Sekunden sei vor allem bei angiographischen Verlaufsdarstellungen das Verfahren schlicht zu schnell für die an körperliche Prozesse gebundene Einbringung und Distribution des Kontrastmittels

> *Die ‚disposition' schließt aus der Anordnung auf das Verhalten und macht rekursiv den Habitus zum Vorschein des Wesens, Charakters, der Eigenschaft oder auch nur der momentanen Befindlichkeit eines (Inter)agierenden [...]. Daraus folgt die doppelte Determiniertheit der Interaktion (Kommunikation) aus ihrer Bedingung* zwischen *den Beteiligten (Personen, Elementen aller Art) oder* in *den Beteiligten als ihre subjektive Disposition. (Paech 1997: 410, Hervorh. im Org.)*

Paechs Hinweis auf die Bedingung der Interaktion *in* den Beteiligten fügt Barads bisweilen materialistischem Intraaktionsbegriff eine weitere Ebene hinzu. Nicht allein zwischen Individuum und technischem Apparat entsteht eine Wechselbeziehung, auch im Individuum selbst muss eine Disposition zur Einlassung in die apparative Anordnung gegeben sein, wie weiter oben auch durch Michael Lynchs Rede von ‚docile objects' angedeutet. Insbesondere bei medizinisch-apparativen Dispositiven scheint dies eine wichtige theoretische Erweiterung, um die aktive Rolle von Akteuren zu betonen. Der Verweis auf die subjektive Disposition und das Verhalten im Sinne eines Programms der Normalisierung, fasst die Verantwortlichkeit aber auch die Widerständigkeit des Individuums, welches nicht einfach in ein Dispositiv eingeordnet wird, sondern selbsttätig daran mitwirkt. Dieser Feststellung ist keine grundsätzliche, ethische oder politische Wertung eingeschrieben, doch kann unter dieser Prämisse geklärt werden, wie sich medial-apparative Praktiken und menschliche Akteure gegenseitig auf vielfältige Art und Weise durchwirken.

Patienten und Patientinnen müssen bei Kontrastmittelgaben ihr bewusstes Einverständnis schriftlich auf einem Fragebogen erklären, der der Aufklärung sowie der Information des Personals und zur juristischen Absicherung der Institution dient. Die Fragebögen sind im Fall einer diagnostischen CT in verschiedenen Institutionen inhaltlich ähnlich gestaltet und fragen vor allem Vorerkrankungen und Unverträglichkeiten ab. Sie zielen auch darauf ab, den Patienten zu versichern, dass es sich bei dem gewählten Verfahren und der Gabe von Kontrastmittelen um eine Notwendigkeit zu ihren eigenen Gunsten handelt über die sie selbst mitentscheiden. So heißt es auf den standardisierten CT-Aufklärungsbögen des *Thieme Verlags*: „Ihre Ärztin/Ihr Arzt (im Folgenden nur Arzt) hat Ihnen eine Computertomographie vorgeschlagen, um damit eine Erkrankung genauer zu diagnostizieren oder sogar ausschließen zu können. Vor der Untersuchung werden Sie [...] informiert, damit Sie sich entscheiden können." (Thieme Verlag 2013). Über andere Informationskanäle, etwa Webseiten, wird Patientinnen mitgeteilt, dass es trotz aller Sorgfalt zu Nebenwirkungen kommen kann. Diese werden jedoch sogleich in möglichen Ausprägungen beschrieben, um die Personen darauf einzustimmen, was sie nach der Kontrastmittelgabe fühlen könnten:

Die Kontrastmittelgabe kann mit leichten Nebenwirkungen verbunden sein, wie Wärmegefühl im Bauch, Niesen, Hautausschlag und Übelkeit. [...] Ernstere Nebenwirkungen wie Atemnot und Kreislaufschwierigkeiten sind mit den modernen Kontrastmitteln außerordentlich selten und wurden in der medizinischen Literatur weltweit nur in verschwindend kleiner Zahl beschrieben.[27]

Mögliche Reaktionen des Körpers werden bereits vorweggenommen, im genannten Spektrum sind Ausfälle möglich und verständlich. Solcherart Diskurse schaffen eine subjektive Disposition zu dem Bildgebungsverfahren, die ein bestimmtes Verhalten aus den Maßgaben des apparativen Dispositivs herleitet.

Kontrastmittelgabe, Stillstellung und Positionierung im apparativen Dispositiv der CT machen auf Strukturen und Bedingungen aufmerksam, die gegeben sein müssen, damit digitale Medientechnologien zu einem funktionalen Einsatz kommen können. In den Wechselwirkungen zwischen apparativer Programmatik und somatischer Materialität entstehen Möglichkeitsräume, die konstitutiv sind, um Bildgebung in Gang zu bringen. Dabei werden Paradoxien augenfällig, die gleichzeitig Bedingung und Effekt medialer Verfahren sind und als solche auch die Grundlagen radiologischer Diagnostik mitbestimmen. Im vor-bildlichen Stadium eines Sichtbarmachungsprozesses werden diejenigen Bilder und Bildungen interessant, die in einem apparativen Dispositiv perspektivieren wie ein Körper zu einem Bildkörper werden kann. Nachfolgend werden die epistemischen Programmatiken eingehender betrachtet, die neben apparativen Anordnungen und Intraaktionen die Bildbarkeit von Patienten bestimmen. In den Programmen, die im Inneren der Blackbox CT ablaufen, werden grundlegende Annahmen zur Quantifizierung lebendiger Körperlichkeit sowie zur technisch-epistemischen Voraussetzungen digitaler Diagnostik reproduziert.

Quantifizierungsmaßnahmen – Programmatiken des Messens

Im Inneren der ‚schwarzen Kiste' CT verbergen sich Programmatiken und Operationslogiken der Sichtbarmachung. Ebenso wie James Ambrose grenzt auch Godfrey Hounsfield, Ingenieur und Entwickler des EMI-Scanners, das frühe CT Verfahren gegenüber der Röntgentechnik ab. Seiner Meinung nach liegt der ‚qualitative Sprung' der CT gerade im Prinzip der Messung, die nicht wie die Röntgentechnik Sichtbarkeit und das Auge protegiert, sondern numerische Information generiert, die zuerst Berechnung und dann Bild ist.

27 Medizinisch-radiologisches Institut Zürich, https://www.stgag.ch/fileadmin/medien/fachbereiche/radiologie/stgag/angio_e_sialographie.pdf (letzter Zugriff: 13.06.2018)

> *[W]hen we look at an X-ray picture, we are dependent solely on what the eye can see. [...] While conventional X-ray technique starts off by asking the question, ,What does the body look like inside?', computerized tomography, on the other hand, starts off by asking the question, ,What substances are inside the body?' It measures the attenuation of X-ray beams passing through sections of the body from hundreds of different angles, and then, from the evidence of these measurements, is able to create a picture of the body's interior [...]. (Hounsfield 1977: 282)*

Die ,Evidenz der Messungen' bildet die Grundlage zur Generierung digitaler Daten. Für Hounsfield steht nicht mehr der ,Blick in den Körper' im Vordergrund, sondern die somatische Materialität.[28] Das Gemessene wird zum Maßstab einer epistemischen Ordnung erklärt, an der sich der Blick auszurichten hat. Die visuelle Erfahrungswelt der analogen Röntgenbilder wird hier diskursiv in eine exakte, im Sinne einer diskreten und berechenbaren Rationalität der CT überführt. Doch der ,Sinneswechsel' der CT gegenüber dem Röntgen vollzieht sich nicht vom Auge zu Detektoren und Rekonstruktionsalgorithmen. Vielmehr ist es die mediale Potenz des digitalen Verfahrens, physikalische Messungen zerlegen und berechnen zu können, und sie bis zu ihrer ästhetischen und materiellen Formgebung ,in der Schwebe' zu halten. Diese Flexibilität sowie die quantitativen Aspekte digitaler Bildgebung betonen auch Stellungnahmen knapp 25 Jahre nach der klinischen Verbreitung der CT. Der Radiologe Nick Bryan etwa geht von Folgendem aus: „Essentially, all contemporary imaging studies consist of data that are intrinsically digital, allowing much more efficient and flexible use of these data and making them more readily available to our patients, referring physicians, and other partners in health care. The digital nature of these images will also allow us to evaluate them in a more scientific, quantitative fashion." (Bryan 2003: 299). Von welchen Grundlagen geht eine solche Perspektive aus, die ,Digitalität' *per se* eine Wissenschaftlichkeit zugesteht, die das erfahrene Auge nur noch nachgeordnet leisten kann? Welche epistemische Programmatik verfolgt die messende Zerlegung des Körpers und die Ausrichtung seiner ,Parameter' an vordefinierten Skalen?

28 Interessanterweise operiert neben der populärwissenschaftlichen Vermittlung (z. B. „Blick in den Körper. Von Augenspiegel bis Zytoskop", Landesmuseum Koblenz, 11.03. bis 03.06.2007) auch der kulturinformatische Diskurs mit dem Topos des ,Blicks in den Körper' während gleichzeitig die Charakteristika der Bild*gebung* aufgerufen werden (etwa Schinzel 2003; Ziegler 2005: 163). Auch in soziologisch-ethnographischen Studien ist vorrangig der medizinische oder radiologische Blick im Anschluss an Foucault, der den Körper zu seinen Zwecken diszipliniert und gleichzeitig gelehrig macht, eine grundlegende Diskursfigur (Burri 2008a: 158; Prasad 2005). Das Skopische in Form von Blick und Bild stehen im Zentrum des Interesses, weswegen mit Foucault eine ungebrochene theoretische Attraktivität darin besteht, das Modell des Panoptikums aufzurufen, welches Blicke und Blickachsen anschaulich macht und so selbst konzeptioneller Unsichtbarkeit (in Form des Wächters in der Mitte der Rotunde) ein Bild verleiht. Vom Impetus des Sichtbaren und einem ,Selbstverständnis' zur Sichtbarmachung auszugehen und das Maßgebende sowie Maßnehmende der Verfahren nachrangig zu behandeln scheint eine diskursive Tendenz zu sein, der sich diese medienwissenschaftliche Untersuchung widersetzen möchte.

‚The machine scans through the patient' – Projektion, Rotation und Rekonstruktion

Diskurse um digitale Sichtbarmachung beklagen bisweilen den Verlust einer indexikalischen Relation zwischen einem Objekt und dessen Bild (zusammenfassend Heßler: 2006: Abs. 12–16; Schneider 2009). Gerade aber bei medizinischen Bildgebungsverfahren ist diese Referenz ein unabdingbarer epistemischer Wert. Die Verschaltung von körperlicher Materialität und der Materialität des apparativen Verfahrens, insbesondere in Form von Röntgenstrahlung, etabliert eine Zuordnungsrelation, die durch numerische Werte ausgedrückt wird. Auch im Hinblick auf die Einspeisung dieser Werte in Softwareinfrastrukturen und Datenbanksysteme muss im Stadium der Datenerfassung ein Verweissystem geschaffen werden, das es ermöglicht, Patient und Visualisierung immer wieder auf Datenebene aufeinander zu beziehen (van den Boomen 2014: 56 f.).

Dies setzt die Konstruktion entsprechender Messverfahren und Skalen voraus, welche die basale Referenz zwischen Objekt und Visualisierung präzisieren. Die „Zuordnung einer Zahl zu empirisch Gegebenen gemäß einer Regel" sowie die „Konstruktion einer numerischen Funktion über einem empirischen Relationalsystem" (Böhme 1976: 215) bilden einen maßgeblichen Erkenntnisgrund des digitalen Bildgebungsprozesses. Dabei ist jedoch wesentlich, dass bereits das ‚empirisch Gegebene' auf Zuordnungen und numerische Funktionen zugerichtet wird, wie in den vorangegangenen Ausführungen dargestellt wurde. Auf welcher grundlegenden apparativen Funktionsweise, auf welchem engeren ‚empirischen Relationalsystem' fußt der Messvorgang in der CT?

Hounsfield beschreibt seine Idee des bis heute grundlegenden Prinzips der CT folgendermaßen:

> *The machine scans through the patient in a transaxial plane with a narrow beam of X-rays. A bank of detectors measures the transmission through the body as it scans across the plane and this is repeated at many different angles through the plane. The readings obtained from the detectors are passed to a computer which mathematically reconstructs a picture of absorption values of the slice. (Hounsfield 1977: 281)*

Der Messvorgang fußt auf zwei grundlegenden Bewegungsachsen, die den Körper erschließen. In einer Projektionsebene, ähnlich dem konventionellen Röntgenverfahren, werden die abgeschwächten Röntgenstrahlen gemessen. Überdies rotieren Röntgenquelle und -detektoren um den Körper, um die Strahlungsabsorption aus verschiedenen Winkeln zu messen.[29]

29 Der Medizininformatiker Hans-Christian Hege spricht von einem typischen Aufbauprinzip, das auch avancierten CT-Varianten zugrunde liegt: „Ein Computertomograph ist typischerweise wie folgt aufgebaut: Um die Körperachse des Patienten kreist eine Röntgenröhre und emittiert bei vorgegebenen Winkelpositionen Röntgenstrahlen. Durch

Durch die Rotationsbewegung der Messeinheit werden im Gegensatz zum projektiven Röntgen mehr Raum- und Strukturdetails des Körpers erfasst. Bei einer konventionellen Röntgenprojektion des Körpers auf eine Fläche gehen dreidimensionale Informationen ebenso weitestgehend verloren wie Details in sehr homogenen Geweben, wie etwa dem Hirn (Gawler 1977: 292).[30]

> *First, it is impossible to display within the framework of a two-dimensional x-ray picture all the information contained in the three-dimensional scene under view. Objects situated in depth – that is, in the third dimension – superimpose, causing confusion to the viewer. Second, conventional x-rays cannot distinguish between soft tissues. In general, a radiogram differentiates only between bone and air, as in the lungs. (Hounsfield 1980: 22)*

Die Darstellung dreidimensionaler Strukturen in einer überlagerungsfreien Ansicht sowie die qualitative und quantitative Differenzierung innerhalb homogener Strukturen sind für Hounsfield die maßgeblichen Neuerungen des Verfahrens, das Röntgenstrahlung und Computertechnologie innovativ zusammenfügt.[31]

Die mathematische Rekonstruktion der Messwerte zu einer numerischen Funktion basiert auf Überlegungen, die auf Johann Radon und Allan Cormack zurückgehen (Cormack 1963/1964; Radon 1917). Auch wenn Cormack nichts von Radons Arbeiten gewusst haben mag, ist beiden die grundsätzliche Frage gemeinsam, wie „Funktionen aus ihren Linienintegralen" (Hege 2005: 7) berechnet werden können. Solcherart computerisierte Berechnungen sollen schließlich die Volumenelemente (Voxel) innerhalb der gemessenen Körperschicht darstellen. In einem physikalisch konstruierten ‚Schnitt', d. h. einem Rotationsverlauf um den Körper, werden die Gewebestrukturen als Volumenelemente berechnet, die sowohl Rückschlüsse auf die Lagebeziehungen als auch auf die Dichte des Gewebes geben sollen.[32]

geeignete Blenden bilden diese einen schmalen Fächer in einer Ebene senkrecht zur Drehachse. Gegenüber der Röntgenröhre befinden sich mitrotierende Detektoren (typischerweise einige hundert), die registrieren wie viel Strahlung den Patienten durchdrungen hat." (Hege 2005: 5).

30 Das technische und epistemische Programm der CT umfasst vor allem die Möglichkeit zur Messung der Dichteunterschiede in eher festen Gewebestrukturen, die in den späteren Visualisierungen prominenter dargestellt werden als etwa mittels der Magnetresonanztomographie. Homogenere Körperstrukturen wie das Hirn werden daher mittlerweile vorrangig mit MRT-basierten Verfahren dargestellt (Beaulieu 2001; Joyce 2008). Eine klinische Anfrage an die diagnostische Technik CT muss daher immer auch deren grundlegende Möglichkeiten mit bedenken und von vorneherein eine ‚diagnostische Verfehlung' für bestimmte Fragestellungen einräumen.

31 Bei aktuellen Verfahren wie der Spiral-CT wird zudem der Tisch mit den Patientinnen und Patienten kontinuierlich durch den Ring des Scanners bewegt, sodass eine spiralförmige Kreisbewegung der Röntgeneinheit rekonstruiert werden kann. Die Vorschubgeschwindigkeit des Tisches im Verhältnis zur Rotationsgeschwindigkeit bildet dann einen weiteren Rekonstruktionsparameter der Bilddaten (Kalender 2006).

32 Lisa Cartwright und Brian Goldfarb eröffnen in ihrem Text *Radiography, Cinematography and the Decline of the Lens* interessante historische Perspektiven auf die Herstellung von analogen Schnittbildern durch Rotationsverfahren in

Während heutige Bildberechnungen innerhalb weniger Minuten geleistet werden können, benötigten „die Computer im Rechenzentrum von EMI [...] 2,5 Stunden für die Rekonstruktion." (Dössel 2003: 63). Auch die Aufnahmezeit hatte sich innerhalb weniger Jahre nach den ersten Aufnahmen von vier Minuten für den Schädel zu etwa 20 Sekunden für andere, umfangreichere Körperregionen reduziert.[33]

Doch ist die apparative Erfassung somatischer Phänomene und ihre erste mathematische Verarbeitung solange ein epistemisch wenig ‚aussagekräftiger' Schritt wie es „der Spezifizierung dessen [bedarf], was aussagekräftig ist. Durchschnittswerte und Naturkonstanten spielen eine entscheidende Rolle, denn sie geben Referenzpunkte zur Beurteilung der Resultate an." (Gramelsberger 2010: 52 f.). Ein Durchschnittswert bzw. Referenzpunkt zur diagnostischen Beurteilung des Körpers in der CT ist die Gewebedichte anhand der Skala von Hounsfield Units (HU) bzw. Hounsfield-Einheiten. In diesem Parameter werden die Absorption von Röntgenstrahlung durch Körper und Wasser zueinander ins Verhältnis gesetzt, um eine standardisierte statistische Referenz für Dichtemessungen zu erzeugen.

Parameter und Dichteäquivalent – Hounsfield-Einheiten und Skalen

Godfrey Hounsfield hatte für die *Electric and Musical Industries, Ltd.* (EMI) das grundlegende Verfahren der CT entwickelt und zu Beginn der 1970er-Jahre, wie weiter oben beschrieben, eine erste Schädel-Scannerversion eingeführt. Bei der EMI, einer „UK-based music, electronics, and leisure company" (Bartlett 1985), wurde dem Radaringenieur Hounsfield im hauseigenen *Central Research Laboratory* die Möglichkeit gegeben, die Forschung im Bereich medizinischer Bildgebung aufzunehmen.[34] Hounsfields Tätigkeit als Radaringenieur war für

Kinematographie und Radiographie zwischen 1920 und 1964. Dabei merken sie zu radiologisch-volumetrischen Verfahren um 1930 an: „In the absence of a lens, movement across an infinite range of subject positions serves to isolate a single, static graphic strata. [M]ovement in tomography [...] is always the movement of seeing around, a fixed relation of change or a mobile geometry at the service of the arbitrary and infinite abstraction of objects/space according to degrees of density." (Cartwright/Goldfarb 1992: 197). Die parallele Rotation des Röntgenemitters und -detektors in der CT folgt ebenfalls determinierten Bewegungen, die grundlegend für den Abstraktionsprozess von einem dreidimensionalen Körper zu einer flächigen Darstellung ist, die ihre Referenz in Dichteunterschieden und nicht in etwas vorgängig Sichtbarem findet.

33 Mit der dritten (ab 1975, Rotationssysteme, 500 Detektoren) und vierten (ab 1976, Ringdetektorsysteme) Scannergeneration verbessert sich zudem die Auflösung und die ‚Schnitte' können in ihrer Breite immer kleiner bis zu einer Schichtdicke von 1 mm gewählt werden, die bei einer Bildmatrix von 1024 × 1024 Bildpunkten in einer Sekunde aufgenommen werden können (Dössel 2003: 64 f.). Die technologische Entwicklung von Beschleunigung und Miniaturisierung ist jedoch noch nicht abgeschlossen und wird zunehmend auf den Einsatz von Visualisierungen zu therapeutischen und nicht allein diagnostischen Zwecken ausgedehnt (Dössel 2003: 63 ff.). Eine Kulturgeschichte der CT-Technikentwicklung skizziert Holtzmann Kevles (1997: 145–172).

34 Nicht wenige, meist populärwissenschaftlich ausgerichtete Artikel zu Godfrey Hounsfield und seiner ‚Entdeckung' weisen auf die finanzielle Rolle der *Beatles* hin: „Thanks to The Beatles, however, whose record sales had almost doubled EMI's profits since they had signed to its Parlophone label five years earlier, EMI had begun to invest a sizeable amount of money into funding bold research ideas." (Pietzsch 2013)

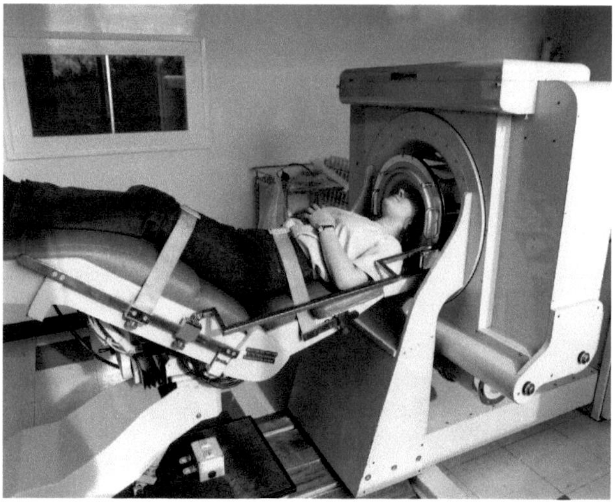

7

Prototyp des EMI-Scanners, der im Oktober 1971 im Atkinson Morley's Hospital in London installiert wurde und nun in der Atkinson Science Museum Group Collection am Science Museum London ausgestellt ist.

die Entwicklung computergestützter Mustererkennungs- und Rekonstruktionsverfahren dreidimensionaler Objekte von Vorteil.[35] Die physikalisch-mathematischen Grundlagen der CT waren jedoch bereits Anfang und Mitte der 1960er-Jahre durch den Neurologen William Oldendorf und den südafrikanischen Physiker Allan Cormack publiziert worden ohne größere Beachtung zu finden.[36] Erst mit der Entwicklung des Verfahrens beim Unternehmen

35 Der Wissenschaftsjournalist Joachim Pietzsch kontextualisiert Hounsfields erste Überlegungen zur Entwicklung der CT als ein ‚Sinnieren' über dessen Radarforschung, insbesondere der Pattern Recognition: „Radar systems scan their surroundings by sending out radio waves from a central point and detecting patterns in the periphery. Why not try the reverse process, Hounsfield thought while walking, and study the central or interior pattern of an object from outside? Why not send beams through a parcel to find out what's hidden inside? ‚I thought, wouldn't it be nice if I had many readings taken from all angles through a box', said Hounsfield. ‚Wouldn't it be nice if I could reconstruct in 3-D what was actually in the box from these random direction readings taken through the box?'" (Pietzsch 2013). Obgleich Hounsfield in diesem Zitat ‚Nettigkeit' als Beweggrund seiner Überlegungen nennt, stellt seine Vorbildung als Radaringenieur einen Verknüpfungspunkt mit der Geschichte der Entwicklung computergestützter und visuell-vermittelter Detektions- und Operationssysteme dar.

36 Der Neuroradiologe William Oldendorf beschrieb bereits 1961 im Journal *Bio-Medical Electronics* das Systemdesign eines tomographischen Bildgebungsverfahren: „A system is described which monitors a point in space and displays discontinuities of radiodensity as the point is moved in a scanning fashion through a plane. A high degree of isolation of this point from other points in the plane is achieved by putting these changes in radiodensity of the moving point into an electrical form which allows them to be separated from all other discontinuities within the plane." (Oldendorf 1961: 68). Der Physiker Allan Cormack publizierte die mathematischen Grundlagen der Bildrekonstruktion 1963 und 1964 im *Journal of Applied Physics*. Er und Hounsfield trafen sich persönlich erst bei der gemeinsamen Nobelpreisverleihung 1979. Ebenso wie das Verfahren selbst scheint auch seine Konstruktionsphase durchsetzt von Unsichtbarkeiten und Konstellationen, die ihre inneren Beziehungen nicht preisgeben. Zur Rolle der Ideen von Oldendorf und Cormack im Entwicklungsprozess der CT ausführlich Blume (1992: 157–165) sowie Webb (1990: 169–193).

EMI, aus welcher der EMI-Scanner hervorging, fanden die materiellen und mathematischen Verfahren der computerisierten Tomographie zueinander ABB. 7.[37]

Die Skala, die die Dichte von Körpergewebe zu anderen Materialitäten in ein standardisiertes Verhältnis setzt, wird nach Godfrey Hounsfield als Hounsfield-Skala bezeichnet. Der berechnete Abschwächungskoeffizient wird relativ zur Abschwächung von Wasser in Hounsfield Units (HU) angegeben. Wasser hat den festen Wert von 0 HU, Luft -1000 HU. Je fester ein Gewebe ist, desto höher wird dessen HU-Wert angegeben. Die Abstraktion einer somatischen Qualität zu einer numerischen Quantität geht dabei nicht nur mit der Komplexitätsreduktion und Verarbeitbarkeit der gewonnenen Daten einher, vielmehr macht sie erneut auf die bereits ausgeführten medialen Maßgaben aufmerksam. Da es „keineswegs selbstverständlich" ist, dass „ein empirisch gegebener Bereich eine Distinktheit, Strukturiertheit und Beständigkeit (Reproduzierbarkeit im einzelnen) aufweist, derart, daß er überhaupt mathematisch repräsentiert werden kann" (Böhme 1976: 214), müssen der Messung Verfahren vorausgehen, die den Bereich der mathematischen Repräsentation erschließen. Die HU-Skala ordnet den generierten Daten eine kulturell codierte Spezifik zu, die Technik, Somatik und epistemischen Zweck verschränkt. Und die so eine erste diagnostische Interpretation vor dem ersten Blick vornimmt. Die Rekonstruktion der Daten aus dem Scanner lässt Abschwächungskoeffizient, durchdrungenes Gewebe und abweichende Gewebedichte in einer Zahl, in der Hounsfield Unit, konvergieren. Während das klassische Röntgen die phänomenale Erfahrung von Radiologinnen und Radiologen anspricht, indem Raumstaffelungen im Summationsbild und Körper kognitiv ‚auseinanderdividiert' werden müssen, kann mittels digitaler Verfahren wie der CT ein apparativ aufgespanntes Vermessungsnetz installiert werden, das die Referenz zwischen Diagnose und Körper auf eine numerische Ebene verlagert, die sich dem radiologischen Blick zunächst entzieht. Bevor Patientenkörper in diesen Verfahren Bild werden können, müssen sie Zahl sein, eine Matrix aus Messwerten (Weigel 2004: 164).

Der symbolischen Darstellung des Körpers geht eine indexikalische Erfassung voraus, die als „Quantifizierung [...] Ordnungen als ein Mehr oder Weniger, als ein Wärmer oder Kälter, ein Größer oder Kleiner, oder allgemein, als ein Schwächer oder Stärker der Intensität [schafft]." (Gramelsberger 2010: 50). Eine quantitative Ordnung des Körpers bringt dabei „das Nebeneinander der Zustände in eine Reihenfolge" und erlaubt „eine komparative Ordnung der Phänomene und Prozesse" (Gramelsberger 2010: 50 f.), die dem Visuellen vorgängig ist und es nachhaltig prägt. Dort, wo Berechenbarkeit qualitative Zustände vermitteln soll, muss sich das Qualitative von mathematischen Prinzipien und Programmatiken erschließen lassen. Diese schaffen eine vermeintliche Exaktheit, die nicht mehr an Erfahrungswerten gemessen

37 Eine detaillierte technikhistorische Aufarbeitung der mathematischen Grundlagen, Vorläufertechniken, Patente und Geräte radiotomographischer Verfahren findet sich bei Steve Webb (1990). Hier lassen sich die frühen physikalischen, technischen und mathematischen Problemstellungen der CT und ihrer Vorläufer nachvollziehen sowie Eindrücke der verschiedenen apparativen Dispositive gewinnen. Außerdem wird das Narrativ der ‚Entdeckung' der CT durch Godfrey Hounsfield relativiert (Webb 1990: 169–193).

wird, sondern an der numerischen Validität technischer Verfahren. So wird ein Rahmen installiert, der eine „Rationalität der Quantifizierung" (Gramelsberger 2010: 20–24) begründet und epistemologisch auf ein quantitatives Paradigma verweist, das die Vormachtstellung des Numerischen im Medizinischen expliziert (Malterud 2001: 397).

Messen um zu messen – Dosimetrie und epistemische Eindämmung

Ebenso wie das CT-Verfahren durch Positionierung, Stillstellung und Kontrastmittelgabe im vor-bildlichen Stadium dispositive und intraagierende Maßgaben an Patienten anlegt, wird es seinerseits selbst als technologisches Verfahren durch juristische Maßgaben reguliert. Da das grundlegende physikalische Prinzip der CT Röntgenstrahlung einsetzt, schreiben Gesetze der EU und des Bundes eine bestimmte Strahlenhygiene vor, die Patientinnen, das technische Personal und die Räume innerhalb der Klinik vor einer zu hohen Strahlenbelastung schützt. Eine zu hohe Strahlenbelastung könnte zu schweren Gesundheitsschäden oder sogar zum Tod führen. Ironischerweise lässt eine hohe Strahlendosis jedoch auch die Visualisierung detailreicherer Körperdarstellungen zu. In diesem Dilemma vermitteln ‚Metamessverfahren' zwischen gesundheitlicher Verträglichkeit und diagnostischer Signifikanz.

Ein System zur automatisierten Messung der Strahlenbelastung wird etwa von *Agfa Healthcare* angeboten. Auf dem jährlichen Kongress der *Radiological Society of North America* (RSNA) im Jahr 2012 wurde *Impax REM* unter dem Slogan ‚Monitor and Measure' vorgestellt. Die Software mit dem Zweck des Radiation Exposure Monitoring (REM) misst die Strahlendosis pro Untersuchung sowie die Gesamtbelastung je Patient durch radiologische Bildgebungsverfahren in einer Klinik. Dabei geht es nicht alleine darum, strahlenschutzrechtliche Maßgaben einzuhalten und dem klinischen Personal einen Überblick über die Strahlenbelastung einzelner Patientinnen zu verschaffen, sondern zudem, radiologischem Personal die während eines Scanvorgangs emittierte Strahlenintensität mitzuteilen. Diese Information kann mit der Bildqualität korreliert werden und gibt Auskunft über den Grad des Ausschöpfens struktureller Möglichkeiten in Form der zulässigen Strahlenintensität zu Beginn des Bildgebungsprozesses.

Auch der prekäre Zusammenhang zwischen Strahlendosis und Bildqualität soll wiederum über mathematische Berechnungen gelöst werden. Um die scheinbar dichotome Zwangsläufigkeit von höherer Strahlung zu detailreicheren Visualisierungen zu entzerren, werden von Medizintechnikunternehmen innovative Rekonstruktionsalgorithmen vorgeschlagen. *Siemens Healthcare* stellte beispielsweise 2010 den Rekonstruktionsalgorithmus IRIS (Iterative Reconstruction in Image Space) vor. Dieser Algorithmus soll die physikalische Belastung durch Berechnungseffizienz verringern, indem das Bildrauschen von der räumlichen Auflösung entkoppelt wird. In theoretischer Hinsicht werden dabei „synthetische Projektionsdaten […] iterativ mit den eigentlichen Messdaten verglichen: Das aktualisierte Bild wird durch ein Korrekturbild aktualisiert und Vorwissen fließt in die Bilddaten ein. Mithilfe dieses Vorwissens wird das Bild innerhalb homogener Bereiche geglättet, während Kontrastgrenzen bestehen bleiben." (Siemens Medical, 2010, 4).

Das ,Vorwissen' wird nicht weiter spezifiziert, jedoch werden bestehende epistemische Programmatiken und Vor-bilder als Bedingungen von Bildbarkeit konstituiert. Das ,Korrekturbild' fungiert als strukturbildende Maßnahmen zwischen Körper und Scannersystem, um die aktuelle Aufnahme zu glätten. Die diesem Prozess zugrundeliegenden Rekonstruktionsalgorithmen verkörpern einerseits ein technisches, mathematisches und visuelles Vorwissen, anderseits weisen sie immer schon auf kommende CT-Scans und deren Rekonstruktionen voraus. Als quantifizierendes Korrektiv sind sie eine eigene Vermittlungsinstanz zwischen den Möglichkeiten der Sichtbarmachung und ihrer konkreten Aktualisierung.

Bildbarkeit im Dispositiv

Sichtbarmachungsprozesse der Computertomographie werden bereits durch das apparative Dispositiv sowie Programmatiken der Messung vielfach bedingt. Raumordnungen, Einstelltechniken und Kontrastmittelgaben etablieren Beziehungen innerhalb eines apparativen Dispositivs, das auf die Herstellung von Sichtbarkeit gerichtet und auf die Intraaktion mit Patienten angewiesen ist. Im gleichen Maß wie hier Strukturen geschaffen werden, die nachvollziehbar und einsichtig auf eine Visualisierung zuzulaufen scheinen, ist ein Erfordernis der Bildbarkeit, Unsichtbarkeit herzustellen. In der selektiven Standardisierung von Blicken auf Patientinnen im Verfahren, wird nicht allein dessen Ausformung im apparativen Dispositiv deutlich, sondern die grundlegende Programmatik der CT. Weder soll in den Visualisierungen alles potenziell Messbare sichtbar gemacht werden, noch können die epistemischen und technischen Grundlagen unvermittelt bleiben. Was aus der weißen Blackbox nach außen dringen darf, muss immer schon medial verarbeitet sein. Anders ist das Verfahren nicht zu haben.

Damit ist eine grundlegende Paradoxie auf der Unterfläche digitaler Bildgebung angesprochen. Im gleichen Maß wie sich apparative Dispositive in Materialitäten ,einbilden' sowie mit diesen intraagieren und damit greif- und erfahrbar werden, entziehen sich die technologischen Prozesse der Datengenerierung selbst sinnlichen Zugängen und müssen medialisiert werden. Nur so kann der diskursive und situative Anspruch des immer gleichen und ungestörten Funktionierens begründet werden. Medientheoretisch erweist sich in einem solchen Konglomerat ein von der Apparatus-Theorie inspirierter Dispositivbegriff als hilfreich. Dieser ermöglicht nicht allein die Zusammenschau heterogener Elemente, sondern ist auf die Klärung der Frage gerichtet, wie deren Zusammenspiel die strukturellen Möglichkeiten der Sichtbarmachung unter den Prämissen eines epistemischen und ästhetischen Programms etabliert. Mit dem analytischen Blick auf die immer wieder vollzogenen materiellen, epistemischen und ästhetischen Begrenzungen innerhalb einer dispositiven Konstellation, scheinen auch die politischen Dimensionen auf, die ‚am Grund' digitaler Bildgebung wirken. Daneben lenkt die an Karen Barad angelehnte Rede von der Intraaktion den Fokus auf subjektive Dispositionen, die auch in apparativen Dispositiven wirken (müssen). Erweitert um die Perspektive auf subjektive Dispositionen innerhalb von Dispositiven, die nicht allein psychisch wirken, sondern zugleich ein Verhalten anleiten, wird die aktive und agentielle Rolle der ‚Objekte' von Sichtbarmachungsprozessen betont.

Diese komplexe Gemengelage auf der Unterfläche digitaler Bildgebung weist jedoch auch auf ein theoretisch-methodisches Dilemma hin. Trotz der relativ stabil und routiniert erscheinenden Anordnung eines CT-Dispositivs bleibt fraglich, wo dessen ‚Verbindlichkeiten' und damit auch der analytische Blick endet. An ‚quasi-architektonischen' Übergängen, am Wechsel der Akteure oder mit der Erstellung eines Datensatzes? Eine Antwort gibt es nicht. Ein aktualisiertes Dispositivverständnis muss gerade die Unbegrenztheit, Gleichzeitigkeiten und Paradoxien seines Untersuchungsfeldes aushalten und dennoch analytische Schneisen setzen. Insbesondere Anwendungskontexte digitaler Medientechnologien, die mit dem beständigen Abschreiten epistemischer und ästhetischer Grenzen befasst sind, wie in der radiologischen Diagnostik, und nicht zu deren Überschreitung drängen, kommt ein solches Verständnis entgegen. Wo keine Experimente und Innovationen verheißungsvoll ‚flimmern', können die Bedingungen des immer gleichen Gangs aufgedeckt werden, der Körper berechnet und radiologische Diagnostik anbahnt. Doch wie werden die generierten Daten weiterverarbeitet und wie greifen Radiologinnen und Radiologen in diagnostischer Absicht auf Daten gewordene Körper zu? Wie wird ihre eigene Arbeitsweise in Zeiten digitaler Datenverarbeitung gestaltet?

‚WEICHWARENSTUDIEN' IM MEDIALEN WANDEL – INFRASTRUKTUREN, PERSONAE UND GRAPHICAL USER INTERFACES IM PICTURE ARCHIVING AND COMMUNICATION SYSTEM

In deutschen radiologischen Kliniken findet seit Ende der 1990er-Jahre ein grundlegender Medienwandel statt.[1] Die sogenannte analog-digitale Migration bringt tief greifende Veränderungen der Arbeits- und Befundungspraxis mit sich. Mit der ‚Auswanderung des Analogen' werden die Daten aus den verschiedenen Bildgebungsmodalitäten nun vollständig digital prozessiert, visualisiert und manipuliert. Dabei darf die Rede von der analog-digitalen Migration nicht mit der im vorangegangenen Hauptkapitel dargestellten Einführung digitaler Bildgebungsverfahren in klinischen Kontexten und den damit verbundenen Diskursen um Messung und Quantifizierung verwechselt werden. Digitale Bildgebungsverfahren wie die CT hielten bereits Mitte der 1970er-Jahre in Kliniken Einzug, doch erst seit etwa Ende der 1990er-Jahre sind auch die sie umgebenden Arbeitsprozesse, Infrastrukturen und vor allem Befundungskonventionen digital verfasst.

‚Dingfest' werden Visualisierungen nicht mehr auf Filmmaterial gemacht, sondern innerhalb von standardisierten Datenaustauschformaten, Softwarestrukturen und digitalen Befundungswerkzeugen. Papierne Patientenakten sowie mechanische Werkzeuge wie Winkelmesser und Längenmaß sind weitestgehend aus den radiologischen Befundungsräumen verschwunden. Bildschirme haben Leuchtkästen als Orte der Bildschau abgelöst und Radiologen eine Vielzahl neuer Interaktionsmöglichkeiten mit den Bilddaten zur Verfügung gestellt. Die Daten aus verschiedenen digitalen Bildgebungsmodalitäten werden nun in einer softwarebasierten Infrastruktur prozessiert und treffen an Computerarbeitsplätzen in rekonstruierter und visualisierter Form auf kollektive und individuelle Wahrnehmungsweisen und computergestützte Operationen.

Die mediale Migration, die sich kontextspezifisch je anders dynamisiert zeigt, macht verstärkt auf die epistemische und operative Rolle von Software in medizinischen Kontexten aufmerksam. Während die filmbasierte Befundung mit unveränderlichen Visualisierungen auf Folien konfrontiert war, die durch technisches Personal innerhalb der Klinik distribuiert wurden, stellen nun klinikweite und telemedizinische Softwaresysteme eine digitale Gleich-

1 Eine genaue Datierung und Verortung ist schwierig. Während erste technische Entwicklungen bereits Ende der 1970er-Jahre begannen, wurden klinische Anwendungen erst im Laufe der 1990er-Jahre testweise installiert. Der Entwicklungs- und Implementierungsprozess von Picture Archiving and Communication Systems (PACS) für bestimmte klinische Bereiche setzt sich weiter fort und kann daher sowie aufgrund seiner disparaten Anfangskonstellationen weder zeitlich noch örtlich genauer gefasst werden. Ebenso haben sich entsprechende Umstrukturierungen in manchen Kliniken und radiologischen Praxen aus ökonomischen Gründen noch gar nicht durchgesetzt.

zeitigkeit und Ortlosigkeit her.[2] Alle Nutzer können potenziell zu jeder Zeit auf die Bilddaten zugreifen, da sie sich nicht mehr als einzelne Ausfertigungen von Röntgenfilmen in einem physischen Archiv oder auf dem Schreibtisch der Kollegen befinden. Während fachdiskursiv insbesondere die Auswirkungen auf den Arbeitsablauf und die Effizienz der „radiology assembly line" (Reiner/Siegel 2006: 75) thematisiert werden (vgl. auch Bryan 2003; Krupinski/Kallegri 2007; Reiner et al. 2003), können medienwissenschaftlich die informatischen und gestalterischen Strategien zur Herstellung und Sicherung von medialen und diagnostischen Routinen in Zeiten eines vielgestaltigen Umbruchs herausgestellt werden.

Die Weiterführung der im radiologischen Fachdiskurs gebräuchlichen Bezeichnung ‚analog-digitale Migration', bisweilen auch ‚analog-digitale Transformation', markiert daher in der nachfolgenden kritischen Aufnahme keine Dichotomie. Insbesondere die Begriffe ‚analog' und ‚digital' sind im medienwissenschaftlichen Diskurs stark umstritten und entsprechend unscharf konnotiert.[3] Im Weiteren werden sie zunächst in die Nähe von physisch bzw. virtuell gerückt, um das Spannungsfeld zwischen verschiedenartig medial codierten und ausagierten Prozessen differenzierter auszuloten. Dies soll nicht durch eine vergleichende Betrachtung geschehen, sondern entlang der Frage, wie die Integration eines medialen Wandelns in softwarebasierten Infrastrukturen und Interfaces konzipiert, installiert und operationalisiert wird. Eine solche Perspektive setzt nicht unmittelbar bei veränderten Arbeitsprozessen, sozialen Auswirkungen oder diagnostischen Zäsuren an, sondern begreift diese als Symptome einer veränderten Technizität medialer Grundlagen. So können Leerstellen und Brüche sowie das Beständige und Zurückgelassene einer ‚medialen Migration' nachvollzogen werden.

Verbindungen und Verbindlichkeiten – das Picture Archiving and Communication System als epistemisch-technologische Infrastruktur

Eines der offensichtlichsten Symptome der analog-digitalen Migration ist, dass radiologische Visualisierungen nicht mehr unmittelbar nach der Datenakquise auf Folien gedruckt und an Leuchtkästen befundet werden. Die Bilddaten bleiben zunächst Datenströme auf der

2 Die räumliche und zeitliche Verbindung zwischen Aufnahme- und Befundungsdispositiv wird auf der Ebene der Datenverarbeitung auch aufgrund des zunehmenden Einsatzes mobiler Endnutzergeräte weiter telematisiert (vgl. Kumar/Krupinski 2008). Es ist jedoch noch nicht absehbar inwieweit die Nutzung von Tablet-Computern und Smartphones Befundungspraxen und Diagnostik tatsächlich beeinflussen wird.

3 Die Frage eines medialen Übergangs bzw. Übertrags von ‚alten' in ‚neue' Medien wurde prominent am Begriff der Remediation diskutiert (Bolter/Grusin 2000). Auch wenn dieser Diskurs längere Zeit geführt wurde, stellt sich die Frage nach der Remediation nicht mehr. Sie war das Anzeichen einer theoretischen Suche nach der ‚Neuheit' neuer Medien. Dabei wurde vorrangig ‚der Computer' als Hypermedium betrachtet, an welchem sich ‚alte' Medien zu messen haben. So entsteht jedoch eine analytische Nachrangigkeit, die analoge Medien als defizitär zur ‚Universalmaschine' begreift.

Unterfläche, die sich über Softwarestrukturen ausbreiten und auf der Zwischenfläche in Graphical User Interfaces (GUIs) visualisiert werden. Statische Visualisierungen, die, einmal auf Folie gebannt, unveränderbar sind, gehören zunehmend der Vergangenheit an.

Dies führt zu einer grundlegenden Neuausrichtung etablierter Wissensbestände und Arbeitsprozesse sowie zur Suche nach neuen Datenordnungen.[4] Wenn avancierte Bildgebungsmodalitäten eine „Datenflut, [die] vorhandene Verarbeitungskapazitäten" (Gugerli 2007: 7) übersteigt, produzieren, benennt die harsche Formulierung „[f]ilm room librarians were eliminated" (Reiner/Siegel 2006: 78) nur einen der sichtbarsten Einschnitte der zunehmenden infrastrukturellen Automation radiologischer Diagnostik.[5] Vielmehr werden Daten selbst zum Problem, sie müssen technisch sortiert, distribuiert und archiviert werden sowie den Personen, die mit ihnen umgehen, verständlich gemacht werden (Gugerli 2007: 7).

Im Bereich der diagnostischen Radiologie sollen Softwareanwendungen die Distribution und Archivierung sowie die Visualisierung von Daten in einem instituts- oder klinikweiten Netzwerk leisten. Sogenannten Picture Archiving und Communication Systemen (PACS) wird eine umfassende Verbindungs- und Strukturierungsfunktion zugeschrieben, welche die analogen Praktiken der Filmlogistik und der folienbasierten Bildschau ablösen soll. Das Akronym PACS benennt ein logisches Systemmodell, das unterschiedliche Komponenten integriert. Realisiert wird dieses in spezifischen kommerziellen oder Open-Source-Softwarepaketen.[6] Die schematische Illustration eines PAC-Systems deutet die technologischen Verbindungen zwischen unterschiedlichen Stationen und Netzwerken an, deren Integration durch ein PACS geleistet werden soll ABB. 8.

Eine digitale Aufnahmemodalität wie der Computertomograph als ‚Medical Data Source' soll unter anderem mit dem neuerlichen radiologischen Arbeitsplatz an einer ‚Viewing Station' verbunden werden, um eine digitale Datenprozessierung sicherzustellen. Wo das schlichte Netzwerkdiagramm und die semantisch wenig aussagekräftigen Pfeilzeichen ein kohärentes Konzept der technologischen Verbindungen suggerieren, muss auch nach den darin ein-

4 An Daten selbst, insbesondere an ihrer theoretisch-analytischen Fassung, wird in neuerer Zeit vielerorts gezweifelt. Vgl. etwa die Beiträge in Gießmann/Burkhardt (2014) oder Gitelman (2013).

5 Andriole et al. verweisen auf eine informelle Studie am Department of Radiology der Mayo Clinic Jacksonville, Florida, die evaluiert „that roughly 1500 images were generated and stored in 1994. In that same practice in 2002, an average of 16000 images were acquired each day." (Andriole et al. 2004: 237). Affirmativ dazu mit Hinblick auf die Möglichkeiten des Data Mining der Radiologe Eliott Siegel: „Radiology has the opportunity to participate in the new era of big data and personalized medicine. [...] Every CT study, regardless of indication, such as ‚evaluate for pulmonary emboli', has an enormous wealth of ‚incidental' information, such as bone mineral density of the spine, coronary artery and other vascular calcifications, interstitial lung disease, and dozens of other potentially important information ‚hidden' in its pixel data." (Siegel 2013: 4).

6 PAC-Systeme werden derzeit von etwa 30 Medizintechnikunternehmen wie *Agfa Healthcare*, *General Electrics*, *Philips Healthcare* oder *Siemens Healthcare* vertrieben, die dementsprechende Eigennamen tragen und in Versionen entwickelt werden, z. B. *Agfa Impax Agility* oder *GE Centricity PACS*. Neben diesen kommerziellen Systemen existieren auch Open-Source-Varianten, die Komponenten eines PACS bereitstellen, etwa die *Advanced Open-Source PACS Workstation DICOM Viewer Imaging Software OsiriX* (http://www.osirix-viewer.com, letzter Zugriff: 12.07.2018).

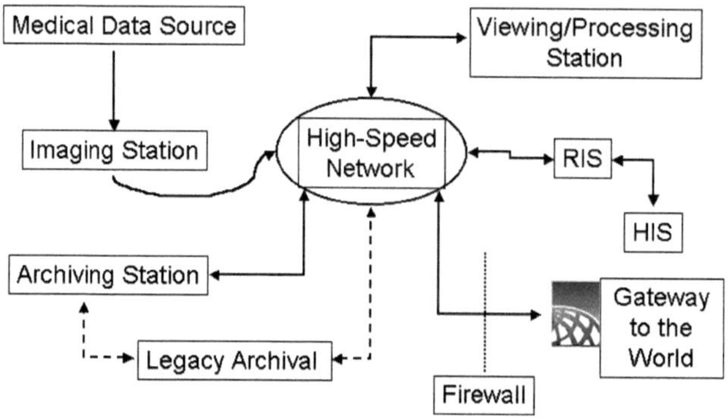

8
Schema eines Picture Archiving and Communication Systems (Bryan 2003: 302).

geschriebenen epistemischen Bedingungen gefragt werden. PAC-Systeme sind mehr als technologische Lösungen, die als digitale Infrastrukturen zwischen technischen Entitäten vermitteln. In und durch eine solche Software werden auch epistemische Infrastrukturen installiert und fortwährend reproduziert, die zu den „Veränderungen der Zirkulationsbedingungen von Wissen" (Gugerli 2007: 8) beitragen, indem sie bestimmen, wie radiologisches Wissen ‚prozessiert' wird. In den Formalontologien, Datenformaten und Metadaten, die in der technologischen Infrastruktur des PACS wirken, werden Setzungen zum ‚Arbeitsmaterial' und zur Arbeitsweise radiologischer Diagnostik getroffen. Einer Anregung der Soziologin Susan Leigh Star folgend lenkt dies den analytischen Blick zunächst auf die Bedingungen der Datenprozessierung und deren infrastrukturierende Funktion.[7] „Study an information system and neglect its standards, wires, and settings, and you miss equally essential aspects of aesthetics, justice, and change. Perhaps if we stopped thinking of computers as information highways and began to think of them more modestly as symbolic sewers, this realm would open up a bit." (Star 1999: 379).

Dennoch geht es nachfolgend nicht um Computer im apparativen Sinn, sondern um Tiefenschichtungen von Softwaresystemen, die als ‚symbolic sewers' fungieren und auf der Unterfläche anhand von informatischer Systemmodellierung sowie auf der Zwischenfläche anhand von Aspekten der Nutzermodellierung sowie der Gestaltung der grafischen Benutzerschnittstelle nachvollzogen werden. Dabei steht die Technizität von Software als epistemisch-technologischer Infrastruktur im Vordergrund. Technizität fasst als theoretischer Begriff die dynamischen Wechselwirkungen zwischen Technologien, deren Konzepten

7 Die Analyse von Infrastrukturen und deren Auswirkungen auf Material-, Wissens- und Arbeitsprozesse sowie die damit verbundenen ‚Sozialisierungen' hat insbesondere in Teilen der Technikgeschichte und Science and Technology Studies (STS) viel Anklang gefunden (z. B. Akrich 1992; Bowker et al. 2010; Star/Ruhleder 1996). In Anlehnung daran wenden sich auch medientheoretische Ansätze dem epistemischen und performativen Status von Code und Software zu (vgl. etwa Mackenzie 2003; Mackenzie 2005).

und Anwendungskontexten. Dies impliziert keine ontologischen Fragen, sondern fokussiert das Werden und den Wandel technologischer Strukturen. „Technicity refers to the extent to which technologies mediate, supplement, and augment collective life; the extent to which technologies are fundamental to the constitution and grounding of human endeavor; and the unfolding or evolutive power of technologies to make things happen in conjunction with people." (Dodge/Kitchin 2011: 42, unter Bezug auf Mackenzie 2002: 12). Die Technizität von PAC-Software wird nachfolgend mit Blick auf die Konzeption und Installation neuer Verbindungen und Verbindlichkeiten im Übergang von einer papier- und filmbasierten zu einer vorrangig digitalen radiologischen Visualisierungs- und Befundungspraxis betrachtet.

‚Bridging entities' – Nähte und Formate im Maschinenraum

Die informatische Idee, Bilddaten aus der digitalen Maschine Computertomograph mittels Softwareanwendungen in einem Netzwerk zu prozessieren, lässt sich bis zum Ende der 70er-Jahre zurückverfolgen.[8] Eine der ersten Fachveröffentlichungen zur „vision of an all-digital department [that] includes, besides all-digital diagnostic devices, a complete new digital communication structure and standard" (Thomas et al. 2005: 332) wird dem Informatiker Heinz Lemke zugeschrieben (z. B. Horii 2006: 139).

Dieser hatte mit Kollegen der TU Berlin 1979 das Paper *Applications of Picture Processing, Image Analysis and Computer Graphics Techniques to Cranial CT Scans* veröffentlicht und darin ein integratives System zur Zusammenführung der im Titel genannten Funktionen vorgeschlagen (Lemke et al. 1979: 341). Daneben adressiert das Paper die funktionale Rolle von Computerarbeitsplätzen, um „possible working modes in such a system [distributed computing network, KF]" (Lemke et al. 1979: 341) zu eruieren. Die allgemeine Problemstellung, von der das Paper ausgeht, ist eine dezidiert mediale: „In the process of medical diagnosis and therapy, information is usually presented by means of the written word, pictures, graphics and the spoken word. [...] In the interest of a patient oriented health care system there are a number of important if not vital requirements on how the information in the MR [medical record, KF] should be organzied and used." (Lemke et al. 1979: 341).

Als eines der „most desirable features of data representation and processing" nennen sie „flexible conferencing and consulting mode facilities using MR's and all modes of communication (i. e. word, picture and voice communication)." (Lemke et al. 1979: 341). Die Autoren schlagen verschiedene technisch-informatische Strategien zur CT-Datenprozessierung und computergraphischen Visualisierung vor, die an dieser Stelle nicht wiederholt werden

8 Da Magnetresonanztomographen erst zu Beginn der 1980er-Jahre in radiologischen Kliniken installiert wurden, beschränken sich die frühen Fachdiskurse auf die Computertomographie und deren Integration in eine digitale Infrastruktur.

sollen. Interessant ist jedoch, dass eine maßgebliche Ausgangsidee der Entwicklung von PACS auf die Ermöglichung und Integration menschlicher Kommunikation gerichtet war, die gleichrangig neben informatischen Überlegungen steht.

Nachfolgende kollektive Initiativen zur radiologisch-informatischen Verhandlung von PACS-Anwendungen und deren alltäglichen Problemen formierten sich ab etwa Mitte der 80er-Jahre. Während sich die Initiative *Transforming the Radiological Interpretation Process* (TRIP) den Herausforderungen der digitalen Bildbefundung für die radiologische Wahrnehmung widmet, betont *Integrating the Healthcare Enterprise* (IHE) die Notwendigkeit einheitlicher technischer Standardisierungen in PAC-Systemen. Insbesondere die internationale Abstimmung und Anwendung einheitlicher Datenstandards soll als informatische Grundlage von PAC-Software einen „seamless data exchange"[9] zwischen unterschiedlichen Bildgebungsverfahren und elektronischen Kooperationssystemen erlauben. Ein Datenformat, das im Rahmen der IHE Initiative als „the *de facto* standard for representing and sharing medical imaging data, and now implemented as part of industry practice" (Bui/Morioka 2010: 98, Hervorh. im Org.) konzipiert wurde, ist der *Digital Imaging and Communication in Medicine* (DICOM) Standard. Dessen Entwicklung wurde ab etwa 1985 gemeinsam von Vertretern des *American College of Radiology* (ACR) und der *National Electrical Manufactures Association* (NEMA) vorangetrieben, „with the purpose of developing a universal imaging standard that would be compatible with all future makes, modalities, and models of imaging devices." (Flanders/Carrino 2003: 272).[10]

Der avisierte ‚universal imaging standard' in Form von DICOM (.dcm) definiert neben dem Bilddatenformat, wie etwa das Format .jpeg, auch ein Protokoll für die Kommunikation zwischen Aufnahmegeräten unterschiedlicher Hersteller. So soll DICOM die Integration verschiedener Hardwaresysteme in die Struktur eines PACS gewährleisten und eine netzwerkweite, ‚reibungslose' Prozessierung und Darstellung von Bild- und Patientendaten sichern. „Compliance with this standard enables an open architecture for imaging systems, bridging hardware and software entities and allowing interoperability for the transfer of medical images and associated information between disparate systems." (Andriole 2006: 222).

Mit den Begriffen ‚Compliance' und ‚Interoperability' spricht die Radiologin Katherine Andriole implizit einen Bereich an, der über den rein technisch-informatischen Gehalt eines Datenformats auf Politiken der Abstraktion und Codierung verweist. Die Suche nach einer universellen Codierung radiologischer Bildgebungs- und Befundungsprozesse impliziert die Vorstellung, menschliche und technische Akteure in einer Infrastruktur ‚nahtlos' mitei-

9 http://www.ihe-europe.net/benefits-ihe/why-interoperability (letzter Zugriff: 22.09.2017).

10 Anfang 2018 wurde die zuletzt aktuelle Version des *DICOM Base Standard* veröffentlicht. Die Dokumentation umfasst mittlerweile über 4100 gedruckte Seiten von Spezifikationen und Erweiterungen. Durch weitere Medien- und Hardwareentwicklungen in den letzten Jahren waren bereits in der hier zitierten Fassung des Standards von 2014 neue Module hinzugekommen, beispielsweise die Definition der klinisch validen Übertragung und Darstellung von Bilddaten auf Tablet-Computern (Kahn et al. 2011: 296).

nander verschalten zu können und dementsprechend interoperabel zu machen. Andrioles Auffassung von Interoperabilität bezieht sich vermeintlich allein auf technische Systeme und Infrastrukturen, doch setzt der DICOM-Standard auch fest, unter welchen Voraussetzungen Patienten als Bilddatum durch das Datenformat gefasst werden und welche Aspekte des ,Datenmaterials' es sind, die Radiologinnen zur Verfügung gestellt werden.[11] So ist es nicht nur eine Frage an Medizintechnikunternehmen, ob sie ihre Produkte kompatibel zum Datenstandard DICOM anlegen und damit ,Compliance' zeigen, sondern ob sich ganze Kollektive auf die epistemische Formatierung durch einen solchen Standard einlassen (Bowker/Star 1999: 13; Mackenzie 2003: 379).

Zu den Politiken von DICOM als Netzwerkprotokoll gehört eine strategische Unsichtbarkeit gegenüber Nutzern, die im informatischen Ideal der ,seamlessness' gefasst wird: „Seamless data exchange is invisible to users who need the information, while intelligent for IT engineers who build the system."[12] Wo und warum es an den ,Nähten' zwischen verschiedenen Systemen und Datenquellen hakt, soll für Nutzer nicht von Belang sein, allein die Information, der semantische Gehalt der Daten, darf eine Rolle spielen.[13]

Diese fachdiskursive Trennung treibt nicht allein eine Spaltung zwischen Nutzenden und Informatikern voran, sondern basiert auf der Annahme einer logisch möglichen Trennung zwischen ,Maschinenraum' und Zwischenfläche bzw. Oberfläche.[14] Was Nutzer von der Unterfläche sehen bzw. sehen dürfen und was als ,brauchbare Information' gilt, wird in Codierungen und Formalisierungen digitaler Strukturen vorgeschrieben (vgl. Bowker/Star 1999: 33). Obgleich weitere algorithmische und datenseitige Codierungen hinzukommen müssen, regelt das Datenformat DICOM, „wie ein Bild entstehen wird und was für ein Bild entstehen wird, wenn der Code in die Aktualität von Laufzeit überführt wird. Genauer gesagt muss er nicht einmal in Laufzeit überführt werden, denn alles steht schon geschrieben, nur eben nicht für Menschenaugen." (Pias 2003a: 101).

11 Laut der *International Society for Standardization* ist Interoperabilität definiert als: "The capability to communicate, execute programs, or transfer data among various functional units in a manner that requires the user to have little or no knowledge of the unique characteristics of those units." (ISO/IEC 2382-01 zit. nach http://www.ihe-europe.net/benefits-ihe/why-interoperability, letzter Zugriff: 23.09.2017).

12 http://www.ihe-europe.net/benefits-ihe/why-interoperability (letzter Zugriff: 23.09.2017).

13 Das PACS schließt innerhalb einer Klinik an weitere Netzwerkarchitekturen an bzw. ist mit diesen durch technische Interfaces verbunden. Dazu zählen im Bereich der Radiologie das Radiologie-Informationssystem (RIS) sowie das Krankenhaus-Informationssystem (KIS). Während solche Softwaresysteme insbesondere für Verwaltungs- und Abrechnungszwecke eingesetzt werden, ist die primäre Funktion eines PACS, den Prozess der Bildgebung zu strukturieren. Zur Interoperabilität zwischen PACS und RIS/KIS aus klinisch-technologischer Perspektive etwa Klose et al. (2005) und König/Klose (1998) sowie aus organisationssoziologischer Perspektive zur Zusammenarbeit zwischen radiologischen und anderen klinischen Abteilungen Hanseth/Lundberg (2001: 350 ff.). Mit einer theoretischen Reflexion zur ,Vernähung' multipler Infrastrukturen Vertesi (2014).

14 Hier wird insbesondere der Bezug zum Open System Interconnection Model (OSI-Modell) tragend, welches Netzwerkprotokolle als Schichtenarchitektur modelliert und so auf der Unterfläche logisch-informatische Abstraktionsstufen hinzufügt, die konzeptionell nicht bis zur Oberfläche durchdringen müssen.

Im Folgenden werden Aspekte der medialen, epistemischen sowie ästhetischen Brückenfunktionen von Datenformaten am Beispiel des DICOM-Standards in den Fokus gerückt. So können Bedingungen herausgearbeitet werden, die in der Tiefe einer softwarebasierten Infrastruktur wie einem PACS wirken und durch diese immerfort reproduziert werden.

,The real-world of DICOM' – maschinenlesbare Modelle von Patienten

Mit der Nutzung des DICOM-Standards werden die Aufnahme, Prozessierung, Archivierung und Visualisierungen von Bilddaten innerhalb von PAC-Systemen formalisiert. Die Modellierung eines solchen Datenstandards erfordert einen Konsens verschiedener Interessengruppen darüber, welche Aspekte aus einem generierten Datensatz in welcher informatischen Form als Bild, Patientin, Studie usw. festgelegt werden sollen. Dies geschieht mittels des „wesentliche[n] Rüstzeug[s] um formale Strukturen hervorzubringen", der Abstraktion, „die aber immer auch Idealisierung bedeutet." (Trogemann 2014: 7).

Die Formalontologie des DICOM-Standards basiert auf einem Informationsmodell ABB. 9, das von einem ,real-world-model' eines idealtypischen diagnostischen Arbeitsablauf ausgeht ABB. 10.[15] Die Idee, ,realweltliche' Objekte und Prozesse in computer-kompatible ,Entities' und ,Relations' zu überführen, zeigt sich bereits in der graphischen Darstellung des DICOM-Informationsmodells ABB. 9. In einem Flussdiagramm werden die beteiligten Akteure bzw. Objekte und ihre jeweiligen Verbindungen modelliert. Diese Darstellungsweise schließt an informatikspezifische Konventionen des diagrammatischen Denkens an (vgl. Glasgow et al. 1995). Jedoch wirft bereits die konzeptuelle Verhandlung eines exemplarischen Bildgebungsprozesses als hierarchisches Flussdiagramm die Frage nach dem Abstraktions- und Reduktionsgrad solcher Informationsmodelle auf.[16] Was qualifiziert Patienten und Patientinnen in der Logik des Datenformats DICOM? Welche Aspekte werden für den diagnostischen Prozess als wichtige Informationen betrachtet?

15 An dieser Stelle zeigt sich ein analytisches Dilemma bei der Beschäftigung mit der maschinenlesbaren Seite digitaler Bildgebung: Immer müssen digital funktionale Konzepte, Codes, Daten und Algorithmen in eine Form der statischen Darstellung, der schematischen Übersicht oder der Schriftsprache überführt worden sein, um ihrer habhaft zu werden (vgl. Mackenzie 2003: 375). Ein in Laufzeit überführter Code kann nicht anders erfasst werden als über seine ästhetisch wahrnehmbare Seite und ist insofern selbst nicht analysierbar. In Umkehr von Claus Pias' Feststellung „Das digitale Bild gibt es nicht" (Pias 2003b) muss so geschlossen werden, dass es in einem medienanalytischen Sinn ,den Code' bzw. Algorithmus nicht gibt.

16 Kahn et al. schlagen eine DICOM-Formalontologie vor, deren Repräsentation sowohl maschinenlesbar als auch sinnlich-wahrnehmbar ist, um den Gestaltungsprozess neuer Technologien, die auf die Integration des Standards angewiesen sind, zu vereinfachen: „Our goal was to model the DICOM Standard as an ontology, a machine-accessible and human-interpretable representation that may be viewed and manipulated with information-modeling tools." (Kahn et al. 2011: 296). Bislang hat sich jedoch vor allem die ,human interpretation' der DICOM-Spezifikationen durchgesetzt. Dies bedeutet, dass während der Gestaltung eines DICOM-Netzwerkes dieses nicht automatisiert auf seine Funktionalität getestet werden kann und die algorithmischen Spezifikationen der Netzwerkentitäten und ihrer Beziehungen immer wieder neu manuell codiert werden müssen.

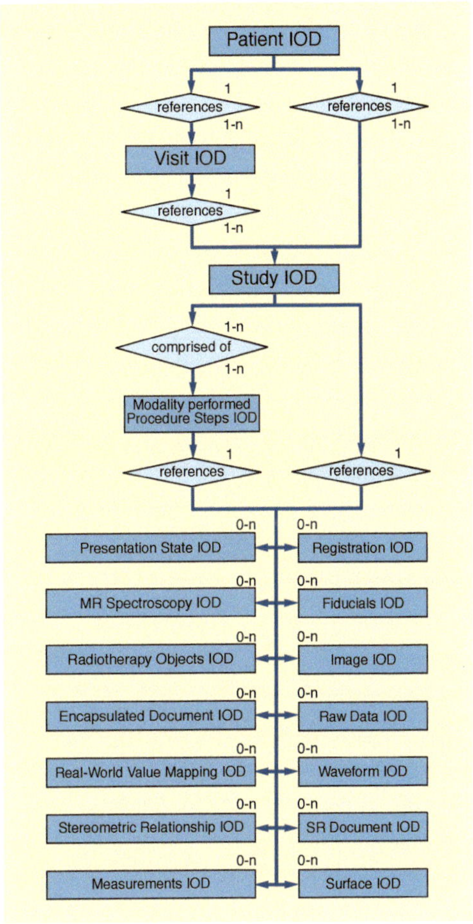

9
DICOM-Informationsmodell (NEMA 2014: 91).

Die ‚realweltliche Entität' Patient wird im DICOM-Standard als ein Informationsobjekt (IOD) betrachtet, dem bestimmte Attribute zugeschrieben bzw. mit diesem verknüpft werden (König/Klose 1998: 874). Das Informationsobjekt Patient wird definiert als „a person receiving, or registered to receive, healthcare services, or is the subject of one or more [imaging, KF] studies for some other purpose, such as research." (NEMA 2014: 86). In dieser informationstheoretischen Perspektive werden Patienten zunächst allein durch ihre Bestimmung als Empfänger von Gesundheitsleistungen oder ‚Subjekte' von Bildgebungsstudien ausgezeichnet. Die Rede von einer Erkrankung oder Krankheit spielt dabei keine explizite Rolle. Erst durch die Einbindung des Informationsobjekts Patient in das DICOM-Informationsmodell werden weitere Spezifikationen und Bestimmungen deutlich. Während Patientinnen im

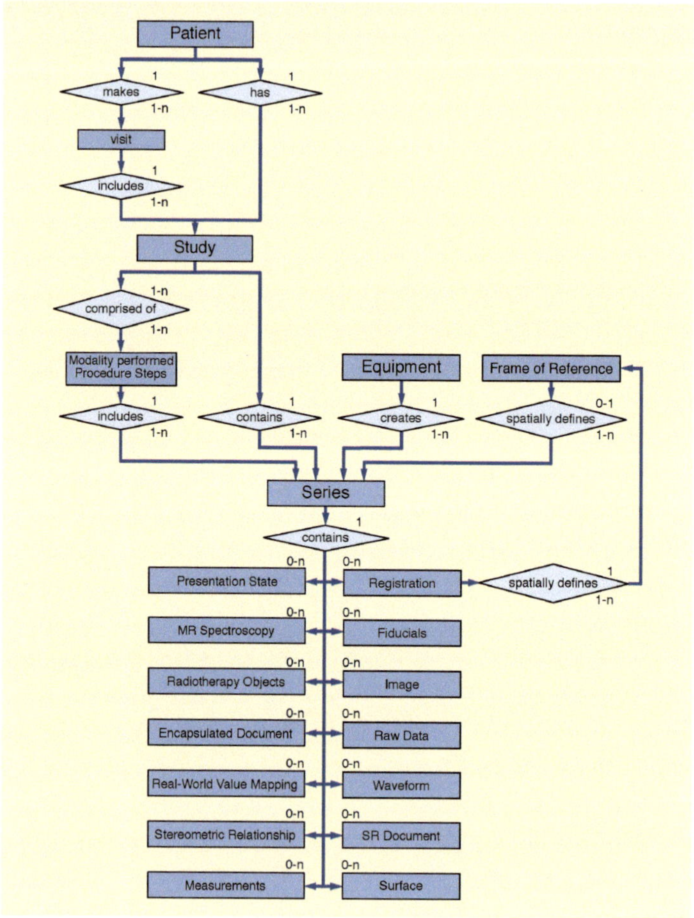

10

DICOM Real World-Modell (NEMA 2014: 89).

Real-World-Modell noch in narrativ nachvollziehbare Prozesse eingebunden sind (z. B. Patient – makes – visit – includes – study), abstrahiert das Informationsmodell diese in die semantisch unbestimmte Kategorie ‚references'. Die Qualität dieser Referenzierung spielt zunächst keine Rolle, es geht allein um die strukturelle Verschaltung unterschiedlicher Objekte.

Auch wenn die Darstellung dieser Verschaltungen in Form eines hierarchischen Entity-Relationship-Diagramms suggeriert, Patienten stünden an zentraler Stelle und alle weiteren Schritte orientierten sich an ihnen, bleibt das Informationsobjekt Patient eine ‚Entity' unter vielen. Allein die funktionale Bestimmung als Objekt, das einem Bildgebungprozess zugeführt wird, ist zunächst ausschlaggebend für den maschinellen Verarbeitungsprozess. So ist es wenig verwunderlich, dass im DICOM-Informationsmodell Patienten nicht ausschließlich als menschliche Wesen konzipiert werden, auch wenn dies die Formulierung ‚a person' nahelegt. In einer kurzen Anmerkung in der DICOM-Dokumentation heißt es: „A patient may be a human or an animal." (NEMA 2014: 86). Diese Anmerkung adressiert die ‚realweltliche Tatsache', dass Bildgebungsverfahren auch zur tierärztlichen Diagnostik eingesetzt werden, doch macht sie deutlich, dass „[d]urch die Quantifizierung und Reduktion auf messbare Größen [...] alles komparabel [wird], auch Ungleiches." (Trogemann 2014: 1). Die Formalisierung der lebendigen Signale aus Patientenkörpern, gleich ob Mensch oder Tier, und deren Überführung in die Standardisierungen des Datenformats eliminiert spezifische Qualitäten aus dem Prozess der Bildgebung (Trogemann 2014: 1). Oder wie es in einem informatischen Fachbuch zum DICOM-Standard affirmativ heißt: „DICOM is not just an image or file format. It is an all-encompassing data transfer, storage, and display protocol built and designed to cover all functional aspects of digital medical imaging [...]. Without a doubt, DICOM truly governs practical digital medicine." (Pianykh 2008: 3). Wenn auch vermutlich nicht intendiert, wird die politische Dimension des Datenformats betont. Die Prinzipien einer softwarebasierten Verarbeitung nehmen vorweg, was in der Ausführung von Codes zur „Konkretisierung und Rekontextualisierung des Formalen" (Trogemann, 2014, 2) werden darf. Das DICOM-Informationsmodell konstituiert dieses Formale, indem Patient, Bilddaten und radiologische Erkenntnisprozesse auf einen ‚gemeinsamen Nenner' gebracht werden, mit dem gerechnet werden kann. Auf den Nenner der Maschinenlesbarkeit und die Funktion der Datenprozessierung.

Köpfe on/off – Metadaten als Verbindungsdaten

Neben der Distribution von Daten wird dem Picture Archiving and Communication System bereits im Namen seine Funktion als Archivierungssystem zugeschrieben. Trotz der Dynamisierung des Begriffs Archivierung, trägt diese doch eine Reminiszenz an das Archiv als einen Ort der geordneten Aufbewahrung in sich. Archivräume und Aktenschränke waren lange Zeit fester Bestandteil der Krankenhausarchitektur und radiologischer Abteilungen (Dommann 2003: 108–115). Technisches Personal, sogenannte ‚archive clerks' (Hanseth/Lundberg 2001: 354), übernahm sowohl die Sortierung des Filmmaterials und der Patientenakten im Archivraum als auch deren Transport innerhalb der Klinik (Saunders 2008: 160–165).[17]

Die Installation von PAC-Systemen verlangt auf infrastruktureller Ebene neue Systematiken für die Zuordnung zwischen Patientin, Aufnahmemodalität und Infrastruktur, die u. a. die Archivierung der patientenspezifischen Bilddaten in einer Datenbank ermöglichen. Der Radiologe Steven Horii formuliert dieses Problem recht pragmatisch:

17 Ethnographisch zur Rolle von Archivpersonal sowie der täglichen Praxis der Filmlogistik Saunders (2008: 160–163 sowie 170–175). Zum Röntgenbild „zwischen Büchern und Archiven" auch Buschhaus (2006).

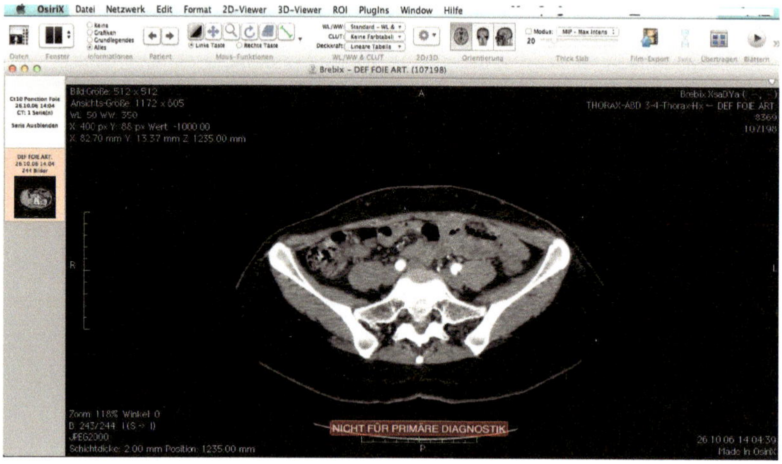

11

Screenshot *Osirix DICOM Viewer.*

> *[...] how does a radiologist know what studies are to be read? With film, the answer was usually self-evident: studies to be read were put up by film library clerks on motorized film viewers together with prior studies if needed, or were placed into carts from which the radiologist would pick. With workstations and no film library clerks, what replaces the functions performed by those clerks? (Horii 2006: 142)*

Da Akten und Folienausdrucke nicht mehr durch technisches Personal transportiert und archiviert werden, müssen Anhaltspunkte geschaffen werden, die sowohl maschinellen als auch menschlichen Zugriffen eine Orientierung in den Datenmengen ermöglichen (Manovich 2003: 15 f.).[18] Wie also müssen Daten selbst gekennzeichnet werden, damit sie etwas über sich aussagen? Die „Metadatierung des Bildes" (Manovich 2003) ist ein Symptom einer solchen Entwicklung, die vor allen qualitativen Urteilen zunächst mit den quantitativen und formalen Eigenschaften digitaler Visualisierungen umgehen muss. Metadaten können, wie der Medientheoretiker Lev Manovich einräumt, grundsätzlich verschiedene Funktionen zukommen: „Metadata is what allows computers to ‚see' and retrieve data, move it from place to place, compress it and expand it, connect data with other data, and so on." (Manovich 2003: 13). Ebenfalls müsse das Speichermedium selbst ‚aktiv' werden, um Daten nicht nur zu verwahren, sondern anhand von Daten über Daten entscheiden zu können, welche Datensätze wie zu prozessieren sind (Manovich 2003: 24).

18 In seiner Studie zur Einführung der elektronischen Patientenakte beschreibt Marc Berg aus soziologischer Perspektive die konzeptuellen Standardisierungsbemühungen in diesem Bereich sowie deren Wechselwirkungen mit klinischen Arbeitsprozessen, die an der papiernen Patientenakte geschulten sind (Berg 1997 sowie Berg/Bowker 1997).

In PAC-Systemen sollen Metadaten sowohl zu einer örtlichen wie zeitlichen Wiederfindung patientenspezifischer Bilddaten beitragen, indem sie technisch „beschreiben, was wie zu interpretieren ist. Die digitalen Schubladen sind zu beschriften, digital, versteht sich." (Warnke 2002: 198). Im DICOM-Standard beschriften Metadaten nicht allein ‚Schubladen', in denen Bilddaten verwahrt werden, sondern sie dienen als Verbindungsdaten zwischen Aufnahmetechnik, Patient und Visualisierungsform. Eine DICOM-Datei besteht aus einem Body und einem Header, der Metadaten enthält. Im Body sind die zu Bilddaten rekonstruierten Messdaten aus beispielsweise CT oder MRT codiert. Im Header finden sich Textinformationen wie Patientenname, Aufnahmemodalität und Bildgröße (Flanders/Carrino 2003: 275 f.).[19] Entgegen einem ‚digitalen Dualismus' müssen beide Aspekte einer DICOM-Datei, Body und Header, gegeben sein, um nicht nur eine verlässliche Verbindung zwischen Aufnahme und Visualisierung innerhalb eines Netzwerkes zu schaffen, sondern auch, um die visualisierten Bilddaten innerhalb von Graphical User Interfaces (GUI) mit weiteren, in diesem Fall textuellen Informationen auszustatten.

So werden im GUI eines PACS nicht allein Bilddaten in verschiedenen Rekonstruktionen visualisiert, und insofern in zweifacher Hinsicht Körper verhandelt, sondern zudem Metadaten an den ‚Rändern der Visualisierung' angezeigt ABB. 11. Die teilweise Visualisierung von Metadaten ‚on-screen' eröffnet eine weitere medientheoretische Perspektive. Im Verhältnis von unsichtbaren Daten und deren Modellierungen auf der Unterfläche, die für den maschinellen Zugriff bestimmt und damit ‚off-screen' sind, und sichtbaren Bilddaten, die für den menschlichen Zugriff als Informationen dargestellt werden, spiegeln sich hier Politiken eines „invisible system of visibility" (Chun 2005: 27).

Abbildung 11 zeigt einen Screenshot aus der frei verfügbaren PAC-Software *Osirix*, in welcher der ebenfalls frei verfügbare Datensatz Brebix (CT-Thoraxaufnahmen) dargestellt wird.[20] In der oberen rechten Ecke wird die Körperregion Thorax und Abdomen („Thorax-Abd") sowie die Dateibenennung („Brebix XsaDYa (-, -)") aufgeführt. Im klinisch-radiologischen Betrieb befindet sich an dieser Stelle der Name sowie das Geburtsdatum von Patientinnen. Informationen, die der Visualisierung im Datensatz und im GUI notwendigerweise beigefügt werden müssen (Pianykh 2008: 15). Auch die klinisch-diagnostische ‚Absicht' ist in den

19 In seiner umfassenden Monographie zum DICOM-Standard verneint Pianykh die Aufteilung einer DICOM-Datei in Body bzw. Image und Header: „A DICOM object is nothing but a collection of data elements – there is no separate ‚DICOM header' vs. ‚DICOM image', as many like to think. For example, consider a digital medical image. It will have several attributes such as image width, height, colors (palette), date the image was acquired, and so on. All of these attributes can be found in the standard DICOM Data Dictionary and will be translated into DICOM data elements, each with its own tag and value." (Pianykh 2008: 47). An dieser Stelle soll kein informatischer Fachstreit nachgezeichnet werden, doch zeigt sich wie sehr selbst auf einer solch ‚atomistischen Ebene' kollektive Aushandlungen darüber stattfinden, wie Datenprozessierung und damit epistemische Setzungen konzipiert werden sollen.

20 Es handelt sich um die frei verfügbare und nicht kostenpflichtige Version der Software, die nicht für diagnostische Zwecke zertifiziert ist. Daher der auch bei Interaktion stetig eingeblendete Hinweis „Nicht für primäre Diagnostik" am unteren Bildrand.

on-screen-Metadaten vermerkt.[21] Die Abkürzung „3-4-Thorax-Hx-Def Foie art." verweist vermutlich auf die Anfertigung des CT-Scans zur Abklärung der thoraxspezifischen ,Geschichte' (Hx als fachspezifische Abkürzung für History) und der Bestimmung (def – Definition) der arteriellen (art.) Verlaufswege mit besonderem Augenmerk auf die Gefäße der Leber (foie). Diese Information ergibt sich nicht ausschließlich aus den on-screen-Metadaten, sondern durch deren Zusammenschau mit der jeweiligen Bildserie sowie mit zusätzlichen Informationen aus klinischer Indikation und diagnostischer Anfrage. Die übrigen graphisch dargestellten Metadaten am Rand des Schnittbildes tragen weitere Orientierungs- und Verbindungsfunktionen. Oben links sind darstellungsspezifische Informationen vermerkt wie etwa die Bildgröße, Ansichtsgröße und Window-Level (WL) sowie Window Width (WW).[22] Bei Darstellung des Datensatzes innerhalb der Softwareanwendung werden an dieser Stelle zudem bei Manövern im Volumen, z. B. Bewegen des Mauszeigers auf einem Schnittbild, kartesische Koordinaten angezeigt (in Pixel (px) und mm), die eine numerische Orientierung für die Position im Bildvolumen geben. Unten links finden sich weitere Hinweise zur Schichtebene der Darstellung. Unten rechts werden zudem Datum und Uhrzeit der Datenakquise sowie Informationen zur Aufnahmemodalität angezeigt (in diesem Fall zu Zwecken der Anonymisierung mit „Made in OsiriX" überschrieben[23]).

In einem DICOM-Datensatz verschwimmen nicht nur die Grenzen zwischen der Sicht- bzw. Unsichtbarkeit von Metadaten auf Unter- und Zwischenfläche, sondern auch die strikte Trennung zwischen aus dem Dateikörper (Body) visualisierten radiologischen Schnittbildern und on-screen-Metadaten. Wenn etwa unter dem Feldnamen „Contrast_BolusAgent" Contrast vermerkt wird, indiziert dies die Gabe von Kontrastmittel während der Aufnahme. Gleichzeitig wird dies für ein geübtes Auge auch in der Schnittbildvisualisierung selbst sichtbar, da die Aorta sehr hell dargestellt wird, was für eine Kontrastmittelführung spricht. So changieren on-screen-Metadaten zwischen dem Status als zusätzlicher Information und als redundantem Beiwerk, das dem ,Körper' der Bilddaten nur noch bereits Offen-sichtliches hinzufügen kann.

21 On-screen-Metadaten weisen in ihrer Darstellung und epistemischen Funktion eine große Nähe zu Bildannotationen auf. Während Annotationen allerdings in einem weiteren Schritt ,an' das Bild angebracht werden müssen, sind on-screen-Metadaten als ,Header' Teil der Bilddatei und damit strukturell und von vorneherein ein potenzieller Teil der Visualisierung.

22 Eingehender zum Verfahren des Windowing im fünften Hauptkapitel.

23 Die Anonymisierung von Metadaten, insbesondere Patientendaten, spielt bei der Weitergabe von radiologischen Visualisierungen eine große Rolle. Auch wenn im Beispieldatensatz der Patientenname und der Institutionsname mit arbiträren Benennungen überschrieben wurde, kann im Metadaten Editor nachvollzogen werden, dass der Referring Physician ein gewisser „Mosimann, Pascal" war, der laut knapper Internet-Recherche für den *Service de radiodiagnostic et radiologie interventionnelle* in Lausanne arbeitet. Dies erklärt auch die französischsprachige Benennung des fraglichen Organsegments (foie). Das Löschen von Metadaten scheint in dieser Hinsicht ein weniger klares Unterfangen als die strukturierte Zuordnung und Festlegung von Kriterien für Metadaten.

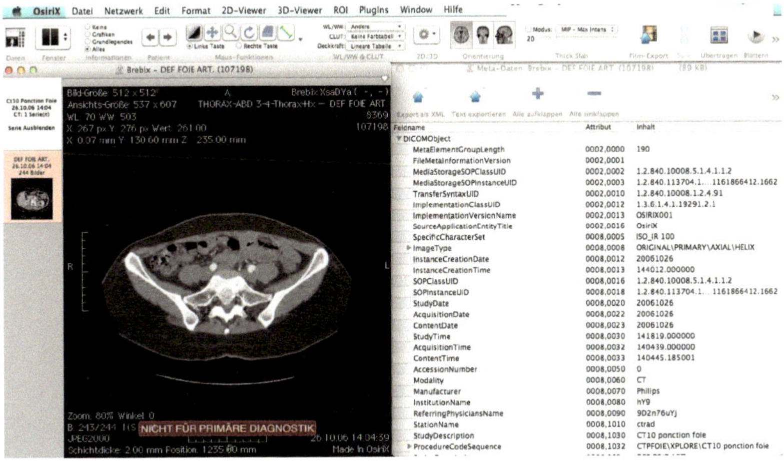

12
Screenshot Metadaten Editor *Osirix DICOM Viewer*.

Grundsätzlich schaffen die visualisierten Metadaten in prozessualer Hinsicht eine Rückbindung an das Dispositiv der Sichtbarmachung, in epistemischer Hinsicht verbinden sie als Bestandteil der Zwischenfläche, Unter- und Oberfläche sowie in operativer Hinsicht Patientenkörper, visualisierte Körperregion und diagnostischen Auftrag. Der Detailgrad der visualisierten Headerinformationen variiert je nach PAC-Softwarepaket und Einstellung, doch zeigt sich die analytische Notwendigkeit zwischen on-screen- und off-screen-Metadaten, zwischen den als textueller Information im Rahmen des Interface visualisierten und den nur über einen Metadaten Editor abrufbaren, zu unterscheiden ABB. 12. Die on-screen dargestellten Metadaten sind nur ein Ausschnitt aus den tatsächlich im DICOM-Format integrierten Metadaten, die über einen Editor abgerufen werden können. Wie in Abbildung 12 illustriert, führt ein solcher Editor mehr Kategorien auf, die in einer DICOM-Datei als Metadaten angelegt sind, als im GUI sichtbar werden.

Die klinisch-radiologische Praxis mag sehr stark an Metadaten hängen, doch zeigt dieses Beispiel in einer medientheoretischen Perspektive besonders den changierenden Status digitaler Daten, die trotz informatischer Festlegungen weitere ‚Aggregatzustände' annehmen können und sich in ihrer Prozesshaftigkeit einer kontextunspezifischen Reflexion entziehen. Als Anweisungen an den Maschinenraum sollen sie eine Struktur der interoperablen Logik und Logistik schaffen, die apparative Dispositive ver- und menschliche Akteure ausschaltet. Als ‚Über-schriften' auf der Zwischenfläche des GUI fügen sie eine weitere Instanz der Visualisierung hinzu, die den diagnostischen Blick lenkt und Verhältnisse zwischen Darstellung und Dargestelltem schafft.[24] Metadaten allein auf ihre informatische Strukturierung hin zu

24 Zu Normalisierungsstrategien innerhalb von (Bild-)Datenbanksystemen weiterhin grundlegend Alan Sekula (1992).

befragen, greift in diesem Fall zu kurz. Statt einer technikdeterministischen Sicht, die Metadaten allein eine datenseitige Existenz zuspricht[25], ist das Verhältnis zwischen codierten, nicht sichtbaren Metadaten und ihrer Darstellung als Teil sichtbarer Bildinformation interessant, um Mikropolitiken von Software nahezukommen (Mackenzie 2005: 76). Wenn Daten über Daten gleichsam Informationen über Patienten enthalten, die mitbestimmen, wie sich eine Diagnose konstituiert und damit auch, welche Therapie letztlich angestrebt wird, kommt Metadaten als Teil von Datenformaten eine performative Rolle zu.

‚Tailor the application to specific personas' – Gestaltung radiologischer Diagnostik

Mit dem Übergang von der Befundung vor dem Leuchtkasten zu Computerarbeitsplätzen und ihren Graphical User Interfaces (GUI) wird die Rolle des Interaktionsdesigns bei der Gestaltung radiologischer Diagnostik interessant. Während Softwareprogrammierung und die damit verbundenen Formalisierungen und Verbindungsstrategien vorrangig auf der Ebene der Maschinensprache operieren, ist es eine Gestaltungsfrage, wie den Nutzerinnen und Nutzern die Computerprozesse verständlich gemacht werden können (Murtaugh 2008: 147).[26] Bevor jedoch konkrete Gestaltungen von Icons, Toolbars und Interaktionsmustern im GUI umgesetzt werden können, muss eine Vorstellung der prospektiven Nutzer einer Software entwickelt werden.

Der internationale Medizintechnikkonzern *Agfa Healthcare* hat etwa die Firma des Interaktionsdesigners Alan Cooper beauftragt, die Gestaltung der graphischen Benutzerschnittstelle der PAC-Software *Impax* zu entwickeln. Coopers Firma adaptierte das Designkonzept des ‚persona-based modeling', das mittels empirischer Studien Profile prospektiver Nutzer entwirft. Diese Nutzermodellierungen sollten sodann den Gestaltungsprozess der graphischen Schnittstelle der *Impax* Software leiten. Hinter einem solchen Konzept steht die Annahme, dass Softwareanwendungen ‚besser' auf die Arbeitsprozesse empirisch ermittelter Benutzergruppen zugeschnitten werden können, um Arbeitsabläufe noch effizienter zu gestalten, denn „[p]ersona-based workflow design tailors the application and underlying workflow to specific personas [sic], or profiles, of model users." (Agfa Healthcare 2007: 1).

25 So etwa der Medientheoretiker Nicolas Negroponte, der die Nicht-Wahrnehmbarkeit von Metadaten betont. „These header bits can be a table of contents or a description of the data that follow. [...] These bits are not visible or audible but tell you, your computer, or a special-purpose entertainment appliance about the signal." (Negroponte 1995: 18).

26 Es kann keine strikte Arbeitsteilung zwischen Programmierung und Interaktionsgestaltung angenommen werden. Die Form der Zusammenarbeit beider Spezialisierungen richtet sich nach Größe und Struktur des Unternehmens bzw. nach der Komplexität des zu entwickelnden Softwaresystems (vgl. Coopmans 2011). In großen internationalen Medizintechnikunternehmen wie *Agfa Healthcare* oder *Siemens Medical* ist die Organisationseinheit eines Innovationsprozesses ein Team bzw. Silo, wobei ein Team bisweilen allein für einen spezifischen Aspekt einer Software zuständig ist, etwa für die visuelle und funktionelle Gestaltung eines Icons.

Die gestalterischen Voraussetzungen von Softwaresystemen können Auskunft darüber geben, welche ‚model users' den Gestaltungsprozess leiten. Darin liegt die Möglichkeit, Subjektivierungsstrategien, die über Nutzermodelle in Software eingeschrieben werden, zu beleuchten (Fuller 2003: 54).[27] *Agfa Healthcare* preist das persona-modeling als Strategie einer partizipativen und kontextsensitiven Softwaregestaltung an.[28] Die Formalisierungen, die diesem Konzept inhärent sind und die es selbst installiert, sind nicht allein designtheoretische bzw. -praktische Überlegungen, sondern auch sozial-kollektive und individuelle Festlegungen, die Nutzer und deren ‚Spielraum' determinieren. Das persona-based modeling führt nicht allein zu visuellen Gestaltungen, sondern konstituiert gleichsam ‚Gestalten', die prädestiniert sind, mit der Software zu interagieren.[29]

Kollektive(s) Gestalten – Konzeptionen ‚archetypischer Radiologen'

Agfa Healthcare beauftragte zu Beginn der 2000er-Jahre die US-amerikanische Interaktionsdesignfirma *Cooper Consulting* empirische Studien in radiologischen Kliniken durchzuführen, um spezifische Personae zu definieren.[30]

27 Ansätze aus den Software Studies versuchen Software und Ideologie als miteinander verwobene Strukturen zu fassen. Problematisch bei einem solchen Ansatz ist, dass häufig sowohl Software und deren Interfaces wie auch Ideologie als abstrakte und umfassende Konstrukte diskutiert werden und selten der Bezug zu einem konkreten Beispiel bzw. Anwendungskontext gesucht wird (etwa Berry 2011: 137 sowie Galloway 2006 in Auseinandersetzung mit Chun 2005).

28 Coopers und damit auch *Agfas* Unterfangen muss vor der Folie der damaligen Strömungen im Bereich Interaktions- bzw. Interfacedesign gesehen werden. Mitte der 90er-Jahre kritisieren beispielsweise die Softwarentwickelenden Peter Denning und Pamela Dargan das bisherige Vorgehen ihrer Kollegen: „We believe that the problem is [...] that the standard engineering design process produces a fundamental blindness to the domains of action in which the customers of software systems live and work. The connection between measurable aspects of the software and the satisfaction of those customers is, at best, tenuous." (Denning/Dargan 1996: 107). Ausgehend von dieser Feststellung schlagen sie ein neues Softwaredesignparadigma vor: „We propose a broader interpretation of design that is based on observing the repetitive actions of people in a domain and connecting those action-processes to supportive software technologies. We call this activity *action-centered design* and we propose it as the basis of a discipline of software architecture." (Denning/Dargan 1996: 107, Hervorh. im Org.). Zur „narrow conceptual world [that was] excluding as unscientific the informal, local information that could help them to design systems better suited to real users in particular workplaces" der Interaktionsgestaltung im medizinischen Bereich auch Forsythe (2001 [1992]: 11).

29 Es soll nicht impliziert werden, das persona-based design sei die alleinige Grundlage eines solchen Gestaltungsprozesses und es handele sich dabei um ein quasi-lineares Unterfangen. Vielmehr sind auch Gestaltungsprozesse selbst von iterativen Schleifen, sozio-technischen Konventionen und kollektiven Aushandlungen durchdrungen, die genauer zu betrachten wären (vgl. etwa Mareis 2011; Mareis et al. 2013).

30 Die belgische Firma *Agfa Gevaert* hatte bereits vor der Beauftragung Coopers Erfahrungen mit dem Verkauf von digitalen Kooperationssystemen für klinische Kontexte gesammelt. Durch die Übernahme des kanadischen PACS-Produzenten *Mitra* im Jahr 2002 wollte *Agfa* „larger and more integrated products" (New York Times 2001) entwickeln und verkaufen. Cooper hatte bereits 1995 die erste Auflage von *About Face. The Essentials of User Interface Design* veröffentlicht, in der er das Persona-Konzept vorstellt. Insofern handelt es sich bei der Zusammenarbeit von *Agfa Healthcare* und den Interaktionsdesignern von *Cooper Consulting* zur Entwicklung eines neuen GUI-Designs nicht um einen völligen Neustart der Bemühungen.

> *His [Cooper's, KF] team interviewed stakeholders at Agfa in Waterloo, Ontario and product managers in Milwaukee, Wisconsin. Then they visited hospitals across North America and spoke with radiologists, PACS administrators, Radiology IT staff, and Agfa services representatives. [...] Most of the interviews took place in radiology reading rooms, making it easier to discuss common communication and information patterns, and identifying key behaviours in the reading and interpretation of radiology images. (Agfa Healthcare 2013: 2)*

Empirische Methoden der Teilnehmenden Beobachtung und Interviews im prospektiven Anwendungskontext der Software wurden genutzt, um ‚allgemeine Kommunikations- und Informationsstrukturen' zu diskutieren und ‚Schlüsselverhalten' kennenzulernen.[31] Der Anspruch war somit nicht, individuelle radiologische Befundungsprozesse zu beschreiben, sondern von vorneherein habituelle Mittelwerte über ein radiologisches Kollektiv zu bilden, die zudem mit weiteren Kollektiven der ‚westlichen Welt' vergleichbar sind. Interessant an *Agfas* Selbstdarstellung zur verwendeten Designmethode ist zudem, dass Coopers Gestaltungsprozess damit begann, Verantwortliche in *Agfas* nordamerikanischem Hauptquartier sowie Produktmanager zu befragen. Auch wenn dort bereits Erfahrungen mit früheren PAC-Systemen und deren Implementierungsproblemen bestanden, waren zunächst nicht Nutzende, sondern Manager Impulsgeber für weitere empirische Studien. Deren Erfahrungen, welche Produkte sich in radiologischen Kliniken verkaufen lassen, sowie ihre Meinungen, welche Gestaltungen weiterhin erfolgreich sein könnten, rahmten die Studien von Gestaltern in Anwendungskontexten. Interface- und Interaktionsgestaltende informierten sich zunächst über mögliche Kapitalisierungs- und Marketingstrategien und identifizierten danach – sowohl im zeitlichen als auch kausalen Sinn – Bedürfnisse von Nutzern. Die methodische Identifizierung von radiologischen Befundungsräumen (radiology reading rooms) als zentralen Orten der Bildschau verweist die Befundung im Rahmen des GUI an orts- und körperbezogene Praxen zurück, die es in den empirischen Studien zu identifizieren galt. Methodische Überlegungen zu einem reflektierten Umgang mit dem impliziten Wissen radiologischer Diagnostik und dessen Integration in das Persona-Konzept finden sich in den Ausführungen von *Agfa* und Cooper jedoch nicht.

Personae sind in Coopers Designmethode nun keine „real people, but they represent them throughout the design process. They are hypothetical archetypes of actual users. Although they are imaginary, they are defined with significant rigor and precision." (Cooper 1999: 124). Die ‚hypothetischen Archetypen' werden aus den empirischen Beobachtun-

31 Nutzerprofile werden anhand von „psychological characteristics (e.g. attitude, motivation), [...] knowledge and experience (e.g. typing skill, task experience), [...] job and task characteristics (e.g. frequency of user task structure), [...] physical characteristics (e.g. colour blindness)" (Mayhew 1999: 36) erstellt. Eingehender zu den methodischen Spannungen zwischen empirischer Beobachtung und theoretischen Konzepten im Bereich der Interaktionsgestaltung vgl. Dourish (2006) sowie Bannon (2000).

gen abgeleitet und müssen in formalisierte Kategorien gebracht werden, um in weiteren Abstraktionsprozessen letztlich in Maschinencode übersetzt zu werden (Trogemann 2014: 5).[32] Den weiten Graben zwischen empirischer Beobachtung und maschinell verarbeitbaren Codierungen, die in ihrer Ausführung wieder an diese Erfahrungskontexte anschließen sollen, versucht Cooper in seinem Handbuch bereits sprachlich zu überwinden. Personae seien ‚imaginär', aber dennoch ‚präzise'. Dieses Dilemma zeigt sich auch in der Formulierung ‚hypothetische Archetypen tatsächlicher Nutzer'. Hinter dieser steckt einerseits die Annahme, dass man Nutzer mit denen in einem Persona-Konzept festgelegten Attributen in einer radiologischen Abteilung antreffen könnte, weil deren Aufgaben und Wünsche sehr genau beobachtet wurden. Andererseits klingt darin an, dass etwa die Rolle der Radiologen-Persona so allgemein definiert ist, dass sie behaupten kann, Züge nahezu aller Radiologen zu tragen. Dass Konzepte gerade präzise zu sein vermögen, weil sie erdacht, abstrahiert und komplexitätsreduziert sind, möchte Cooper nicht in den Vordergrund rücken. Vielmehr suggeriert die Darstellung des persona-based modeling durch ihn und auch in *Agfas* Marketingmaterial ein tiefgreifendes Verständnis radiologischer Arbeitsabläufe und -kontexte, welches in der PAC-Software und ihrem GUI inkorporiert ist.

Auf die Schwierigkeiten gerade im Bereich der radiologischen Diagnostik einen ‚strukturellen Überbau' zu identifizieren und in maschinellen Systemen zu reflektieren, verweisen Ole Hanseth und Nina Lundberg in ihrer informationswissenschaftlichen Studie zur Veränderung von Arbeitsabläufen durch die Einführung von PACS. Ihre Beobachtung ist, dass „the high rate of failures among projects aiming at the introduction of PACS into radiology departments [...] is due to the variety, richness, and complexity of work practices inside hospitals, and the interdependencies between the artifacts and technologies supporting the work practices." (Hanseth/Lundberg 2001: 347 f.). Was ist nun in Coopers bzw. *Agfas* Vorstellung der ‚hypothetische Archetyp' von radiologischem Personal? Welches ‚Schlüsselverhalten' und welche Ziele werden der radiologischen Persona in *Agfas Impax* Software zugeschrieben und welchen ästhetisch-operationalen Widerhall finden diese in der Gestaltung des GUI?

32 Die Verwendung der Begriffe Persona und Archetypen erlaubt Cooper nicht nur den begrifflichen Anschluss seines Konzepts an die intellektuelle Tradition von C. G. Jungs Tiefenpsychologie, sondern illustriert zugleich das grundsätzliche Dilemma in dem sich Interaktionsdesign bewegt. Jung fasst unter dem Begriff Persona das Maskenhafte, nach Außen gerichtete einer Persönlichkeit, während er durch verschiedene Archetypen universelle Strukturen in der Tiefe der menschlichen Psyche zu klassifizieren versucht. Coopers Persona-Konzept behauptet, universelle Strukturen von Nutzergruppen zu identifizieren und zu kodifizieren, um ihnen eine gestaltete ‚Maske' in Form eines GUI aufzustülpen. Zwischen Maske und Tiefenstruktur kommt es zu ‚Verspannungen', die durch das Interaktionsdesign gelöst werden sollen.

,Feel productive' – zur Persona von Radiologinnen und Radiologen

Die Entwicklungsabteilung von *Agfa Healthcare* beschreibt in ihrem Marketingmaterial acht Personae als Hauptnutzende der PAC-Software *Impax* ABB. 13.[33] Neben radiologischem und ärztlichem ist es medizinisch-technisches und administratives Personal, das mit dem System in Kontakt kommt und unterschiedliche Anfragen bzw. Bedürfnisse an die Anwendung stellt. Die Personae werden von *Agfa* durch wiederkehrende Feldforschung, Messebesuche und Nutzerstudien aktualisiert. So hat Peter – die Persona des Radiologen – mittlerweile ein Tablet, ein Smartphone und einen Facebook-Account – Faktoren, die seine Computerfertigkeiten mitbestimmen und nicht existierten als Cooper 2004 die Persona angelegt hat (Agfa Healthcare 2013: 3). Solche übergreifenden Medienkompetenzen der Personae stehen hinsichtlich der Softwareaktualisierungen im Vordergrund, es sind nicht die diagnostischen Praktiken im klinischen Alltag oder die Veränderung professioneller Rollen bzw. Gefüge, welche als relativ stabil erachtet werden. Die Persona des Radiologen Peter wird in *Agfas* Schema durch ein Foto als weißer, mittelalter, freundlicher Mann repräsentiert. Im Bildhintergrund lässt sich ein Leuchtkasten mit Röntgenfolien erahnen. Der Leuchtkasten scheint selbst bei Software produzierenden Firmen noch immer als ,Insignie' radiologischer Expertise zu gelten. Die Bildsymbolik schließt unmittelbar an die aufgeführten ,Core Activities' der radiologischen Persona an. Diese werden schlicht als ,Interpret' und ,Consult' benannt. Damit scheinen in der Übersichtsdarstellung die wesentlichen Tätigkeiten der Persona eines Radiologen bestimmt. Bildinterpretation und Konsultation durch Zuweisende oder andere Klinikärzte wurden durch *Agfa* als die grundlegenden Tätigkeiten klinischer Radiologinnen und Radiologen identifiziert.

Die konzeptionelle Festlegung und damit Implementierung der ,Core Activities' sowie ,Personal Goals' trägt auf einer berufspolitischen Ebene zur Distanzierung der radiologischen Tätigkeit von Patientinnen sowie zur Stabilisierung der Grenzen zwischen medizinischen Subdisziplinen bei. Neben der Persona des Radiologen Peter findet sich etwa die der Klinikärztin Amy, für die die Software *Impax* ebenfalls hilfreich sein soll. Eines der gestaltungsleitenden Ziele der Persona Amy ist „to have as much control over her patients' welfare as possible" (Agfa Healthcare 2013: 3). Die Persona Peter hingegen zielt darauf, „to ensure that his work is helping people" (Agfa Healthcare 2013: 3). Die Persona Amy, als Archetyp einer Klinikärztin, nutzt die Software allein, um mehr Kontrolle über das Wohlbefinden ihrer Patienten

33 Ein solches Poster mit der Überblicksdarstellung der aktuellen Personae trägt zudem zu einer ,Kollektivierung' der am Gestaltungsprozess Beteiligten bei. „Personas [sic] are presented as specific, individual humans with needs, preferences, biographical information, and a photo. They make it easier for designers and developers to identify with the application user." (Agfa Healthcare 2013: 2). Die Personae und mit ihnen die Szenarien der Anwendungskontexte sollen den Gestaltungsteams daher immer buchstäblich vor Augen sein: „The personas [sic] are introduced to new Agfa R&D [research and development, KF] team members when they start to work on the project. They are kept alive with posters in all team offices." (Agfa Healthcare 2013: 3).

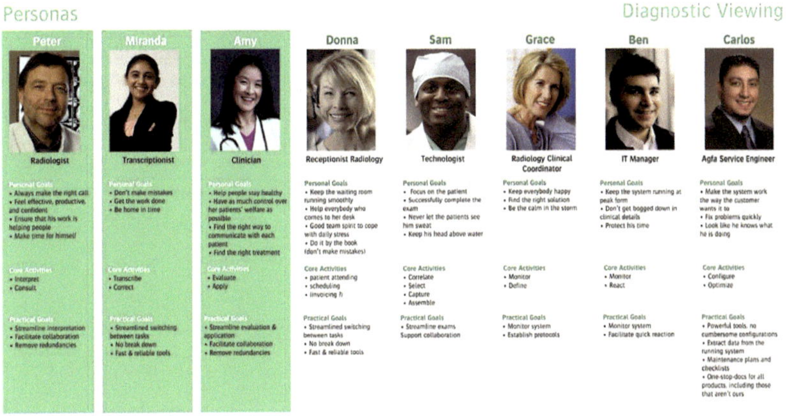

13

Personae in *Agfa Healthcares Impax Agility*.

zu erlangen. Die Persona Peter hingegen wird als Unterstützer, als ‚Consultant', konzipiert, die verschiedenen anderen Menschen hilft, die nicht notwendigerweise Patientinnen sind.[34]

Diese Annahmen strukturieren im persona-based modeling die weiteren Schritte der Softwaregestaltung und damit auch die Mittel und Funktionen, die im späteren Produkt der Nutzerrolle Radiologe zur Verfügung gestellt werden. Ob diese dann im klinischen Alltag hilfreich sind, muss individuell entschieden werden. Doch ist innerhalb der Softwareanwendung von vorneherein festgelegt, welche sozio-professionelle Rolle Radiologinnen und Radiologen einnehmen können und wie sie diese von anderen klinischen Professionen unterscheidet. Möchten Radiologen ihre klinische Rolle nicht in der durch *Agfa* prototypisierten Weise wahrnehmen, lässt ihnen die Software dafür wenig konzeptionellen Freiraum. Auch wenn in diesem Fall *Impax Agility* als in der gesamten Klinik zu installierendes PAC-System viele klinische Spezialisierungen miteinander verknüpft, werden epistemische Grenzen und sozio-professionelle Selbstverständnisse verstärkt.[35]

34 Berufspolitische Bemühungen, vom „invisible radiologist" (Glazer/Ruiz-Wibbelsmann 2011) zu Praktikern „more visible to patients by giving them access to their test results verbally or through electronic portals." (Levin et al. 2013: 647) zu werden, finden sich in dieser Konzeption noch nicht wieder. Zu neuerlichen berufspolitischen Initiativen, etwa der *Imaging 3.0* Kampagne, Friedrich (2016).

35 Affirmativ dazu die Befunde eine Studie zur Veränderung der professionellen Rolle von Radiologen durch die Einführung von PACS in Kliniken. „The easy access to images has been made possible by the changes in technology means that clinicians can do some interpretation themselves. This creates opportunities for the radiologists to engage in more complex diagnostic problems, and supports an *increase of specialization* within radiology. [...] The clinicians' access to images also allows more detailed questions to be posed to the radiologists. This has made the radiologists feel more engaged in the overall treatment and diagnostic care of the patient." (Fridell et al. 2007: 417, Hervorh. im Org.).

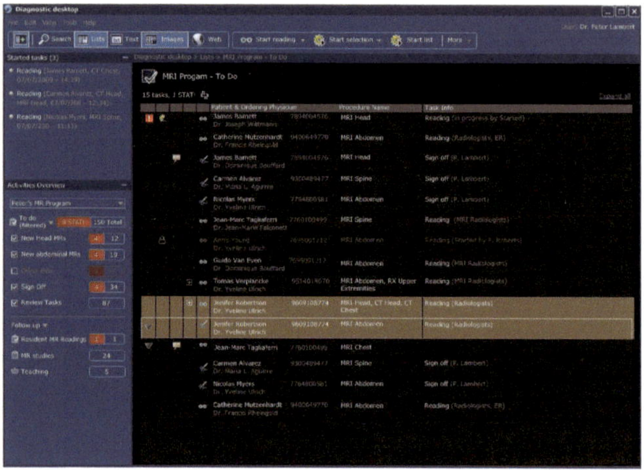

14

Darstellung der To-do-Liste in *Impax Agility*.

Eines der weiteren angenommenen persönlichen Ziele der Persona Peter ist, „[t]o feel effective, productive and confident" (Agfa Healthcare 2013: 3). Dieses empirisch identifizierte Bestreben von Radiologen soll dementsprechend in der Software und ihrem GUI modelliert werden, sodass deren Einsatz idealerweise zur Erreichung dieses Ziels beiträgt. Innerhalb der graphischen Benutzeroberfläche von *Impax Agility* wurde deshalb eine visuelle Rückmeldung eingebaut – eine To-do-Liste ABB. 14. Die Liste soll Peter bzw. befundenden Radiologinnen eine Übersicht geben, wie viele und welche Datensätze noch zu befunden sind und wie viele bereits abgearbeitet wurden. „It [the To-do list, KF] is always up to date: new tasks are pushed to it and completed tasks are purged. [...] The finegrained sorting helps Peter in setting the right priorities. When set up well Peter's activities overviews allow him to be more productive and to have a better overview. He wastes less time on the manual selection of studies to report on." (Agfa Healthcare 2013: 4). Damit wurde die Zu- oder Abnahme von Papier- und Folienstapeln aus analogen Zeiten als quantitativer Fakt in das GUI übernommen, um Peter weiterhin das Gefühl von Produktivität – oder auch Überforderung – zu vermitteln, aber gleichzeitig eine automatisierte Effizienz der Sortierung herzustellen.

Die vorangegangenen Ausführungen zum Gestaltungskonzept des persona-based modeling haben bereits die Funktion des GUI als ‚operativem Umschlagplatz' zwischen Abstraktion und Konkretion bzw. zwischen der maschinenlesbaren und der ästhetisch wahrnehmbaren Seite digitaler Infrastrukturen und Visualisierungen anklingen lassen. Dieser operative und epistemische ‚Rahmen des Möglichen' der graphischen Schnittstelle als Zwischenfläche einer PAC-Software wird nachfolgend eingehender betrachtet.

Graphical User Interfaces als Rahmen des Möglichen – wo Ästhetik, Algorithmik und Interaktion grassieren

Der Ort der Bildbefundung verlagert sich in filmlosen Zeiten vom Leuchtkasten zu einem Computerarbeitsplatz, innerhalb dessen Graphical User Interface (GUI) die Bilddaten visualisiert und begutachtet werden. „[...] CT exams with a thousand images are becoming common and simply cannot be managed effectively on film. PACS viewing software can be used to dissect, analyze, magnify, or reformat image data in an infinite number of ways." (Hirschorn 2006: 3 f.). Nicht allein das Zergliedern, Analysieren, Vergrößern oder Rekonstruieren von Bildserien sei nun digital möglich, so der Radiologe David Hirschorn, auch könne dies alles in einer unbegrenzten Anzahl von Arten und Weisen geschehen. Was hier technikeuphorisch als neuer, unendlicher Möglichkeitsraum von PAC-Software proklamiert wird, trifft im Zuge der analog-digitalen Migration auf die bestehenden Fertigkeiten und Medienkompetenzen von radiologischem Personal. Im Spannungsfeld von technischen Möglichkeiten, etablierten Weisen der Bildschau sowie konventionalisierten Methoden des Bildhandelns wird das GUI zu einer Instanz der Vermittlung und des Zugriffs, zu einem Rahmen des Möglichen in mehrfacher Hinsicht.[36] Pragmatisch betrachtet, formiert das GUI als Zwischenfläche nun „a place where individuals and ‚communities' meet infrastructures" (Mackenzie 2003: 366) und etabliert dabei eine ganz eigene Örtlichkeit, welche die Datenströme auf der Unterfläche konkretisiert und ästhetisch erfahrbar macht.[37] Dabei bietet die Integration eines GUI in das Gesamtsetting einer Workstation, das neben Bildschirmen auch Interaktionswerkzeuge wie Computermaus und Tastatur enthält, einen erweiterten ästhetisch kohärenten Rahmen, in dem Nutzer mit der Software interagieren können. In einer analytischen Skalierung kann das GUI als „interaktive Bildform" (Pratschke 2008: 211) begriffen werden, die bestimmten formalen Gestaltungsprinzipien unterworfen ist sowie epistemische und ästhetische Möglichkeiten der Bildbefundung eröffnet.[38]

36 Auch wenn der Verweis zu den Bedingungen des Möglichen als Referenz zu Kants philosophischem Konzept der Transzendentalen Ästhetik gelesen werden könnte, impliziert er hier keine ontologische Frage nach der Verfasstheit von Software bzw. ihres GUI, sondern ist inspiriert von Matthew Fullers Anregung, mit einer kritischen Analyse der „many layers of software" zu beginnen, „to show the stuff of software in some of the many ways that it exists, in which it is experienced and thought through, and to show, by the interplay of concrete examples and multiple kinds of accounts, the conditions of possibility that software establishes." (Fuller 2008: 1 f.).

37 Hier kommt die örtliche Dimension des GUI als Schnitt*stelle* zum Tragen. Diese betonen auch Frieder Nake und Susanne Grabowski: „So human-computer interaction turns out to be the *coupling of a sign process and a signal process*. What is called the interface between human and machine is the location of their coupling." (Nake/Grabowski 2006: 65, Hervorh. im Org.). Diese basale Auffassung von Mensch-Computer-Interaktion wird im Folgenden an Beispielen weiter auszudifferenzieren sein, doch sollen weder der Interaktionsbegriff noch dessen Diskurse nachvollzogen werden (vgl. dazu Scherffig 2014).

38 In der Umwendung von Hans-Jörg Rheinbergers Frage nach dem grundsätzlichen Verhältnis zwischen Instrumenten und Experimenten (Rheinberger 2006: 313), könnte man mit Blick auf das GUI fragen: Wo findet die softwarebasierte, radiologisch-diagnostische Bildschau eigentlich statt, am GUI, vor dem GUI, im GUI? Rheinberger betont weiter

Das ‚Grundgerüst' der verschiedenen Skalierungen von Interaktionsmöglichkeiten wird in der Gestaltungsphase eines GUI konstituiert. Wenn Interaktionsgestaltung im Rahmen des GUI bedeutet „[to] rip [...] computation out of the clean room of the algorithm and thrusts it into the tainted and unpredictable space of dynamic and shared environment" (Murtaugh 2008: 148) müssen die Strategien dieses ‚Herausstoßens' befragt werden. Dies gilt insbesondere dann, wenn GUIs zum neuen primären Ort einer epistemischen Praxis werden wie im Bereich der radiologischen Diagnostik. Dabei sind die Übergänge zwischen der Befundung vor dem Leuchtkasten und im GUI weder fließend noch trennscharf zu bestimmen. Sowohl die Befundungspraxis am Leuchtkasten wurde durch Computerarbeit ergänzt, etwa durch das Aufrufen und Ausfüllen der elektronischen Krankenakte, wie auch die digitale Befundungspraxis bisweilen durch die zusätzliche Schau von Folien ergänzt werden muss. Doch welche anderen und neuen Möglichkeiten der Bildbefundung schafft das GUI als interaktiv nutzbare Schnittstelle gegenüber der filmbasierten Bildschau am Leuchtkasten?

Screens – Orte und Rahmen der Bildschau

Bereits James Ambrose hatte die Idee einer computerbasierten, stationären Bildschau in seiner Veröffentlichung zu den ersten klinischen Tests der CT angesprochen, doch konnte sich diese aufgrund technischer Limitierungen lange Zeit nicht durchsetzen. „[O]perating a viewer console after the picture has been processed" (Ambrose 1973: 1023) sei eine der Hauptaufgaben des Personals im Betrieb der CT. Auch Hounsfield verweist in seiner Beschreibung des technischen Systems der CT auf eine ‚viewing unit' an der Aufnahmen ausgewählt und angeschaut werden können (Hounsfield 1973: 1019). Der nur wenige Quadratzentimeter große Bildschirm in der Mitte der Viewing Unit ist mit einer Klappvorrichtung versehen, auf der eine Fotokamera angebracht ist ABB. 15. So können die frühen CT-Visualisierungen abfotografiert und als Polaroidausdrucke ausgegeben werden. Die Viewing Unit stellt nicht den primären Ort der Bildschau dar, sondern eine Transformationsstation, die digitale Darstellungen in Fotografien und letztlich Polaroidalben überführt. Auch wenn die ersten CT-Visualisierungen eher eine Ahnung von anatomischen Strukturen im Gehirn gaben, stellt sich in der Zusammenschau mit präparierten Gehirnschnitten und im Vergleich der CT-Polaroids untereinander mehr diagnostisches Potenzial dar als auf einer bereits in ihrer Rahmung begrenzten Viewing Unit.[39] „Polaroid film produces a positive image which is viewed by reflected light, and was used almost exclusively in the early days of CT." (Brooker 1986: 35).

die maßgebliche Rolle der Gestaltung von Schnittstellen für das Gelingen von Experimenten und dass sich an der „Schnittstelle [...] die Hand des Experimentators die Hand des Instrumentenbauers" (Rheinberger 2006: 314) ablöse. Zur semantischen Vielfalt des Begriffs Interface vgl. zusammenfassend Cramer (2011: 118 ff.).

39 Zur Ästhetik früher CT-Visualisierungen und diagnostischen Vergleichen zwischen Polaroidausdrucken und Hirnpräparaten ausführlicher im vierten Hauptkapitel.

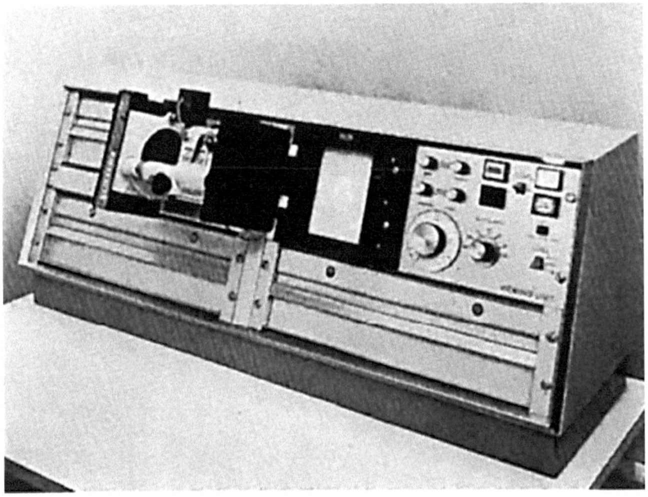

15
Viewing Unit des EMI-Scanners (Hounsfield 1973: 1019).

Mit der Weiterentwicklung von Aufnahme- und Visualisierungstechniken sowie Folienmaterial werden Leuchtkästen zum Ort der Bildschau und neben Folien zur maßgeblichen Hardware der radiologischen Befundungspraxis ABB. 16.[40] Zur Sicherung diagnostischer Standards wurden technische Leitlinien und Normen für die Arbeit mit dem Leuchtkasten entwickelt. So nennt die DIN-Norm 54116 die technischen Beurteilungskriterien für einen diagnostisch funktionalen Leuchtkasten: „Sie betreffen Helligkeit, homogene Ausleuchtung, Leuchtfarbe, Einblendung, Verschmutzung, Alterung von Leuchtstoffröhren." (Laubenberger/Laubenberger 1999: 106).

Daneben haben sich kontextspezifische Ordnungen der Befundung am Leuchtkasten etabliert ABB. 17. Barry Saunders beschreibt in seiner ethnographischen Studie die Prozeduren des ‚hanging films', der Filmhängung für CT-Aufnahmen, als eine spezifische Konvention des Bildhandelns: „Because CT studies comprise many sheets of film, these conventions become important. The viewbox is approached from the top down and left to right. First contrast, then noncontrast images. First soft-tissue windows, then bone or lung windows. When possible, images from prior study are placed directly alongside comparable current images." (Saunders 2008: 65).[41] Die Hängung und damit die Betrachtung der Bildreihen fin-

40 Die Terminologie Leucht-, Licht- oder Schaukasten wird fachdiskursiv nicht einheitlich verwendet. Im Englischen wird zudem vorrangig der Begriff ‚viewbox' verwendet, was interessanterweise die menschliche Tätigkeit und nicht das physikalische Prinzip betont. Zur Konzeptionsphase des „Dispositiv Schaukasten" in der frühen radiologischen Diagnostik Vogel (2015).

41 Die gezeigte Abbildung ist nicht aus Saunders Buch entnommen. Auf den Fotografien von Leuchtkästen in Saunders Studie sind mehrheitlich Folien mit 3x4 Matrizen (3 Schnittbilder nebeneinander, in 4 Reihen angeordnet) zu sehen.

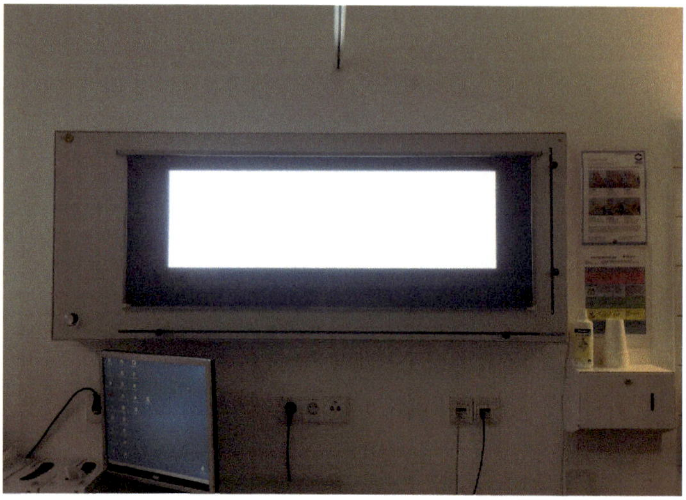

16
Leuchtkasten, an dem einzelne Lichtpanele ein- und ausgeschaltet sowie Leuchtflächen durch Jalousien begrenzt werden können.

det ihre Abfolge in der linearen Schreib- und Leserichtung lateinischer Schriftsysteme. Die Lücke zwischen den einzelnen Schnittbildern wird hierbei zwar blickdirektional überwunden, kognitiv und epistemisch muss sie durch Radiologinnen und Radiologen selbst überbrückt werden. Dort, wo die Ausdrucke zwischen der Schnittbildabfolge schlicht einen weißen Zwischenraum lassen, muss sich im Kopf des Betrachters eine räumliche Vorstellung aus den Schnittansichten reformieren, die letztlich Aussagen zur Größe, Lage und dem Verlauf einer fraglichen Struktur zulässt. Die Flächigkeit der Ansicht, das Layout der Filmhängung sowie die lineare Bildanordnung trägt am Leuchtkasten zur einer ‚mentalen Summierung' des Gesehenen zu einem Körpervolumen bei. Gleichzeitig findet sich in dieser Art der Anordnung eine Übersichtlichkeit, die ein ‚elliptisches' sowie vergleichendes Sehen herausfordert (vgl. Cancik-Kirschbaum/Mahr 2005). Der Betrachter kann allein durch einen Positionswechsel vor dem Kasten zwischen unterschiedlichen Schnittebenen ‚springen' oder alte und neue Aufnahmen direkt nebeneinander hängen.

Trotzdem ist die Bildschau vor dem Leuchtkasten in mehrfacher Hinsicht limitiert. Allein die Größe des Kastens gibt bereits die Anzahl der Bildfolien vor, die begutachtet werden können (Siegel et al. 2006: 98). Die vorhandene Fläche beschränkt so gleichsam die Anzahl von Schnittbildern pro Folie, die sonst zu klein geraten würden. Daneben wird die Kapazität

Innerhalb einer Folie wird sodann von links nach rechts und von oben nach unten gelesen. Dieses Schema wird auch auf Gesamtanordnung der Folien am Leuchtkasten angewandt. Saunders räumt jedoch ein: „[...] CT images are typically displayed in order of magnitude or smaller than the specimen they reference, with many images on one sheet of film. Film size is standard, but the ‚matrix' of slices on each sheet [...] is variable, subject to differing conventions, even to ad hoc specification by readers." (Saunders 2008: 18).

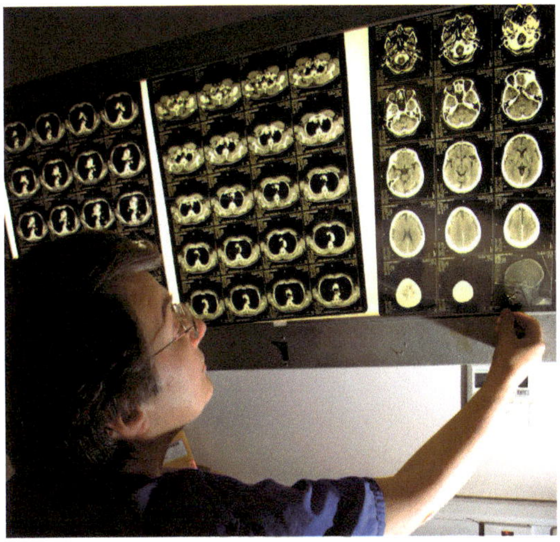

17
Beispiel für eine Filmhängung am Leuchtkasten.

der Betrachter durch eine erhöhte Anzahl von Folien und Schnittbildern herausgefordert. Die Ausblendung bzw. Integration vieler Leerstellen zwischen Einzelbildern mag für geübte Seher eine Frage der Fokussierung sein, bei weniger geübten könnte sie zu einem ‚Orientierungsverlust' im dargestellten Körpervolumen führen (Saunders 2008: 151). Für die Frage nach dem Leuchtkasten als einem Ort und Rahmen der Bildschau ist an dieser Stelle die Zurichtung des Blicks durch Hardwareerfordernisse interessant. Der Kasten gibt durch sein Äußeres gleichsam einen epistemisch-ästhetischen Rahmen vor, in dem die Bildbefundung durchgeführt werden kann. Die Hängung der Folien und die Anordnung der Schnittbilder innerhalb einer Folie führen den Blick weiter durch die Bildfolgen und orientieren so die mentale Rekonstruktion des dargestellten Körpervolumens. Das Format der Folie und die Wahl der Bildmatrix etabliert im Zusammenspiel mit dem Rahmen des Leuchtkastens eine physische wie epistemische Ordnung der radiologischen Bildschau.

Instrumente ‚subtiler Diagnostik' am Leuchtkasten

Weiterhin konstituiert der Einsatz verschiedener Hilfsmittel wie Lupen, Leuchtkraftverstärker oder Lineale die Bildschau am Leuchtkasten. Zur Befundung von Projektionsradiographien heißt es etwa: „Die Leuchtdichte eines Betrachtungsgerätes muss an die Eigenschaften des mit einer breiten Varianz optischer Dichteunterschiede ausgestatteten Röntgenbildes angepasst sein, um dessen Informationsgehalt voll ausschöpfen zu können." (Freyschmidt, 2008: 11). Jedoch ist nicht allein die Leuchtkraft und das durch diese bedingte optische Ausstellen der Fläche maßgeblich für die diagnostische Nutzung des Gerätes. Eminent wichtig sind gerade auch die Möglichkeiten zur Begrenzung der Leuchtfläche. „Für die Befundung ist eine Einblendung der Betrachtungsfläche auf den einzelnen Röntgenfilm oder einen Ausschnitt durch Jalousien oder Masken erforderlich." (Freyschmidt 2008: 12). Masken und Jalousien, also Schiebesysteme, die den beleuchteten Bereich eingrenzen, werden dazu genutzt, die Lichtverteilung auf diagnostisch relevante Bildbereiche zuzurichten. Einerseits werden signifikante Bereiche innerhalb eines Bildes umgrenzt, anderseits Einzelbilder innerhalb von Bildreihen in Vergleich zueinander gesetzt. Die starre Flächigkeit der Jalousien lässt jedoch keine punktgenauen oder variablen Eingrenzungen zu. Immer bleibt der grundsätzliche Eindruck eines Rahmens an dem sich das ‚denkende Auge' orientieren muss.

Die simultane Zurichtung von Leuchtkasten, Bildausschnitt und diagnostischem Blick über manuelle Interaktion zeigt sich auch in der Verwendung von Lupen und Vergrößerungsgläsern. „Für eine suffiziente und subtile Diagnostik struktureller Veränderungen ist die Betrachtung *mit einer Lupe* – mit mindestens zweifacher Vergrößerung – eine unabdingbare Voraussetzung." (Freyschmidt 2008: 12, Hervorh. im Org.). Das Vordringen in diffizile Gefilde des Bildes bedarf eines Herantretens an das Bild ‚von außen'. Diagnostische Fragen werden mit der Lupe an die statische Bildfläche angelegt. Kann das ‚Subtile' mit diesem Werkzeug nicht gesehen werden, bleiben kaum noch andere Möglichkeiten Bild und Blick strukturell ineinanderzufügen.[42]

Die Begriffe Leuchtkasten bzw. viewbox suggerieren zwar eine tiefenräumliche Dimension der Betrachtungsfläche, doch wird deutlich, dass gerade in der Flächigkeit des Leuchtkastens, im geordneten Aushängen von Bildern, seine lange Jahre perfektionierte Routine liegt. Als „flat surface [...] on which pictures or words are shown"[43] ist der radiologische Leuchtkasten ein Screen im medientechnischen Sinn. Darüber hinaus etabliert sich durch ihn und vor ihm ein Ort der Bildschau und des Bildhandelns. Wendet man den Begriff Screen in seine Verbform ‚to screen' kommt man diesem epistemischen Möglichkeitsraum auf die Spur – „to test or examine someone or something to discover if there is anything wrong with them or it."[44] Der Leuchtkasten eröffnet und fordert eine Grundhaltung der Bildschau, die nicht allein visualisierte Körper ‚screent', sondern an Bilder bzw. Bildreihen herantritt, um diese zu untersuchen und zu testen. Die Instrumentierung des Screenings spielt hierbei eine epistemisch

42 In seiner ethnographischen Studie zur CT-Befundung am Leuchtkasten beschreibt Barry Saunders die vielfältigen sozialen Dynamiken und Praktiken der multimodalen Interaktion. In seiner Beobachtung nutzen Radiologen insbesondere zu didaktischen Zwecken Hilfsmittel wie Vergrößerungsgläser oder Zeigestöcke. „Once seated, radiological vision uses few prostheses. Occasionally one sees a reader of mammograms holding a magnifying glass. [...] But diagnostic film viewing, including CT reading, is mostly macroscopic: it employs a ‚native' vision, a repertoire of squinting and scanning and gazing, a few feet from the image surface." (Saunders 2008: 18). Zur multimodalen Interaktion mit digitalen fMRT-Visualisierungen in einem Experimentallabor vgl. Alac (2011: insbes. 63–77).

43 Definition nach Cambridge Dictionaries Online, http://dictionary.cambridge.org/us/dictionary/american-english/screen (letzter Zugriff: 12.07.2018).

44 Definition nach Cambridge Dictionaries Online, http://dictionary.cambridge.org/us/dictionary/american-english/screen (letzter Zugriff: 12.07.2018).

wie ästhetisch signifikante Rolle – Bildfolien werden gegeneinander abgewogen, Lichtverteilungen begrenzt und Großenverhältnisse skaliert. Im Übergang von der Befundung vor dem Leuchtkasten zum Computerarbeitsplatz, der in ein PAC-System integriert ist, stehen Interaktions- und Interfacedesigner vor der grundsätzlichen Herausforderung, neue Konventionen der Bildschau zu etablieren ohne diese Routinen völlig zu übergehen.

Architekturen des Screens und Graphical User Interface

Innerhalb der digitalen Infrastruktur des PACS etablieren Computerarbeitsplätze, sogenannte Workstations, einen Ort an dem radiologisches Personal auf sein ‚Bildmaterial' trifft und einen stationären Zugriff auf die Datenströme der Unterfläche erhält. Und so ist es auch hier ein Bildschirm bzw. eine Batterie von Bildschirmen, die ‚rahmen' wo und wie Visualisierungen zu sehen sind.[45] Jedoch ist die Funktionalität einer Workstation von vorneherein an das Zusammenwirken mehrerer „interfacial devices" (van den Boomen 2014: 33) wie Bildschirm, Tastatur und Computermaus gebunden.[46] An einer Workstation wird bereits durch die externe Architektur aus Eingabe- und Ausgabegeräten sowie die Einbindung des Nutzers deutlich, dass der Screen als Bildfläche „[is] just a specific sub-interface within a broader human-computer interface" (van den Boomen 2014: 33).[47] Diese Relativierung scheint wichtig, um deutlich zu machen, dass sich trotz der Ähnlichkeit des Hardwaredispositivs von Leuchtkasten und Workstation sowohl der diagnostische als auch der theoretische Fokus grundlegend verschiebt. „The screen just reassembles various interfacial processes, translating and returning them as visual representations on a flat visual plane." (van den Boomen 2014: 33).

Daher ist eine analytische Skalierung notwendig, die nicht allein den Screen, sondern in ihm das GUI als neue ‚Rahmung' der Bildschau versteht. Dieses ist immer und zugleich Transformations- und Vermittlungsinstanz zwischen Computerprozessen sowie menschlicher Wahrnehmung und Eingabe. Innerhalb der GUI gibt es wiederum verschiedene Instanzen

45 Auch Nigel Thrift betont den Aspekt der konstanten Örtlichkeit von Bildschirmen in Zeiten digitaler Datenprozessierung und -visualisierung. „Screens are one of the constants of everyday life, communicating, informing, entertaining, affecting life, simply being there providing ground." (Thrift 2005: 234).

46 An radiologischen Workstations werden häufig zwei spezielle Befundungsmonitore genutzt, an denen mittels der gleichen Software z. B. unterschiedliche Bildserien verglichen werden können. Dazu kommt oftmals ein dritter, konventioneller Monitor, auf dem Information aus der Verwaltungssoftware visualisiert wird.

47 Introna und Ilbarco (2006) schlagen eine phänomenologische Analyse von Screens unter dem Begriff ‚Screenness' vor, die hier jedoch nicht weiter verfolgt werden soll. „The screen is phenomenologically analyzed as the grounding intentional orientation that conditions our engagement with certain surfaces in as much as we comport ourselves towards them as screens […]. This might be formally indicated as the screenness of screen." (Introna/Ilbarco 2006). Als analytischer Begriff fokussiert Screenness die phänomenologische Disposition zum Screen. „Screenness is […] the functional integration or enframing of aesthetic and code, an alignment of human and technological needs." (Styhre 2013: 5). So wäre unter Screenness die strukturelle, apparative Anordnung und phänomenologische Haltung zwischen Human und Computer angesprochen. Ähnlich Karin Knorr Cetina zur „synthetic situation", die maßgeblich durch Screenarchitekturen im Finanzmarktsektor geschaffen wird (Knorr Cetina 2009).

und Darstellungsoptionen, die bedingen wie die Visualisierungen auf der Oberfläche dargestellt und bearbeitet werden können. Auch das GUI hat seine eigene Architektur, die das Zusammentreffen von ‚Computer und Human' regelt (van den Boomen 2014: 34). Diese Neuregelungen betreffen in einem fundamentalen Sinn die Möglichkeiten der diagnostischen Visualisierung und des Bildhandelns an der Workstation. Wenn Schnittbilder im GUI der PAC-Software nicht mehr nur wie auf einer Folie ihrer diagnostischen Befragung ‚standhalten', müssen die ästhetischen, epistemischen und operationalen Dynamiken zwischen Unterfläche und Oberfläche innerhalb der Zwischenfläche geklärt werden.

‚There must not be any gaps' – Protokolle der Hängung

Die Frage nach der geordneten Darstellung von Schnittbildserien stellt sich auch im Rahmen des GUI. Ob in einer der Leuchtkastenhängung ähnlichen Kachelanordnung (Tile Mode) oder Stapelanordnung (Stack Mode) befundet wird, bestimmt die Möglichkeiten des visuellen Erkennens und der weiteren Interaktionsmanöver. In der Kachelanordnung können einzelne Schnittbilder einer Serie in mehreren ‚Viewports', also Kacheln, gleichzeitig dargestellt werden ABB. 18. So entsteht eine der Leuchtkastenhängung ähnliche Synchronizität, die Vergleiche zwischen den Einzelbildern und insbesondere zwischen verschiedenen computergraphischen Darstellungsoptionen in den Vordergrund rückt.

Um die Aufteilung der Anordnung nicht mit jeder Studie neu einrichten zu müssen, wurde in neueren PAC-Anwendungen, etwa bei *Agfa Healthcare Impax*, die Funktion des Hanging Protocol integriert: „[...] the purpose of a Hanging Protocol is to present specific types of studies and images in a consistent manner. This can drastically reduce the amount of manual image arrangement and display adjustment required from the radiologist or clinician, thus improving overall operational efficiency." (Agfa Healthcare 2012a: 2).[48] Die ‚operationale Effizienz' des Hanging Protocol soll dafür sorgen, dass Nutzer nicht mit der virtuellen Bildhängung in Form einer manuellen Aufteilung des GUI beginnen müssen, sondern die Software spezifischen Studientypen (z. B. Thoraxaufnahme zur Abklärung der Verbreitung von Läsionen) automatisch einer bestimmten Bildanordnung zuweist. Der softwarebasierte ‚Kurzschluss' zwischen diagnostischer Anfrage, Aufnahmemodalität und Operation im GUI mag den Zeitaufwand verkürzen und Konventionen der Befundung ernst nehmen, doch

48 Auch wenn in PAC-Systemen Bilddaten aus verschiedenen klinischen Modalitäten prozessiert werden können, fokussieren sich die nachfolgenden Überlegungen erneut auf die Darstellung und Handhabung von CT-Visualisierungen, da beispielsweise für die Befundung von Mammographien oder Ultraschallaufnahmen spezifische Softwaretools zur Verfügung gestellt werden. Dies würde nicht nur die Betrachtung eines medialen Übergangs, sondern zudem eine komparatistische Perspektive zwischen Bildgebungsverfahren und deren Spezifizierung im GUI einer Software bedeuten, die hier nicht geleistet werden soll. Dennoch ist damit erneut die grundlegende Spannung zwischen unterflächiger Standardisierung und Nahtlosigkeit, zwischenflächiger Spezifik und oberflächiger Bedeutungsoffenheit angesprochen.

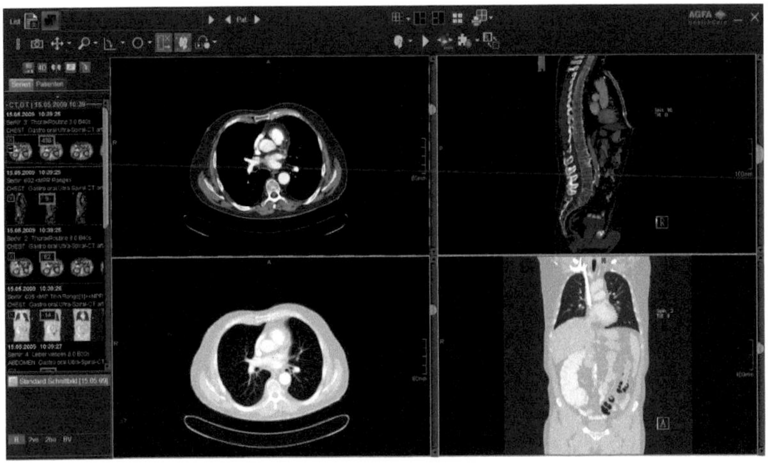

18
Screenshot des GUI der PAC-Software *Agfa HealthCare IMPAX EE*. Anordnung eines CT Scans im Kachelmodus (Tile Mode) mit Aufteilung in vier Kacheln (Viewports).

übergeht sie auch den Schritt des ‚Habhaftwerdens' des vorhandenen Bildmaterials. So wird der Bildvergleich unmittelbar an das Auge delegiert und erst danach der mitdenkende Körper eingeschaltet.

Des Weiteren treffen Softwaredesigner eine Vorentscheidung zur ‚besten Ansicht' der Serien. In *Agfas Impax Agility* Software werden mit dem Hanging Protocol nicht nur das Layout und die Koordinierung von Bildserien automatisiert, sondern ästhetisch-epistemische Restriktionen der diagnostischen Praxis getroffen: „The Hanging Protocol of Impax Agility displays the available data in a way that allows optimal and efficient reading for the user. [...] The number of viewports and their arrangement is virtually unrestricted, with two exceptions: namely, viewports must not overlap, and there must not be any gaps (i.e. undefined or blank regions) within the layout." (Agfa Healthcare 2012a: 2). Die Begrenzungen, die das Hanging Protocol in der Kachelanordnung vornimmt, beziehen sich nicht allein auf die ‚Freiheit' der Nutzenden, sondern schließen auch eingeübte Weisen der Fenstereinteilung bzw. Bildhängung aus. Die Restriktion, dass sich die Viewports und in ihnen die Schnittbildserien nicht überlappen dürfen, mag diagnostisch sinnvoll sein, doch ignoriert sie kulturell etablierte Formen der Fensteranordnung in weit verbreiteten Softwareanwendungen wie *Microsoft Office*.

Eine differenzierte Kachelanordnung ermöglicht auf visueller Ebene Vergleiche zwischen verschiedenen Körperebenen und zwischen verschiedenen Darstellungsoptionen auf einer Schnittebene. In Abbildung 18 zeigen die Kacheln oben sowie unten links die gleiche axiale Schnittebene im Oberkörper. Die koronare Überblicksaufnahme (Topogramm) unten rechts dient zur Orientierung im Gesamtvolumen. Weiterhin sind die axialen Schnittansichten mit einer je anderen Fensterung (Windowing Level) versehen, d.h. den Hounsfield-Werten wurden je andere Graustufen zugeordnet. Auch wenn diese Zuordnungsrelation während der

Befundung geändert werden kann und nicht mehr vor Aufbringen der Visualisierungen auf Folienmaterial entschieden werden muss, knüpft der Tile Mode in seiner visuellen Anordnung stark an etablierte Konventionen der Bildschau vor dem Leuchtkasten an und lässt sich nicht auf kulturell verbreitete Konventionen einer interaktiv ausgerichteten Bildanordnung ein.

Gerade „das formale Prinzip sogenannter overlapping windows, sich überlagernder Fenster, [erweist sich] als prägendstes bildstrukturelles Merkmal" (Pratschke 2011: 211) der Bildform Benutzeroberfläche. Wie Margarete Pratschke gezeigt hat, ist die Metapher des Fensters in der Bild- und Ideengeschichte der graphischen Darstellung von Benutzeroberflächen prägend. Dabei zeigt sie bildanalytisch auf, dass der visuelle Eindruck sich überlappender Fenster im GUI zu einer „Inkohärenz der bildräumlichen Bezüge führt." (Pratschke 2011: 211). Dieser vermuteten Inkohärenz will man im Interfacedesign von *Agfas Impax* Software entgegenwirken und schließt eine habitualisierte Form der graphischen Interaktion aus, um blickdiagnostische Konfusionen zu vermeiden. Der an der geordneten Hängung des Leuchtkastens geschulte Blick disponiert die Fensteranordnung im GUI, nicht gesellschaftlich verbreitete Formen der graphischen Softwareinteraktion. Gleichermaßen wird in der Kachelanordnung eine etablierte Hängungspraktik am Leuchtkasten aus den softwarebasierten Anordnungsmöglichkeiten ausgenommen – ‚there must not be any gaps within the layout'. Die auf und zwischen den Folien signifikante transparent-leuchtende oder schwarze Begrenzung muss zu einer kohärenten Darstellung im Rahmen des GUI werden. Die Leistung der mentalen und kognitiven Überbrückung der Lücken zwischen Folien und Visualisierungen durch Radiologen wird im GUI als Gefahr eines ‚ästhetisch-epistemischen Stolperns' konzipiert. Die visuellen Begrenzungen am oberen Rand einer Kachel sowie die horizontalen schwachgrauen Linien, scheinen hierbei nicht in die Kategorie einer solchen ‚Lücke' zu fallen. Die Idee der ‚nahtlosen Vernähung', welche die Konzeption der Unterfläche mitbestimmt, setzt sich in anderer Form in der Gestaltung der Architektur des GUI fort. Die graphischen Nähte im Raum der Bildanordnung dürfen nicht in Form von Überlappungen oder Leerstellen in Erscheinung treten. Vielmehr soll die Bildhängung im GUI den Eindruck eines kohärenten Rahmens vermitteln, in dem automatisiert eine gleichermaßen strukturierte wie ‚operational effiziente' Bildordnung hergestellt wird.

Ästhetisch-epistemische Iterationen in Bildläufen

Neben der Kachelanordnung ist auch eine automatisierte Bildanordnung im Stapelmodus (Stack Mode) möglich. Während der Tile Mode die Ordnung eines synchronen Nebeneinanders betont, suggeriert bereits die Benennung Stack Mode eine Tiefendimension der Bildanordnung im GUI. Die Vorstellung, dass Schnittbildrekonstruktionen zu einem Stapel aufgetürmt sind, der durch interaktive Operationen ‚durchfahren' werden kann, greift konzeptionell auf die grundlegende Idee tomographischer Bildgebung zurück, einen mehrdimensionalen Raum in flache Schnitte ‚zerlegen' zu können, um ihn dann über ästhetisch-epistemische Operationen virtuell zu verräumlichen.[49]

Im Stack Mode wird durch die Operation des Scrollings unter Zuhilfenahme der Computermaus der Eindruck eines virtuellen Durchgangs durch das dargestellte Körpervolumen erzeugt.[50] So kann entweder eine Schnittbildserie ‚in sich' verglichen werden oder auch ältere und neuere Aufnahmen auf der gleichen Schnittebene aneinander verankert bzw. registriert werden, sodass sich ihre Darstellung mit dem Scrolling synchron verändert. In Abbildung 18 würden sich sodann die in unterschiedlichen Windowing-Leveln dargestellten Schnittebenen synchron bewegen, wodurch ein Vergleich innerhalb der Darstellungsweisen möglich wäre. Werden ältere und neuere Aufnahmen des gleichen Patienten aneinander registriert, können diagnostische Fragen nach der Veränderung einer bereits bekannten Pathologie gestellt werden. In einer solchen „differential analysis" (Prasad 2005: 292) kann etwa die Entwicklung des Ausbreitungsgrades von Tumoren vor, während und nach therapeutischen Maßnahmen verglichen werden. Der symmetrische und synchrone Vergleich zwischen unterschiedlichen Kacheln sowie der horizontale Vergleich innerhalb einer Serie sind nicht von einem strikt linearen Durchlaufen der Bildserien geprägt, sondern von Wiederholungen und Schleifen. Auch wenn dem Scrolling individuell eine gewisse Routine bzw. ein eingeübter ‚Blickalgorithmus' zugrunde liegt, ist es die Dynamik der Bilder, die ein visuell-diagnostisches Fragen und Suchen ermöglicht. In jedem Vor und Zurück im Stapel, mit jeder softwarebasierten Wiederholung einer Schnittebene schält sich der radiologische Befund heraus. In dieser Hinsicht eröffnet das interaktive, simultane Zusammenspiel von Blick, graphischer Darstellung und Hand die Möglichkeit einer ästhetisch-epistemischen Iteration.

Der Wissenschaftshistoriker Hasok Chang führt den Begriff der ‚epistemic iteration' ein, um einen Aspekt der experimentellen Innovationsgeschichte der Temperaturmessung zu beschreiben: „Epistemic iteration is a process in which stages of knowledge, each building on the preceding one, are created in order to enhance the achievement of certain epistemic goals. [...] In each step, the later stage is based on the earlier stage, but cannot be deduced from it in any straightforward sense." (Chang 2004: 226). Während Chang die konzeptuellen, epistemischen Iterationen beschreibt, die bei der Problemlösung oder Ergebnisfindung in einem experimentellen Kontext notwendig sind, kann seine Definition auch zur Klärung der epistemischen Funktion des Scrollings beitragen, wenn sie um den Aspekt des Ästhetischen

49 Zur Bildgeschichte tomographischer Ansichten sowie zum epistemischen Verfahren des Schnitts differenzierter im vierten Hauptkapitel. Der Medizininformatiker Adrian Moise beschreibt den Unterschied zwischen Tile und Stack Mode wie folgt: „Consequently, tile mode is used for cross-sectional imaging only to get the ‚gestalt' of one particular series or of the entire examination [...]. In stack mode, images are conceptually placed one on top of each other, like cards in a deck. Only the image at the top of the stack is visible. This display mode allows clinicians to create a mental 3D model of the anatomical structure in which they are interested." (Moise 2003: 34).

50 Zur Ästhetik und diagnostischen Funktion des Scrollings, insbesondere in der Funktion des Pseudo-3-D, eingehender im fünften Hauptkapitel.

ergänzt wird. Das abwägende Zusammenspiel zwischen einem radiologischen Nutzer sowie visuellen Darstellungen im Rahmen des GUI kann zunächst als ästhetischer Prozess gefasst werden. Dieser ist jedoch sowohl von einer diagnostischen Anfrage geleitet wie auch von einem ‚epistemic goal', das in der Anfertigung des radiologischen Befundes besteht. Dabei werden ebenfalls verschiedene ‚stages of knowledge' durchlaufen, die im Fall der radiologischen Diagnostik nicht ein grundsätzlich neues, sondern auf den spezifischen Patienten bezogenes Wissen hervorbringen bzw. verwerfen.

In einem iterativen, ästhetisch geleiteten Prozess eröffnet sich mit jedem medialen ‚Laufen' im Bildstapel eine weitere Erkenntnisstufe, die auch in der Verwerfung bestimmter Vermutungen bestehen kann.[51] Die Beziehung zwischen den einzelnen ästhetischen wie epistemischen Stufen kann jedoch nicht ohne Weiteres geklärt werden, sondern konstituiert sich durch das Erfahrungswissen von Radiologinnen und Radiologen, das sich häufig der expliziten Beschreibung entzieht. So beschreibt etwa Hans-Jörg Rheinberger das implizite Wissen im Umgang mit technischen Apparaturen in einem Experimentalsystem mit dem Begriff des Augenmerks.

> *Meine epistemologische Umdeutung von Polanyis Erkenntnistheorie läuft darauf hinaus, zwei komplementäre Modi von ‚Extimität' anzunehmen. Beide sind in ihren Verkörperungen aufeinander bezogen. Danach hat das stumme Wissen des Forschers seine äußere Form und seinen Ort in der technischen Apparatur des Experimentalsystems, während die beiläufige Aufmerksamkeit umgekehrt diese Apparatur mit ihren Werkzeugen auf der Seite des Forschers verkörpert. Diese duale Struktur reziproken Eingreifens und Ausgreifens habe ich das ‚Augenmerk' genannt. (Rheinberger 2001: 80)*

Es sei gerade ein Merkmal des Augenmerks, dass es sich weder formalisieren noch quantifizieren lasse. Gerade deswegen können die kooperativen Beziehungen zwischen Computerberechnungen und menschlichen Nutzern weder mit formalen Kategorien erfasst noch umfassend aufgeklärt werden (Trogemann 2014: 20). Immer bleibt ein Möglichkeitsraum zwischen beiden bestehen, der weder von der einen Seite berechnet noch von der anderen vollständig erklärt werden kann. Im impliziten Wissen von Radiologinnen und Radiologen, welches Kenntnisse der spezifischen Bildästhetik und eingesetzten Medienoperation sowie den epistemischen Kontext der diagnostischen Fragestellung einschließt, liegt die scheinbare Ungerichtetheit, der nicht vorhandene ‚straightforward sense', der ästhetisch-epistemischen Iteration.

51 Die Wissensstufen während der diagnostischen Abklärung eines individuellen Patientenfalls können somit weiter als situatives Wissen, bezogen auf Patienten ohne radiologische Vorgeschichte, oder als historiographisches Wissen, bezogen auf Patientinnen bei denen radiologische Bildgebung zur Kontrolle der Krankengeschichte eingesetzt wird (z. B. Veränderung der Tumorstadien), differenziert werden.

Direktes Manipulieren – Längenmesser und ‚Längenmesser'

Das GUI einer PAC-Software stellt Nutzenden eine Vielzahl von interaktiven Operationen zur Verfügung. Die potenziellen Aktionen werden in Form von Bildsymbolen (Icons) vermittelt, die über Computermausbefehle ausgelöst werden können. Die Frage nach einer verständlichen Gestaltung der Funktionalität von Icons schließt auch die Frage nach dem Bezug zu ehemals materiell verfügbaren Werkzeugen der radiologischen Diagnostik am Leuchtkasten ein. Die Medizininformatiker Alex Bui und William Hsu merken an: „[...] for each selected data element a graphical representation must be choosen, optimizing a user's understanding based in the raison d'être (reason for existence) for the data in the display and the viewer's ability to comprehend and make use of the visualization." (Bui/Hsu 2010: 168). Ein spezifisches Icon soll sowohl das Verständnis des Nutzers für die datenseitige Funktionalität als auch für die Funktionalität des Bildsymbols selbst ‚optimieren'. Damit wird Icons als dem GUI inhärenter ästhetischer und epistemischer ‚Orchestrierung' eine eigene Brückenfunktion zwischen ‚Computer und Human' zugeschrieben. Mediale Operationen, die auf der Unterfläche algorithmische Operationen sind und auf der Oberfläche Bildoperationen, sollen in der Gestaltung der Zwischenfläche in ihrem Doppelcharakter verständlich gemacht werden.

In *Agfa Healthcares Impax Agility* Software werden über ein Kontextmenü verschiedene Icons sichtbar, die Aktionen vermitteln sollen, die auf die Schnittbildvisualisierungen angewandt werden können ABB. 19. Im oberen Drittel des Kontextmenüs sind Funktionen dargestellt, die in jeder Bildgebungsmodalität, d. h. auf jedes Daten- und Bildmaterial angewendet werden können. Im mittleren Drittel, das in der gezeigten Abbildung mit CR für ‚computed radiography' überschrieben ist, stehen Operationen zur Verfügung, die in diesem Fall insbesondere für die Diagnostik digitaler Röntgenaufnahmen sinnvoll erscheinen. Jeder Abschnitt dieses Kontextmenüs kann nutzerspezifisch konfiguriert werden: „The context menu has three sections: a generic, user-configurable icon section on top; a modality-specific, user-configurable icon middle section; and a viewport-specific menu section at the bottom. This set-up speeds up access to user-specific features, and provides easily accessible shortcuts to the most common viewport-specific features." (Agfa Healthcare 2012b: 3). In ihrer visuellen Anmutung sollen die Icons sowohl die mögliche Berechnung von Seiten des Computers vermitteln als auch Befundern einen Anreiz geben, das Icon und damit die Computeraktion zu nutzen (Pold 2008: 31). So wird die Längenmesserfunktion im oberen Drittel des Kontextmenüs, zweite Zeile, rechtes Bildsymbol als Lineal symbolisiert. Damit folgt die Gestaltung des Icons dem, was etwa Hui und Bsu als ‚direct manipulation' beschreiben: „Direct manipulation interfaces model how people interact with objects in the real-world by providing users with tools to interact with visual objects that represent data elements." (Bui/Hsu 2010: 172). Sie regen damit an, in der Gestaltung von GUI für radiologische Anwendungen der Direct Manipulation-Doktrine des Interfacedesigners Ben Shneiderman zu folgen.

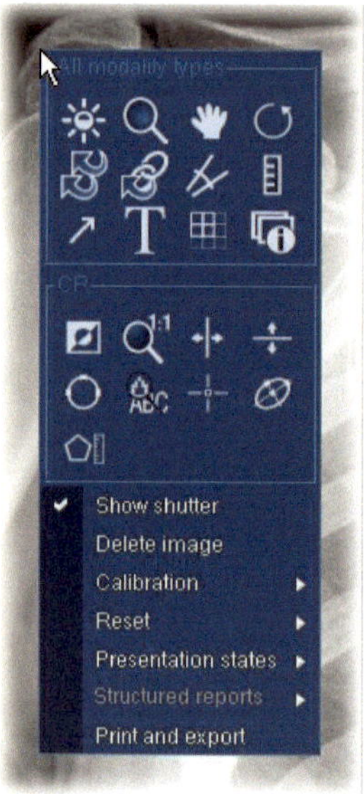

19

Screenshot eines Kontextmenüs in *Agfa Healthcare Impax Agility*.

Shneidermans Anfang der 1980er-Jahre entwickelte Designstrategie der direkten Manipulation basiert auf drei grundlegenden Annahmen: Im Unterschied zur textbasierten Eingabe sollen graphische Benutzeroberflächen die Objekte, die mit der Software bearbeitet werden können, visuell repräsentieren. Die Bearbeitung soll wiederum graphisch vermittelt geschehen und nicht durch Eingabe langer Codestrings. Die Ergebnisse der Aktionen sollen ebenfalls unmittelbar sichtbar werden (Shneiderman 1983: 57). Die Interfacedesignstrategie der direkten Manipulation suggeriert so eine umfassende Sichtbarkeit, die unterflächige Operationen allein durch ihre graphische Darstellung verständlich zu machen vorgibt. Die Vielheit und Vielschichtigkeit der Operationen auf der Unterfläche muss zu deren Beeinflussung nicht mehr durchschaut werden, sondern kann anhand graphischer Symbole im GUI vermeintlich ‚überblickt' werden. Die Medientheoretikerin Wendy Chun fasst dies allgemeiner als Kritik an GUIs: „GUIs have been celebrated as enabling user freedom through (perceived) visible and personal control on the screen. This freedom, however, depends on a profound screening: an erasure of the computer's machinations and of the history of interactive operating systems as supplementing – that is, supplanting – human intelligence." (Chun 2011: 59).

Die Darstellung und Operation des Längenmessers in *Impax Agility* kann genutzt werden, um etwa das Ausmaß eines Knochenbruchs oder den Durchmesser einer fraglichen Läsion zu beziffern. Die diagnostische Fragestellung orientiert sich an der graphischen Darstellung des Lineals, da diese auf einen dann ebenfalls graphisch repräsentierten Messvorgang verweist. Die bekannte Symbolik schließt zudem an das Handwerk der Messung vor dem Leuchtkasten an. Das materiell vorhandene Lineal gibt dort Auskunft über Maßverhältnisse auf Visualisierungen und damit im Patientenkörper. Das Prinzip der direkten Manipulation und mit ihr die vermeintliche Allsichtbarkeit der Operationen auf der Unterfläche delegiert dieses Handwerk an minimale Bewegungen und insbesondere an das Auge der Nutzer.[52] Das Symbol des Lineals im GUI wird jedoch eher zu einem Indikator des Nichtwissens über die Berechnungsvorgänge im Inneren der Software und den Stufen der Mediation, die nicht mehr ‚durchschaut' werden können (Pold 2008: 32). In dieser Art und Weise werden sowohl Unter- und Oberfläche gekoppelt sowie die Interaktion zwischen ‚Human und Computer' konzipiert. Sichtbarkeit und Sehen werden dabei als grundlegende Gestaltungsprinzipien des GUI nachdrücklich auch als ästhetisch-epistemische Prinzipien der Interaktion verankert (Chun 2005: 27).

‚Weichwaren' verschiedener Art

Die Untersuchung des medienhistorischen Wandels von film- zu softwarebasierten Befundungspraxen zeigt die vielfältigen Erscheinungsformen und Verknüpfungsfunktionen von Softwareanwendungen. Der Körper kann in der klinisch-radiologischen Praxis überwiegend nicht mehr anders erschlossen werden als in und durch Softwareanwendungen. Damit rücken die epistemischen Bedingungen, die durch Softwareprogrammierung und Interaktionsgestaltung geschaffen werden, in den Fokus medienwissenschaftlichen Interesses. Bei der Analyse jener Formate und Formatierungen, die im ‚weichen' Maschinenraum radiologischer Diagnostik angelegt sind, zeigen sich Politiken der Prozessierung, Kollektivierung und Interaktion. Formalontologie, Datenformate und Metadaten geben Aufschluss über die normativen Grundlagen, die festschreiben, wie Patient und Bild auf der Unterfläche verstanden und verarbeitet werden können. In diesen hochgradigen Abstraktionen und Vorschriften wird gleichsam festgelegt, welche diagnostischen Fragestellungen an einen Datensatz gerichtet werden können und wie dies dem Nutzer zugänglich gemacht werden kann. Digitalen Medientechnologien ist im Bereich radiologischer Diagnostik der Zwang zur Vermittlung von Daten an ‚sinnlich kalkulierende' Wesen inhärent. Daher schlägt die Unterfläche auf der Zwischenfläche in einen ästhetisch-epistemischen Rahmen um, der zwar Zugänge ermöglicht, aber auch die Sicht auf Visualisierung und Patienten begrenzt. Interaktionsgestaltung und Software produzierende Firmen sind ein (mit-)entscheidender Teil radiologischer Diagnostik. Formen und Formate der Datenerfassung und -prozessierung werden in Kollaborationen von radiologischen und ingenieurstechnischen Berufsverbänden standardisiert; in welcher

52 Ähnlich die „Beobachtungen zur Rolle von Bildtechniken in den präsentierten Wissenschaften" von Cornelius Borck im Band *Mit dem Auge denken*: „Das Auge ist [...] zu einer eigenständigen Instanz neben dem kalkulierenden Verstand und der reflektierenden Vernunft avanciert. Das denkende Auge beachtet den Bildschirm und steuert die Datenmanipulation." (Borck 2001: 383).

Weise diese Standards in spezifische Softwareanwendungen integriert werden, ist eine Entscheidung von multinationalen Medizintechnikunternehmen. Spätestens hier werden ästhetisch geleitete Eingriffsmöglichkeiten am Bild zu Möglichkeiten, die mehrheits- und marketingfähig sind. Auch wenn Studien in radiologischen Kliniken eine gestalterische und mediale Anschmiegung von Softwareanwendung an Nutzungskontexte suggerieren, fragen sie zuerst nach möglichen Kapitalisierungsstrategien und Wettbewerbsfähigkeit.

Die Lücke, die entsteht, wenn menschliches Verhalten und stummes Wissen in berechen- und codierbare Prozesse gefasst werden soll, muss durch Gestaltungsstrategien überbrückt werden. Wenn das oft stumme Bildwissen von Radiologen im Zuge der Softwareentwicklung ebenfalls in Maschinensprache gefasst werden soll, muss die Gestaltung der Zwischenfläche zwischen bereits Bekanntem und digital Möglichem lavieren. Berechenbarkeit von radiologischen Visualisierungen sowie automatisierte Operationen im GUI stellen eine völlig neue mediale Grundlage der Bildschau dar. Doch es sind Reste des Analogen, die sich die Interaktionsgestaltung immer wieder zu Nutzen macht, um Optionen der Sicht- und Sagbarkeit festzulegen. Der Anschluss an bestehende Konventionen sorgt für Bekanntes in klinischen Anwendungskontexten, wo neue Wege zu Routinen werden je eher sie an Erfahrungen anschließen. Eine ‚nahtlose' Integration veränderter medialer Grundlagen in Anwendungskontexten mag als pragmatischer Vorteil gesehen werden, gleichsam zeigt sich, wie sehr Interaktionsgestaltung auf die ‚Einebnung' epistemischer, ästhetischer und operationaler Widerstände ausgerichtet ist. Zwischen der Übersetzung von Denkprozessen „into a mechanical process of action" (Trogemann 2010: 43) und der Vermittlung dieser an Nutzer liegen nicht allein viele Abstraktionsstufen, sondern programmatische Entscheidungen, die sowohl Arbeitsprozesse bestimmen als auch Selbstbilder und professionelle Rollen konstituieren (Fuller 2003: 13). Softwareprogrammierung und -gestaltung umfassen nicht ausschließlich die Formalisierung und Codierung empirischer Schlüsse, sondern eine ganz eigene Programmatik, die über die Grenzen des Maschinellen zurück auf materielle, kulturelle und soziale Kontexte wirkt (Trogemann 2010: 44). Dort zeigen sich die medialen Verspannungen zwischen Codiertem und Routiniertem. Und damit auch zwischen dem, was radiologische Diagnostik war und dem, was sie in digitalen Zeiten sein soll und kann.

SEHKOLLEKTIVE – VORBILDER UND SEHSTILE TOMOGRAPHISCHEN WAHRNEHMENS

Computertomographien werden im aktuellen klinisch-radiologischen Kontext patientenspezifisch nach festgelegten Protokollen angefertigt. Ihre Prozessierung und Visualisierung folgt auf der Unterfläche hochgradig standardisierten, softwarebasierten Strukturen, innerhalb derer gleichsam diagnostische Handlungsabläufe codiert werden sollen. Auf der Oberfläche treten sie den Wahrnehmungskapazitäten von Radiologinnen und Radiologen gegenüber, deren Wahrnehmungsfertigkeiten und -muster sich gerade nicht formalisieren und auf quantifizierbare Regelsysteme bringen lassen. Die Art und Weise der Bildschau konstituiert sich nach individuellen Fähigkeiten und kollektiven Konventionen, die grundlegend in der medizinischen Ausbildung und in radiologischen Abteilungen präfiguriert werden. Wie sozial komplex die Kontexte der Bildbefundung sind, wurde bereits in mehreren ethnographischen Studien herausgearbeitet. Diese zeigen insbesondere am Beispiel der (funktionellen) Magnetresonanztomographie, welche sozialen Strukturen sowie kontextuellen Hierarchien und Diskurse das Bilderkennen konstituieren (Alac 2008; Beaulieu 2001; Burri 2008a; Dumit 2004; Joyce 2005: 449 ff.; Prasad 2005; Roepstorff 2001).[1]

Der Mikrobiologe und Wissenschaftstheoretiker Ludwik Fleck hat auf die kollektive Bedingtheit wissenschaftlichen Wissens und Erkennens hingewiesen. Eine maßgebliche Rolle bei der Hervorbringung, Festigung und Kommunikation bestimmter Erkenntnisse spricht er technischen Apparaten zu: „Einen Apparat zu verwenden, ist immer Ausdruck eines gewissen, bereits entwickelten Stils des Denkens. [...] Der wissenschaftliche Apparat lenkt das Denken auf die Gleise des Denkstils der Wissenschaft: Er erzeugt die Bereitschaft, bestimmte Gestalten zu sehen, wobei er gleichzeitig die Möglichkeit andere zu sehen, beseitigt." (Fleck 1983c [1947]: 164). Welche Gestalten tauchen entlang der Gleise des Denkstils der radiologischen Diagnostik auf? Auf welchen bereits entwickelten Stil des Denkens bzw. Sehens rekurrieren tomographische Visualisierungen in der CT?

Überraschenderweise scheint die Antwort auf diese Fragen in der Frühphase der klinischen CT bereits völlig klar. So bemerkt der Neurochirurg James Ambrose lapidar zur Interpretation der neuen Art von Bildern: „Pictures thus obtained are looked at in much the same way as radiographs. Structures are identified and shape, size, and position defined."

1 Die Herausbildung einer „professional vision" wird häufig in methodischer Anlehnung an das gleichnamige Konzept Charles Goodwins untersucht. Zur Ausbildung eines diagnostischen Blicks auf CT-Bilder am Leuchtkasten hat Barry Saunders (2008) eine umfassende ethnographische Studie vorgelegt, die jedoch wenig theoretische Aussagen zu Strategien der Aneignung eines tomographischen Bildwissens trifft. Analysen zu sozialen Faktoren während des Erwerbs visueller Expertise im Bereich sonographischer Bildgebung in der pränatalen Diagnostik wurden etwa von Kerstin Sandell (2010) sowie zu Rolle von Zeichnen und Zeichnungen in der Ausbildung chirurgischer Fertigkeiten von Simon Cohn (2007) vorgelegt.

(Ambrose 1973: 551). CT-Visualisierungen seien ‚ziemlich gleichartig' zu betrachten wie Radiographien. Wie in diesen gilt es, Strukturen zu erkennen und Form, Größe und Lage von Pathologien zu benennen. Damit ist seinerseits zunächst alles zum Bilderkennen in der CT gesagt. Das bestehende medizinisch-radiologische Bildwissen scheint soweit gefestigt und verlässlich, dass es auch an die Visualisierungen der digitalen Bildgebungstechnik angelegt werden kann. Die Ästhetik röntgenologischer Summationsbilder bildet bei Ambrose die zentrale Referenz zur Beurteilung der Wahrnehmungs- und Erkenntnisstrategien.[2] Welche weiteren medizinischen Vorbilder bestimmen die Herausbildung des tomographischen Bilderkennens? Und welche besonderen Sehstile wirken in radiologischen Kollektiven?[3]

Eine solche Perspektive fragt weniger nach sozio-technischen Aushandlungen eines einzelnen radiologischen Kollektivs, sondern nach dem Zusammenspiel von visuellen, medialen und erkenntnistheoretischen Voraussetzungen eines radiologischen Bildwissens, das Teil einer weiter gefassten medizinischen Bildkultur ist (Saunders 2007: 146). Der Topos des Schnitts, gleichsam als Ansicht und als Praktik, scheint in dieser Hinsicht sowohl bildtheoretisch wie epistemologisch besonders interessant, um einerseits eine historische Dimension zu eröffnen und andererseits der ästhetischen Besonderheit von digitalen Schnittbildern auf die Spur zu kommen. Sowohl in der Mikro- und der Makroanatomie wie auch im röntgenologischen Gestaltsehen ist der Schnitt, der *tomós*, die vorrangigste Ansicht und das eingängigste Verfahren. Nicht allein die CT ist ein bildgebendes Verfahren, das mit Schnittansichten arbeitet, ebenso fußt die MRT und auch das Ultraschallverfahren grundständig darauf, dass Raum in planare und transversale Ansichten bzw. Anschnitte überführt sowie bei der Betrachtung erneut ‚hineingedacht' werden muss (Bruhn 2008: 180).

Der Schnitt als Verfahren und als Ansicht legt Schichten frei, die auf Umgebungen und Einbettungen verweisen. Er bringt Formen, Lagebeziehungen und Verlaufswege hervor, indem er sie systematisch trennt. In dieser paradoxen Verfassung ist der Schnitt ein analytisches Verfahren, das auf praktischer und epistemischer Synthese beruht. Das Erkennen von Formen und Zusammenhängen in flachen tomographischen Ansichten legt den Grundstein für ein kollektives und stilgemäßes Sehen in der CT. Anhand des *tomós* werden im Folgenden Formierungsstufen des radiologischen Er-

2 Während bei Einführung der CT die Röntgenologie als ästhetische Referenz dient, ist es bei Einführung des Röntgenverfahrens die Fotografie. Kenntnisse des grundlegenden technischen Verfahrens sowie der Bildästhetik schienen so verbreitet und gefestigt, dass die Fotografie als diskursive Referenz herangezogen werden konnte, um zu verbalisieren, was sich im neuen Bildtyp des Röntgens zeigen sollte.

3 Auch wenn die Ausführungen auf das Motiv des Schnitts konzentriert sind, können Vermutungen zu einer weiter gefassten medizinischen Bildkultur angestellt werden, in der die Tomographie als „Tomologie" (Bruhn 2015) eine grundlegende Bild- und Erkenntnispraktik darstellt. Mehrere medien- und bildwissenschaftliche Arbeiten haben in den letzten Jahren zur Aufarbeitung medizinischer Bildwelten beigetragen. Insbesondere haben diese die wechselseitigen Konstitution zwischen klinischen Bildgebungsverfahren, populären Narrationen über diese und massenmedialen Transformationen medizinischer Visualisierungsstrategien herausgestellt (Cartwright 1995; Holtzmann Kevles 1997; Ostherr 2013; van Dijck 2005).

kennens dargestellt, um nachzuvollziehen, welche wahrnehmungstheoretischen Vor-Bilder auf Seiten des radiologischen Personals die Bildbarkeit des Patientenkörpers konstituieren.

Epistemologischer Schnitt – Sehstil und Sehkollektiv

Ludwik Flecks Überlegungen zu Denkkollektiven und Denkstilen bieten produktive Ansatzpunkte, um sozio-historische Bedingungen und Voraussetzungen visuellen Erkennens und diagnostischen Schließens zu untersuchen.[4] Unter Denkkollektiv versteht Fleck eine „Gemeinschaft der Menschen, die im Gedankenaustausch oder in gedanklicher Wechselwirkung stehen" (Fleck 1980: 54 f.) und „die sich miteinander verständigen können, d h. irgendwie ähnlich denken, die gewissermaßen derselben Denkgruppe angehören" (Fleck 1983d [1936]: 87). Die Ähnlichkeiten des Denkens innerhalb von Gruppen nennt Fleck Denkstil.[5] Ein spezifischer Denkstil entsteht und stabilisiert sich aus historischen Traditionen, Erziehung und Ausbildung sowie einem fortwährenden latenten Denkzwang.[6] Der Denkstil ist eine „kollektive Praxis von Wahrnehmung und Wirklichkeitszurichtung, die ebenso entscheidet, wie etwas repräsentiert wird, wie darüber, was überhaupt sichtbar, denkbar und somit wissenschaftlich

4 Ludwik Flecks theoretische aber dennoch praxisbezogene Ausführungen basieren auf einem „amalgam of philosophy, history, and sociology, [which] anticipated the naturalizing and historicizing tendencies of contemporary philosophy of science" (Fagan 2009: 273). Denkkollektiv und Denkstil sind grundlegende Begriffe, die Ludwik Fleck einführt, um Wahrnehmen und Erkennen innerhalb spezifischer Gruppen und sozio-historischer Kontexte zu klären. Nicht zuletzt wegen der großen Praxisnähe seiner Ausführungen, sind seine Schriften in den letzten Jahren wieder in den Fokus des geistes- und sozialwissenschaftlichen Interesses geraten. Einen Überblick zur aktuellen Fleck-Forschung bieten Werner/Zittel (2011: 9–38).

5 Eingehender zum Denkstilkonzept, das „aus dem Herzen der Naturwissenschaft [kommt] und [...] sich zugleich eines Leitbegriffs [bedient], der unverblümt die Nähe des Ästhetischen sucht", Claus Zittel (2011: hier 173). Denkstile sind bei Fleck „weder Methoden noch Denkformen; sie bezeichnen keine Epochen oder Weltanschauungen und charakterisieren auch keine sozialen Gruppen, *sondern Vorgänge*: Zirkulationen von Ideen und soziale Praktiken und die aus ihnen resultierende unbewusste stilgemäße Konditionierung von Wahrnehmung, Denken und Handeln der Forscher, die allerdings ständige Transformationen erfährt. Soziale Interaktionen erschaffen einen Denkstil und: Der Denkstil schafft das Kollektiv und die Mentalität, als deren Emanation er später erscheint." (Zittel 2011: 189, Hervorh. im Org.).

6 Die Relevanz, der Inhalt und die Struktur wissenschaftlichen Wissens, etwa bestimmte Vorstellungen der menschlichen Anatomie, definieren sich durch den Denkstil und entwickeln sich aus s. g. Urideen (Rotenstreich 1986). Urideen umreißt Fleck als etwas unscharfen Begriff (Löwy 1988: 150) aus der methodischen Vorstellung, dass sich „das Vorhandensein einer spezifischen Entwicklung des Denkens, [...] weder auf eine logische Entfaltung der Denkinhalte, noch auf ein einfaches Anwachsen der Einzelkenntnisse zurückführen läßt." (Fleck 1983b [1936]: 96). Weiterhin sei der „Kreislauf eines Gedankens grundsätzlich immer mit dessen Umgestaltung verbunden" (Fleck 1983b [1936]: 92), etwa durch intra- und extrakollektiven Denkverkehr (Fleck 1983b [1936]: 103). Daher müssten auch Aspekte in die Analyse einbezogen werden, die sich nicht aus einer Faktenlage oder aus der Anwendung aktueller Theorie- und Methodengebäude erklären lassen (Fleck 1983b [1936]: 105). Damit untermauert er seine Forderung, eine Theorie des Erkennens müsse eine „vergleichende Wissenschaft" werden und das „Entwicklungsmoment" sowie „das unklare, schwankende und undeutliche Erkennen [...] untersuchen. Sie muß grundsätzlich und genau die *soziale Natur des Denkens und Erkennens* berücksichtigen." (Fleck 1983b [1936]: 107, Hervorh. im Org.).

bearbeitbar wird." (Borck 2012: 77). Die Verknüpfung von Repräsentations- und Wahrnehmungsdimension in einem kollektiven Denkstil erscheint besonders interessant für die Frage, welche Vorbilder den kollektiven Blick auf CT-Bilder zurichten. Um die erkenntnistheoretische Verschiebung auf das Zusammenspiel zwischen Medien- und Bildpraktiken sowie kollektiven Wahrnehmungskompetenzen zu markieren, werden die Begriffe Sehkollektiv und Sehstil eingeführt, die zudem eine breitere Perspektive auf der Oberfläche digitaler Bildgebung anzeigen.

Dies intendiert eine Perspektivverschiebung auf vor allem ästhetische im Sinne von aisthetische Weisen des Erkennens, die zwischen Erscheinung und Wahrnehmung zirkulieren und das verkörperte Sehen als eine Ausprägung des Denkens anerkennen (Arnheim 1969: 1–37; Schürmann 2008: insbes. 9–18). Sehen und Denken können nicht als zwei getrennte epistemische Prozesse aufgefasst werden (Arnheim 1980: 492). In der radiologischen Diagnostik kann weder pragmatisch noch theoretisch eine Unterscheidung getroffen werden, die verdeutlichen würde, wo ästhetisches Erkennen in abstraktes Reflektieren umschlägt. Vielmehr ist bereits die medizinische Ausbildung darauf angelegt, beide Vorgänge miteinander zu verzahnen. Anatomische Sektionen etwa verbinden taxonomisches Lehrbuchwissen mit sinnlich wahrnehmbaren Praktiken der Körperöffnung. Die Relationen zwischen beiden lassen sich ausloten, doch lässt sich bei Betrachtung diagnostischer Praktiken nicht mehr nachvollziehen, aus welcher ‚Quelle' sich das angewandte Wissen speist (vgl. Arnheim 1980: 495). Weiterhin lässt sich Sehen nicht als singulärer Sinn betrachten, sondern bildet im Zusammenspiel mit anderen Sinnen und in spezifischen sozio-historischen Kontexten eine verkörperte und sinnliche Wissenspraktik.

Daran schließt sich eine weitere analytische Schwierigkeit bei der Untersuchung kollektiver und individueller Prozesse der Wissensaneignung und Anwendung in medizinischen Kontexten an, auf die Ludwik Fleck verwiesen hat. Eine „spezifische Intuition", welche die „von der Logik nicht fassbaren Imponderabilien [umfasst], die erlauben, den Ablauf der Probleme und Ideen vorherzusehen, gewissermaßen vorherzufühlen" (Fleck 1986a [1927]: 39), beschäftigt ihn in seinem Text *Über einige besondere Merkmale des ärztlichen Denkens*. Fleck geht nicht weiter auf den Begriff der spezifischen Intuition ein, doch verweist dieser auf die tragende Rolle eines verkörperten Wissens, welches ärztliche Wahrnehmungsweisen und Handlungen konstituiert, die nicht explizit zu benennen sind. Die von Fleck genannte spezifische Intuition verweist damit auf einen Erfahrungsraum und eine Erfahrenheit, die es ermöglicht, „Einschätzungen und Urteile im Prozess der Erkenntnisgewinnung gewissermaßen zu verkörpern, das heißt, mit den Werkzeugen und mit den Händen zu denken." (Rheinberger 2005: 62). Während Fleck diesen Umstand an kollektiven Phänomenen und Strukturen aufzeigt, hat insbesondere Michael Polanyi auf die individuelle Verfasstheit verkörperten Wissens hingewiesen.[7] So sieht Polanyi etwa in der Herausbildung einer Diagnose

7 Zu „biografischen Gemeinsamkeiten" bei Fleck und Polanyi Hagner (2010: 580 ff.).

gleichermaßen eine Kunstfertigkeit wie handwerkliches Können: „The medical diagnostician's skill is as much an art of doing as it is an art of knowing." (Polanyi 1964: 54). Im Gegensatz zu Fleck bindet Polanyi dieses Können und Wissen konsequent an den individuellen Körper, der „the ultimate instrument of all our knowledge" (Polanyi 1966: 15) ist, da er zugleich eine Behausung wie auch agierende Entität darstellt (Hagner 2010: 589). Daneben stellt Polanyi, ebenso wie Fleck, die Wichtigkeit von Instrumenten und Apparaten bei der Formierung von kollektiven bzw. individuellen Wahrnehmungsstilen heraus, doch wird deren epistemologische Rolle von beiden nicht weiter ausbuchstabiert (Hagner 2010: 591). Wie im vorausgegangenen Hauptkapitel gezeigt wurde, ist die Interaktion zwischen kollektiviertem Individuum und medialer Apparatur jedoch gerade eine unerlässliche Voraussetzung diagnostischer Erkenntnis in Sehkollektiven.

Es soll kein separierender Vergleich zwischen Flecks und Polanyis Ausführungen gezogen werden. In der Zusammenschau zeigen sich maßgebliche theoretische Verschiebungen, die mit den Begriffen Sehkollektiv und Sehstil betont werden sollen. Erkennendes Sehen unterliegt kollektiven Routinen wie individuellen Fertigkeiten, die auch in der Zugehörigkeit zu anderen Kollektiven erworben werden. Nicht allein innerhalb eines Sehkollektivs, sondern auf einer noch basaleren Stufe in der verkörperten Erfahrung seiner Mitglieder bilden sich individuelle Stile heraus, die mit Übergang in andere Kollektive und zunehmender Erfahrenheit immer wieder neu ausgehandelt und sowohl kollektiv als auch individuell neu ‚einverleibt' werden müssen.[8] Das Kollektiv wie das Individuum bergen nicht-sprachliche Routinen, die jedoch im Zusammenspiel mit Sprachkonventionen und technischen Apparaturen ein Äußeres finden und sich so erahnen lassen.[9] Erkennendes Sehen und Sehenlernen lassen sich als relationale und kontextuelle Prozesse fassen, die kollektive wie individuelle, sprachliche wie nicht- oder vor-sprachliche Erfahrung und Interaktionen mit anderen ‚Verkörperungen' von Sehstilen wie technischen Apparaten einschließen. Das Sehstil bedingte Zusammenwirken von sinnlichem Erkennen, theoretischem Schließen und Handeln mit Techniken der Sichtbarkeit muss daher als eine pragmatische wie theoretische Grundbedingung von Sehkollektiven analysiert werden. Nachfolgend werden Bild- und Schnittpraktiken der Makroanatomie, der

8 ‚Verkörperung' fasst im Folgenden drei sich überlagernde Arten von Körperlichkeit: a) die Körper der (angehenden) Mediziner als agierende, wahrnehmende und beobachtende Körper (Leder 1984; Polanyi 1964: 59–65, 88–90), b) die Materialität der beobachteten, ‚erprobten' und diskursivierten Wissensobjekte Körper sowie c) mit Fleck der ‚Kollektivkörper', der die Beziehungen zwischen a) und b) umfasst, definiert und dynamisiert (Fleck 1986c [1947]: 147).

9 Lorraine Daston macht energisch darauf aufmerksam, dass nicht-formalisierbares Wissen und Handeln keinesfalls stumm sein müsse: „The fact that a process cannot be reduced to a method or modeled by an algorithm or subjected to conscious introspection in all its aspects by no means implies that the process is irretrievably tacit, much less mystical, although that has indeed been the inference that much twentieth-century philosophy of science drew. Distinctions between the context of discovery and the context of justification, or, more generally, between psychology and epistemology, have robbed philosophers of all resources for talking about experience in Fleck's sense, on the dubious assumption that experience itself is mute: so-called tacit knowledge." (Daston 2008: 100). Im Folgenden wird daher von verkörpertem Wissen und Erfahrenheit gesprochen, die sich zwar weniger sprachlich, doch durch Praktiken und soziale bzw. prozessuale Konventionen vermitteln.

Mikroanatomie und der Röntgenologie betrachtet. Im Vergleich bzw. in Abgrenzung zu Bildästhetiken und Sehstilen in der CT sollen so ästhetisch-epistemische Merkmale und Vorbilder einer kollektiven Wahrnehmungsbildung herausgearbeitet werden.

Durch Schnitte erkennen – Sektion und Makroanatomie

Bereits während der ersten Semester werden Medizinstudierende in curricularen Präparationskursen mit der Mikro- und Makroanatomie des menschlichen Körpers vertraut gemacht.[10] Mikroskopie und die anatomische Sektion spannen das ‚anatomisch-diagnostische Spektrum' des Körpers auf – von Mikrostrukturen der Zelle bis zum Gesamtskelett des Körpers. Der Schnitt der anatomischen Sektion öffnet nicht allein den menschlichen Körper und seine Schichten (Haut, Fett- und Muskelgewebe, Knochenskelett usw.) in der strukturierten Inspektion, sondern vollzieht die grundlegende Einführung in das Zusammenspiel zwischen medizinischem Handwerk und theoretischem Wissen. Der Übergang vom ‚naiven' Schauen zum erkennenden Sehen wird dabei in zweifacher Hinsicht geleitet. Zum einen durch Sektionsinstrumente, die in ihrer Gestaltetheit die Eingriffsmöglichkeiten in den Körper vorgeben sowie zum anderen durch die Verwendung anatomischer Atlanten und die Erklärungen erfahrener Anatomen ABB. 20.[11] Hier zeigt sich ein freilegendes Wechselspiel zwischen kollektiv-suchenden Blicken, instrumentiertem Tasten und Präparat. In der anatomischen Sektion werden jedoch keine Schnitte im Sinne eines digitalen Schnittbildes gelegt bzw. betrachtet. Es zeigt sich kein flächiges Bild des Körpers, in dem klare Kanten und Farbverteilungen zu erkennen wären. Vielmehr geht es um eine phänomenale Erfahrung, die sich einfühlt und Einblick nimmt in körperliche Materialität sowie Topographie. Gerade das Herauspräparieren einer räumlichen Ordnung, die sich nicht als ‚wohlgeordnetes Bild' darstellt, scheint hilfreich, um die Innerlichkeit des Körpers zu erfahren, kognitiv zu erfassen und in das eigene Körper-

10 Die Ausführungen folgen einem ‚idealtypischen' Verlauf der medizinischen Ausbildung. Die nachfolgend dargestellten Vorprägungen und Ausbildungsinhalte sind je nach lokaler pädagogischer Ausrichtung, sozialer und hierarchischer Struktur sowie Verankerung der radiologisch-diagnostischen Abteilung in der Klinik unterschiedlich ausgeprägt. Die in den letzten Jahren beginnende Öffnung und Transformation der radiologischen Profession, die mit einer zunehmenden therapeutischen Nutzung bildgeführter Verfahren etwa in der Neurochirurgie oder Strahlentherapie einhergeht, wird an dieser Stelle nicht explizit behandelt (dazu eingehender Friedrich 2016). Zum „boundary work" der diagnostischen Radiologie bei Einführung moderner digitaler Verfahren am Beispiel der MRT vgl. Burri (2008b). Beispiele für die Entwicklung spezifischer Curricula für die radiologische Fachausbildung finden sich etwa bei van Deven et al. (2010).

11 In bild- und medienwissenschaftlichen Arbeiten sind insbesondere die Strategien der visuellen Darstellung des sezierten menschlichen Körpers in anatomischen Atlanten untersucht worden (Buschhaus 2005; Sappol 2006; Stafford 1991). Ein solch bildhistorischer Ansatz macht auf die wechselseitigen Beeinflussungen von anatomischer Ideenlehre, Beobachtungstechnik und visueller Darstellung aufmerksam (auch Jordanova 1995), jedoch nicht unbedingt auf die haptisch-somatischen Qualitäten, die sich Anatomen bzw. Medizinstudierende aneignen müssen, um nicht nur dem kollektiven Sehen, sondern auch dem kollektiven Handeln gerecht zu werden.

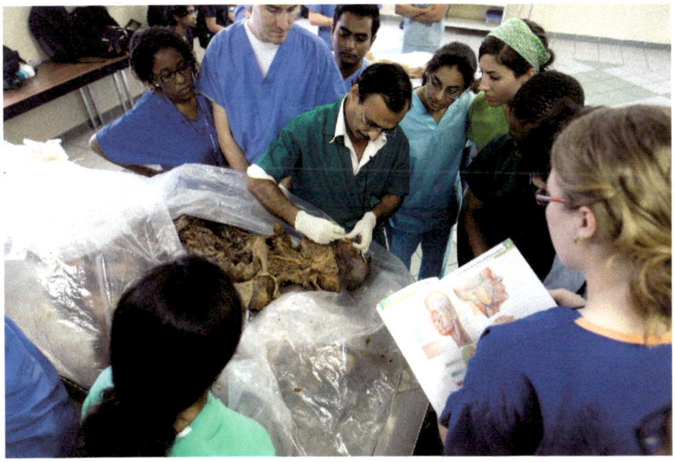

20
Studierende bei einer Präparierübung.

gedächtnis einzuspeisen. So betont etwa der Anatomieprofessor Christopher Redies in einem Zeitungsinterview: „‚Die Studenten brauchen den Präparationskurs, um sich die Schnittbilder der CT-Aufnahmen dreidimensional vorstellen zu können', sagt Christopher Redies, Direktor des Anatomieinstituts I der Universitätsklinik Jena." (Schrein 2012). Die Nutzung von Sektionsinstrumenten mag dabei notwendiges Mittel sein, doch eröffnet sie gleichsam das Erlebnis, dass die Einfühlung in körperliche Zusammenhänge auch eine Erfahrung in der Handhabung entsprechender Werkzeuge und der instrumentellen Vermitteltheit des eigenen Tuns ist. Mit dem Wissen über den Körper formiert sich auf dieser basalen Stufe der Ausbildung immer auch die (unbewusste) Ahnung von der Notwendigkeit des Einsatzes von Hilfsmitteln und Vermittlungsleistungen.

Während dies auf einer phänomenalen und weniger bewussten Ebene ablaufen mag, abstrahiert die Nutzung anatomischer Lehrbücher, Schautafeln und Kursmaterialien während der Sektionen das Erleben der Studierenden vom spezifischen Körper zu einem Kollektivkörper. Das anatomische Wissen erhält durch solcherart Medien und Darstellungsformen eine Abstraktions- und Erkenntnisebene, die grundsätzliche Aussagen zur Wahrnehmung und Unterscheidung normaler und pathologischer Körpererscheinungen trifft. Der Blick der Studierenden auf und in den präparierten Körper wird etwa durch schematische Zeichnungen geleitet, die Inhalt und Form eines gerichteten Wahrnehmens vorgeben. „The student of anatomy, then, brings together observation (the act of looking), visual evidence (what one sees in the body), haptic experience (the act of touching), and anatomical-medical knowledge (what one labels the body) to identify as anatomy those objects on display." (Fountain 2010: 49).

Der Schnitt als Ansicht stellt hier einen entscheidenden Topos der Wahrnehmungskonfiguration dar. Zugleich werden schematische Schnittansichten zur Einübung einer

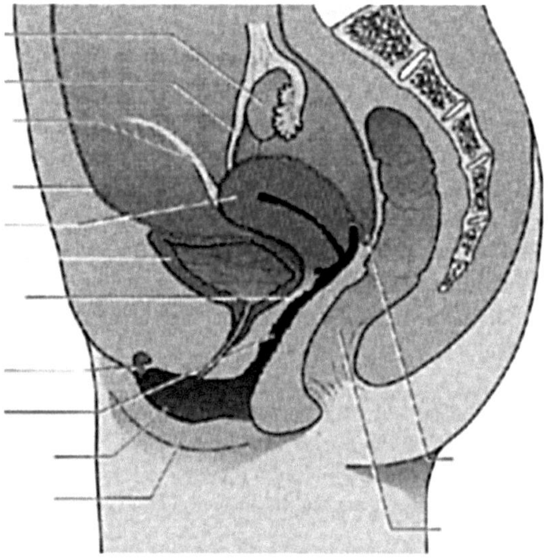

21
Schematische Darstellung des Unterleibs aus Aufgabenmaterial zur Vorbereitung auf den Präparierkurs (Hartwig 2007a: 60).

relationalen Bildkritik genutzt. In den Kursmaterialien des anatomischen Instituts II der Universitätsklinik Düsseldorf findet sich beispielsweise folgender Hinweis: „Diese räumlichen Schemata [ABB. 21] sind in mehrfacher Hinsicht mit missverständlichen Details behaftet, weil versucht wird, im Schema eine Verbindung von Informationen aus Schnittebenen und Topographie im dreidimensionalen Raum zu verknüpfen. Welche Fehler fallen Ihnen auf?" (Hartwig 2007a: 60). Über den Vergleich mit den Erfahrungen aus den Sektionskursen wird hier zu einer Bildkritik angeregt, die gleichsam zu einem erkennenden Blick auf Körpervolumen in flächigen Ansichten hinleitet. Eine inhärente Bildkritik, die gleichzeitig eine Strategie zum Wissenserwerb impliziert, wird auch in den weiteren Aufgabenstellungen mitgeführt, etwa wenn auf den Vergleich zwischen Abbildungen in Büchern und eigenem ‚Körperempfinden' verwiesen wird.[12] Das wenig erkennende Schauen wird durch derlei Ergänzungen der eigentlichen Sektion zu einem strategischen Sehen im Sinne des Kollektivs transformiert (Fleck1983c [1947]: 154).

12 So heißt es in den exemplarischen Kursmaterialien etwa weiterführend: „Beschriften Sie die markierten Strukturen oder Körperteile in den Abbildungen auf den folgenden Seiten. Prüfen Sie, welche der markierten Strukturen beim Lebenden zu tasten sind und heben Sie diese mit einem Textmarker hervor! Sie werden merken, dass nicht immer alle Strukturen eindeutig zu benennen sind, da jedes Buch in seinen Abbildungen Schwerpunkte unterschiedlich betont. Bilden Sie deshalb Arbeitsgruppen, in denen ein Austausch über Inhalte der Bücher stattfindet. Nur, wenn Sie das Gelesene in der Praxis anwenden (fühlen, sehen, reden), verlagert sich das erworbene Wissen in das Langzeitgedächtnis." (Hartwig 2007a: 2).

Die Einübung der Deduktion räumlicher Verhältnisse aus zweidimensionalen Ansichten instrumentalisiert den anatomischen Blick über den präparierten Körper hinaus auf radiologische Schnittbilder. Zum späteren Wahrnehmen von Computertomographien muss nicht allein die Benennung anatomischer bzw. organischer Strukturen verinnerlicht werden, sondern insbesondere Lage- und Richtungsbezeichnungen, die zur Beschreibung der diagnostischen Erkenntnis am Bild dienen.[13] In der Gleichzeitigkeit von sezierendem Handeln, gerichtetem Sehen und taxonomischem Benennen konstituiert sich eine kollektiv ausgehandelte Orientierung im menschlichen Innenkörper, die neue Mitglieder übernehmen müssen.

‚The cadaverless anatomy lab' – digitale Anatomie

Ein in jüngster Zeit strittiges Thema, das mit einem grundlegenden ‚Medienwechsel' in der anatomischen Ausbildung hadert, ist die Abschaffung von Sektionskursen an Leichen und die Ausbildung an virtuellen Körpern (Biasutto et al. 2006: 188). Ergänzend zum Präparationskurs an Leichen, oder gar als Ersatz für einen solchen, kommt zum Beispiel der sogenannte *Anatomage* zum Einsatz, ein virtueller Sektionstisch, der von einem Medizintechnikunternehmen in Kalifornien entwickelt wurde. Über einen horizontal ausgerichteten Touchscreen gebeugt, können Studierende per Gestensteuerung einen virtuellen Körper sezieren. Der Datensatz basiert auf CT- und MRT-Ganzkörperscans, die zu einem 3-D-Modell rekonstruiert wurden. Durch Streich- oder Drehbewegungen auf der Oberfläche des ‚Sektionstisches' können die Nutzer den Körper virtuell ‚durchschneiden' oder ganze Organsysteme, z. B. den Verdauungstrakt, ‚freilegen' ABB. 22. Die Rhetorik des Entwicklers Jack Choi lebt bei öffentlichen Präsentationen wie einem *TED Talk* davon, Sektionskurse an echten Leichen als aufwendig und kostspielig zu beschreiben. Viele Medizinstudierende hätten gar nicht die Möglichkeit, diese grundlegende Erfahrung zu machen, sodass der *Anatomage* eine perfekte Alternative sei: „Our digital body is one to one life-size, though this is exactly the way students will see the real anatomy." (Choi 2012).

Medizin- und anatomiedidaktische Positionen zeigen sich skeptisch gegenüber der völligen Abschaffung einer körperbasierten hin zu einer „cadaverless anatomy" (Korf et al. 2008: 18). Die Meinungen reichen von der Vermutung, dass „cadaver-based anatomical education is a prerequisite for optimal training in the use of biomedical computer applications" (Ashraf Aziz et al. zit. n. Biasutto et al. 2006: 186) bis zur Feststellung, „computers cannot lead students to the requisite reasoning that comes from investigative dissection of real tissue"

13 So etwa die Bezeichnungen transversal, sagittal und koronar, die die drei Körperebenen benennen, an denen sich in der radiologischen Praxis die Schnittbildansichten orientieren. Transversal: horizontale Ebene, z. B. Sicht von oben auf das Gehirn (in der Architektur die Draufsicht); sagittal: seitlicher Längsschnitt, z. B. seitlicher Anschnitt des Gehirns (in der Architektur der Schnitt); koronar: frontaler Querschnitt (in der Architektur die Ansicht), z. B. frontaler Anschnitt des Gehirns. Die Bezeichnung der Körperebenen ist unabhängig von der Position des Körpers im Raum oder im Scanner, die Referenz bildet immer der Patientenkörper selbst.

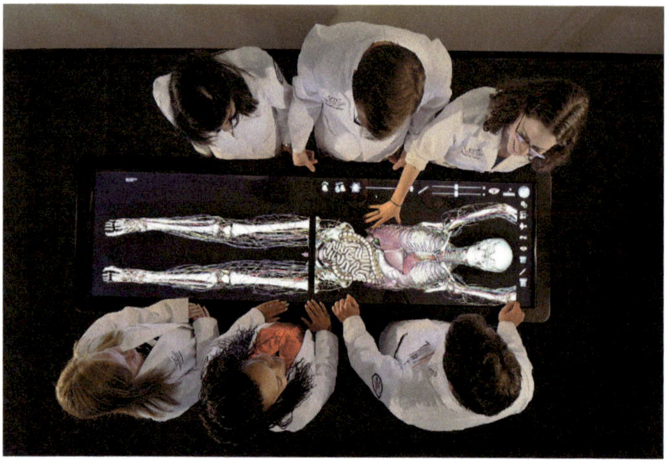

22

Aufsicht auf den virtuellen Seziertisch *Anatomage*, hier im Einsatz an der Virginia Tech Carilion School of Medicine.

(Miller et al. 2002 zit. n. Biasutto et al. 2006: 186).[14] Insbesondere wird die haptische und räumliche Qualität der Sektion an Leichen betont, die durch den flachen Bildschirm (noch) nicht virtuell realisiert werden könne. Wenn Jack Choi am *Anatomage* ‚einige Schnitte legt', dann sind es nicht die Schnitte, die Studierende mit einem Skalpell durchführen, um etwa Muskeln frei zu präparieren. Zwar gibt es neben dem ‚Slicemode' auch Anwendungen, die z. B. nur Muskeln oder Blutgefäße zeigen, doch ist der Vorgang des ‚schneidenden Auskundschaftens' hier durch einen Klick kompensiert, der auf einmal und gleichzeitig alle anderen Körperpartien ausblendet. Es sind die Schnitte, die die digitale Sektion leisten kann. Der Schnitt ist ein gerader und exakter – eine dreidimensional rekonstruierte Ganzkörpertomographie. Keine Fasern stehen aus der Schnittkante heraus, keine Körperflüssigkeit fließt, kein Pixel verlässt seinen Platz.[15] Der virtuelle Körper wird in seiner visuellen Gestaltung in eine ‚anatomische Durchschnittlichkeit' überführt, die eher computergraphischen Welten als anatomischen Sektionskursen entlehnt scheint. Der virtuelle Sektionstisch *Anatomage* kann Bilder des Inneren simulieren und annährend vorwegnehmen, was Studierende sehen könnten, wenn sie später rekonstruierte CT- und MRT-Scans betrachten.[16]

14 Zu „[n]ine arguments for the dissection course as the core of gross anatomy education" Korf et al. (2008).

15 Es handelt sich um eine solch ‚ordentliche' und perfektionierte Rekonstruktion, dass der als männlich gekennzeichneten Datenleiche noch eine Unterhose ‚angezogen' wurde. Ironischerweise kann das Geschlecht jedoch auch zu ‚Frau' geändert werden.

16 Zum Einsatz von Simulationstechniken in der chirurgischen Ausbildung, die eine kollektive Erfahrenheit vermitteln sollen, Hinterwaldner (2010: 330 f.), Johnson (2007) sowie Prentice (2012).

Im Schnitt erkennen – Mikrotomie und Mikroskopie

In Verfahren des Detailerkennens und visuellen Schließens auf Prozesse innerhalb stillgestellter Ansichten werden Studierende in Mikroskopierkursen eingeführt. Mikroskopie und Histologie basieren ebenso wie die Makroanatomie auf einer komplexen Verschaltung und stringenten Standardisierung von Präparaten, Techniken, Sehstilen und Diskursen.[17] Eine historisch, diskursiv und technisch stabile Komponente des Sehstils in diesem Feld bildet die Darstellung eines dreidimensionalen Gegenstandes in einer planaren Schnittansicht. Der Schnitt als ein Verfahren, das seine eigene Ansicht herstellt, bekommt in der Mikroskopie und Histologie eine besondere Evidenz (Rheinberger 2003: 10). Zudem rückt mit mikroskopischen Techniken die dynamische Herstellung von Sichtbarkeit etwa durch Vergrößerung und Anpassung der Optik in den analytischen Fokus. In Mikroskopierkursen werden die Medizinstudierenden an diesen besonderen Sehstil herangeführt, der das Erkennen der Gestalt eines räumlichen Objekts in seinem Durchschnitt sowie dessen mentale Rekonstruktion einübt. Bevor optische Operationen an mikroskopische Präparate angelegt werden können, wird deren Verflachung vorausgesetzt, um sie als transparent und plan zu konfigurieren (Hopwood 1999: 463; Rheinberger 2003: 13 f.). Hier schließt die Einführung eines mikroskopischen Sehstils an mikrotomographische Techniken an. Der automatisierte Schnittvorgang mittels Mikrotomen nimmt materiell vor, was in Tomographen als digital-epistemisches Programm abläuft – die automatisierte ‚Zergliederung' eines mehrdimensionalen Gegenstandes in exakte, gleichförmige Scheibenschnitte.

Mikrotomographien – Techniken des Schnitts

Zu einem für die Geschichte mikroskopischer Verfahren relativ späten Zeitpunkt veröffentlichte Wilhelm His 1870 seine *Beschreibung eines Mikrotoms.*[18] Die Kombination verschiedener, bereits entwickelter Techniken zur Gesamtapparatur seines Mikrotoms hatte His aus praktischen und ökonomischen Gründen vorgenommen: „Zur Entscheidung mir gegebener Fragen sollte ich vor einigen Jahren Sagittalschnitte von Hühnchenembryonen vom zweiten Tage anfertigen. Bei Tage langer Arbeit brachte ich es dahin, einzelne leidliche Schnitte aus freier Hand zu bekommen, indes doch nur sehr unsichere und mit unverhältnismässigem Zeitaufwand." (His 1870: 229). Die Grundlage seines Mikrotoms bildete der Queerschnitter [sic] eines Herrn Professor Hensen. Dieser war jedoch zum Schneiden unter dem Mikroskop

17 Es soll an dieser Stelle nicht um ein Nachzeichnen der vielgestaltigen Diskurse um Technik, Sehen und Objektivität in der Mikroskopie gehen. Interessant ist die Frage nach der Formierung und Einübung eines tomographischen Wahrnehmens durch bestimmte Techniken und Ansichten, die mikroskopische Verfahren begleiten. Zur wissenschaftstheoretischen und philosophischen Diskussion um ‚Realismus' und technisch bedingtes Sehen bzw. Darstellen in der Mikroskopie vgl. Fox Keller (2002: 205–233), Hacking (1985), Rasmussen (1997) sowie Schickore (2007).

18 Vgl. ausführlich zur Geschichte und Verfahren der Mikrotomie Bracegirdle (1978).

konstruiert und nicht für die zügige und präzise Herstellung von Gewebeschnitten vor Einsatz des Sichtbarmachungsverfahrens, sodass His für seine Zwecke einige Anpassungen vornehmen musste.[19] Auch aktuelle mikrotomographische Apparate basieren grundlegend auf dem von His vorgestellten Verfahren. Ein in verschiedener Weise präparierter Block aus z. B. Kunstharz, in den das eigentliche Objekt des Interesses eingelassen ist, wird auf einer Transportvorrichtung gelagert, die mit gleichbleibendem Vorschub den Block unter ein Messer bewegt. Dieses durchtrennt den Block in hauchdünne Scheiben, sodass das Objekt im Inneren des Harzblockes vertikal durchschnitten wird. Danach werden die Scheiben, wiederum automatisiert, auf gläserne Objektträger aufgebracht, die in eine mikroskopische Apparatur passen. His erkannte den besonderen Vorteil des Mikrotoms in zwei Aspekten – der quantitativ und qualitativ höherwertigen Herstellung von Schnittbildern. Die Apparatur konnte automatisiert und mit einer gewissen Regelmäßigkeit Schnittpräparate herstellen, „welche bei der Schnittführung mit einer Hand niemals möglich gewesen wäre. Er hat mir nämlich möglich gemacht, ununterbrochene Schnittfolgen der untersuchten Objecte [sic] zu gewinnen." (His 1870: 231).

Die gewonnen Schnitte rekonstruierte His zudem zu plastischen Modellen. Der Wissenschaftshistoriker Nick Hopwood hebt hervor, His sei daran interessiert gewesen, visuelles Denken und visuelles Erkennen an eine ‚Verkörperung', etwa ein Wachsmodell, rückzubinden, dessen Herstellung gleichermaßen eine Verkörperung des Wissens im Wissenschaftler hervorruft (Hopwood 1999: 482). Oder, wie His formuliert: „[...] seinen Anschauungen in einem bildsamen Material in Wachs oder in Thon Körper zu geben." (His 1870: 231)[20]. Die Rekonstruktion dreidimensionaler Objekte aus deren Schnittebenen geschieht bei His in Form materieller Modellierungen und – idealiter – zugleich in Form einer Verkörperung der Relation zwischen Schnittbild und wiederhergestelltem Objekt. In diesem zweifachen Verständnis des Begriffs Anschauung – als ästhetische Erfahrung und verkörpertes Wissen – spiegelt sich die ästhetische und epistemische Spannung zwischen zwei- und dreidimensionalen Visualisierungen des gleichen Objekts, die auch in digitalen Schnittbildverfahren konstitutiv ist.

19 His ging es gerade um die „regelmässige Vorschiebung des gehörig orientirten Objectes [sic] unter der Schneide" vor der Einbringung eines Präparates unter ein Mikroskop. Nach Beseitigung „gewisse[r] Uebelstände" erfüllte das Mikrotom die Bedingungen einer sicheren Schnittführung, der „leicht berechenbare[n], parallele[n] Verschiebbarkeit des Objects [sic] unter der Schneide" sowie der „sichere[n] Orientirung des Objects [sic] zur Schnittrichtung" (His 1870: 230).

20 Auch in zeitgenössischen histologischen Praktiken werden Mikroschnitte nachträglich zu einem dreidimensionalen Objekt reformiert (z. B. Metscher 2009). Dies geschieht nun digital, indem die angefertigten Schnitte nacheinander gescannt und dann in einer entsprechenden Software ‚reanimiert' werden.

Mikroskopien – Fokussierungen des Interesses

Bei der Betrachtung mikroskopischer Schnittbilder während der medizinischen Ausbildung wird neben der Anschauung auch die Interaktion mit Bildmaterial eingeübt. Zum Abgleich von Lehrbuchwissen und eigenem Blick durch das Mikroskop müssen optische Techniken der Fokussierung und Vergrößerung eingesetzt werden. So geben etwa *Mikroskopieranleitungen zum Kurs der mikroskopischen Anatomie* des Intituts für Anatomie II der Universität Jena den Studierenden einen Leitfaden, was mittels welcher optischen Einstellung in einem Schnittpräparat gesehen werden sollte. Zunächst wird zu einer „Übersicht" angeleitet. Am Beispiel des „Präparats 3: Mesenterium" heißt es etwa: „Bei mittlerer Vergrößerung werden im Präparat zunächst Bereiche gesucht, die möglichst hell und homogen erscheinen." (Institut für Anatomie II Jena 2013: 9). Binnenstrukturen innerhalb des mikroskopischen Schnittbildes sollen erkannt und gegeneinander abgegrenzt werden. Das noch wenig erkennende Schauen der Studierenden wird durch die Beschreibungen von vornherein auf einen kollektiven, erkennenden Blick gerichtet, der sich nicht in der Übersicht ‚verlieren' darf. Ein erkennendes Sehen darf nicht bloß „vergebens [...] auf die allzu zahlreichen Einzelheiten" schauen und „die betrachtete Gestalt nicht als bestimmte Ganzheit" erfassen (Fleck 1986c [1947]: 148). Vielmehr will die mikroskopische Ausbildung die Fähigkeit eines Gestalterkennens im Sinne kollektiver Konventionen befördern, die gewisse Aspekte des Sichtbaren je nach Fragestellung herausdestilliert.

Ferner sollen mithilfe der Mikroskopieranleitungen ‚Details' erkannt werden: „Die Zellkerne der Epithelzellen sind eventuell als hellgraue, runde Scheiben auszumachen. Beim abwechselnden Fokussieren auf die vordere und die hintere Epithellage ist festzustellen, dass die Netzmuster voneinander unabhängig sind." (Institut für Anatomie II Jena 2013: 9). Das Detailsehen soll neben dem Strukturerkennen eine weitere Fertigkeit schulen, die gleichsam auf die besondere Ästhetik mikroskopischer Schnittbilder aufmerksam macht. Durch die aktive Tätigkeit des ‚abwechselnden Fokussierens' werden im Wechsel die vordere und hintere Zellschicht in den Brennpunkt gerückt und in ihrer Differenzierung erst konstituiert (Hacking 1996: 315).[21] Optisch-epistemische ‚Schnitte' *innerhalb* des Schnittbildes geben diesem erst eine räumliche Dimension und lassen je andere Beziehungen im Bild hervortreten. Dieses Sichtbarkeitserfordernis betont die „Dialektik von Objektivierung und Artifizium" (Rheinberger 2003: 14), indem nachdrücklich die Eigenaktivität der Betrachtenden eingefordert wird, um eine ‚stilsichere' Sichtbarkeit herzustellen. Schriftliche Anleitungen und Mikroskope als technische Apparaturen eines Kollektivs bringen dabei das Sehen auf „die Gleise" des Sehstils (Fleck 1983c [1947]: 164).

21 Hacking führt die philosophische Diskussion um den Realismusbegriff am Beispiel des Mikroskops aus und analysiert eingehend das Zusammenspiel von Visio, Technik und manipulativem Eingreifen (Hacking 1996: 309–347).

Eine weitere Strategie des erkennenden Schnittsehens, die durch mikroanatomische Mikroskopien eingeübt werden soll, ist das Vergleichssehen. Explizit wird dieses in Kursmaterialen des Zentrums für Anatomie der Universität Göttingen in Bezug zu digitalen Bildgebungsverfahren gesetzt: „In Analogie zu den modernden bildgebenden Verfahren in der klinischen Medizin ist das mikroskopische Bild primär zweidimensional und erfordert das imaginäre Hinzuziehen von Nachbarschnitten; erst dadurch entsteht ein dreidimensionales Bild vom Organaufbau, aus dem die Funktionen des Organes (und seine pathologischen Störungen) verständlich werden." (Zentrum Anatomie Göttingen 2014: 2). Was His durch die nachträgliche Modellierung seiner Gewebeschnitte leisten wollte, wird hier an die ‚Imagination' der Studierenden delegiert. Das Sehen räumlicher Ausprägungen in flächigen Ansichten soll durch die *imaginative* Verhältnisbildung zwischen Schnittbildern geschehen. Dieser Hinweis mag prinzipiell auf das Summieren visueller Eindrücke zur mentalen Rekonstruktion räumlicher Ordnungen verweisen. Er spricht jedoch gleichsam den digitalen Bildgebungsverfahren ihre medial mögliche Verhältnisbildung zwischen Schnittbildern ab und übergeht die technischen Bedingungen tomographischer Verfahren. So ist es umso erstaunlicher, dass die Einleitung der Mikroskopieranleitung unmittelbar mit dem Satz schließt: „Der Mikroskopierkurs ist somit auch ein Instrument zur Weiterentwicklung des ‚klinischen Blickes'." (Zentrum Anatomie Göttingen 2014: 2).[22] Trotz der nachfolgenden Verweise auf Techniken der Mikroskopie und Anleitungen, was wie in welchem Präparat zu sehen sein soll, wird der ‚klinische Blick' zunächst als ein primär ‚imaginativer' diskursiviert, der sodann auch an digitale Schnittbilder angelegt werden soll. Dies macht deutlich, wie schwierig die Versprachlichung und Illustration eines verkörperten Wissens ist, dessen Inhalt klar scheint, doch dessen prozessuale Formierung schwer beschrieben und logisch nachvollzogen werden kann.

22 In einer anderen Mikroskopieranleitung wird die Einübung eines tomographischen Sehstils an das Privatleben der Studierenden angelehnt, um eine möglichst eindrückliche Vorstellung zu schaffen. „Nehmen Sie ein hart gekochtes Ei und zerlegen Sie es in eine Serie von dünnen Scheiben. Betrachten Sie das Eiweiß als das Zytoplasma einer Zelle und den Dotter als den Zellkern. Wenn Sie die Schnittserie anschauen, fällt es Ihnen nicht schwer, aus der Abfolge der Schnitte die dreidimensionale Struktur des zerlegten Eies zu erschließen." (Hartwig 2007b: 13). Hühnereier scheinen als Übungs- und Untersuchungsobjekte des Zusammenhangs zwischen Schnitt- und Raumsehen eine gewisse Attraktivität auszuüben. Aktueller verweist etwa der Berliner Radiologe Marc Dewey auf die Nutzung von CT-, MRT- und Röntgendarstellungen von Eiern und Obst zur humoristischen Auflockerung der radiologischen Ausbildung (Dewey 2013). Die *Frankfurter Zeitung* nutzte 1926 den Vergleich mit einem Ei, um die künstlerischen Serienschnittanimationen Oskar Fischingers vorzustellen: „Nehmen Sie ein geschältes, hart gesottenes Ei und ein scharfes Messer, und schneiden Sie das Ei sehr schnell in möglichst dünne Scheiben. Wenn Sie es so schnell und fein aufschneiden könnten, daß aus der stets sich verändernden Schnittfläche gewissermaßen eine zusammenhängende Bewegung entstünde, so hätten sie wiederum die Auflösung eines Körpers in Bewegung erlebt [...]." (Schneider 1926, zit. nach Reiche 2011: 248).

Ästhetisch-epistemische Schnitte – Röntgenbild und Röntgenlogik

Röntgenverfahren und Röntgenbilder werden in der Geschichte der CT immer wieder referenziert. Wie zu Beginn des Kapitels bereits angesprochen, nutzt Ambrose den Vergleich von CT- und Röntgenbildern, um die Übertragung der eingeübten Interpretationsweise auf den neuen Bildtyp vorzuschlagen. Wie in Röntgenbildern müssten Strukturen sowie Formen, Größen und Positionen identifiziert werden. Diese Analogiebildung ist insbesondere verwunderlich, da Röntgenbilder aufgrund ihres technischen Verfahrens eine völlig andere Bildform darstellen. Das klassische Röntgenverfahren der Projektionsradiographie produziert Summationsbilder, in denen sich die „geschwächten Röntgenstrahlen in einer Bildebene" (Hege 2005: 4) ‚aufaddieren', d. h. überlagern und gegenseitig abschatten. Wird etwa ein Röntgenbild des Oberkörpers angefertigt, erfasst die Röntgenstrahlung die gesamte ‚Materialität' des Objekts und projiziert sie als Schattenwurf auf eine sensitive Oberfläche (Dössel 2003: 63). Die „nicht vorhandene räumliche Tiefenauflösung erschwert die Interpretation. Ein längeres Training sowie gutes Wissen über die Anatomie und Pathologien sind notwendig, um diagnostische Feinheiten aus den Projektionsbildern herauszulesen." (Hege 2005: 4).

Die visuelle Differenzierung zwischen den einzelnen Organsegmenten oder Knochen muss somit anhand ihrer Gestalt sowie ihrer jeweiligen Transparenz vorgenommen und anhand einer Vielzahl von Röntgenbildanalysen eingeübt werden. Formelhaft wird dies in medizinischen Vorlesungsmaterialien mit der Gleichung ‚Röntgendiagnostik = Kontur- und Transparenzanalyse' festgehalten. Daran schließt sich ein Zitat Antoine Beclères an: „Röntgenbilder lügen nicht, wir müssen ihre Sprache lernen" (Beclère 1903).[23] Dem ‚Sprachstil' von Röntgenbildern muss ein röntgenologischer Sehstil entgegentreten, der über anatomisches Wissen verfügt, um die technischen Besonderheiten des Verfahrens weiß sowie an einer Vielzahl von Aufnahmen geschult ist, um ein Gedächtnis normaler und pathologischer Erscheinungsformen auszubilden (Dommann 1999: 121 f.).[24] So betont der Wiener Mediziner Moritz Benedikt: „Das Röntgen-Sehen muss im Schweisse der Beobachtung gelernt werden." (Benedikt zit. n. Dommann 1999: 121).

23 Antoine Béclère zit. n. Begleitmaterialien zur Vorlesung *Einführung in die Klink I*, Philipps-Universität Marburg, Fachbereich Medizin, WS 2008/2009, Sitzung vom 30.10.2008. Die Quelle des Zitates konnte nicht genau verifiziert werden, in einem Nachruf auf Béclère vom 24.02.1939 wird er allerdings mit einer ähnlichen Formulierung zitiert: „X rays are never wrong, it is we who are wrong in our interpretation of them." (Anonymus 1939: 319 f.).

24 Bernike Pasveer untersucht die Kodierungs- und Dekodierungsprozesse von Röntgenbildern in der frühen Tuberkulosediagnostik (Pasveer 1989; 2006). Sie beobachtet eine Referenzierung des Röntgensehens an anatomischen Atlanten. „The anatomical body was used to *map out* both the normal and the pathological X-rayed body and to define its boundaries. The anatomical body was used as the primary frame of reference according to which early X-ray workers sought to see and *read* the shadows." (Pasveer 2006: 46, Hervorh. im Org.). Weiterhin zeigt sie, dass durch die Nutzung etablierter diagnostischer Strategien wie der Perkussion und Auskultation versucht wurde, die Schattenbilder des Röntgenverfahrens zu erschließen (Pasveer 2006: 50 f.).

Die Geschichte der Röntgenologie ist durchzogen von vielgestaltigen Versuchen, einen kollektiven Blick auf Röntgenbilder zu formieren. Die Orte und Medien dieser Bemühungen erstrecken sich dabei von Zeichnungen und Atlanten über Schausammlungen und Ausstellungen, wie wissenschafts- und bildhistorische Untersuchungen gezeigt haben.[25] Die Historikerin Monika Dommann hebt bei der Analyse früher Röntgendiskurse hervor, dass die Einübung eines Röntgenblicks unter Zuhilfenahme von Zeichentechniken durchgeführt wurde, um „formalisierte Techniken und Standards für die Interpretation der Röntgenbilder zu schaffen." (Dommann 2003: 279). Da sich um die Jahrhundertwende die Radiologie als Profession noch nicht institutionalisiert hatte, blieb „dem einzelnen Wissenschaftler jedoch nichts anderes übrig, als sich ein an die eigene Person gebundenes Erfahrungswissen aufzubauen. Dies geschieht durch den Vergleich mit anatomischen Wissensbeständen, mit den Resultaten von physikalischen Untersuchungsmethoden oder durch den Vergleich verschiedener Radiographien untereinander." (Dommann 2003: 279).

Ein solches vergleichendes Sehen und Anhäufen radiologisch-diagnostischer Erfahrung wurde insbesondere durch Röntgenatlanten sowie Schausammlungen ermöglicht. Rudolf Grasheys *Atlas typischer Röntgenbilder vom normalen Menschen* (1905) sollte „bei der Herstellung und Deutung der Bilder eine Anleitung bieten und die bildgebenden Möglichkeiten des Röntgenverfahrens am menschlichen Körper vorstellen" (Dünkel 2010: 368). Grasheys Diktum „Man vertiefe sich in das Studium zahlreicher Röntgenbilder, ehe man Diagnosen stellt" (Grashey zit. n. Dünkel 2010: 368) fand seinen visuellen Widerhall in diesem Atlas, der noch ungeübten Sehern typische Erscheinungsweisen der normalen Anatomie vermitteln sollte. Grashey stellt „das Röntgenbild je eines Körperteils in einen anatomischen Zusammenhang, indem er ihm eine plastische anatomische Knochenzeichnung sowie eine schematische Linienskizze, ergänzt durch schriftliche Erklärungen, beifügt." (Dünkel 2008: 143). Durch ein solches vergleichendes Sehen wird das Erkennen an bekannte Bildformen und anatomisches Körperwissen rückgebunden. Sowohl anatomische wie röntgengraphische Bilder werden als Idealbilder zu Vorbildern, die zudem zu standardisieren versuchen, was als normal und pathologisch zu gelten hat (Dommann 2003: 287).

Während Röntgenatlanten in der Frühphase der Röntgenologie zur Formierung eines kollektiven Blicks beitragen wollten, indem sie je einzelne Leser bzw. Betrachter adressierten, sorgten Schausammlungen in Röntgeninstituten für ein anderes Kollektiverleben des neuen Bildtyps. Wie der Wissenschaftshistoriker Christian Vogel ausführt, sollte durch die Ausstellung ausgewählter Röntgenbilder in Schausammlungen eine andauernde Übung im

25 Vor wenigen Jahren demonstrierte eine virtuelle Ausstellung sowie Plakatkampagne der Deutschen Röntgengesellschaft mit dem Titel „Medizin mit Durchblick" (http://www.medizin-mit-durchblick.de, letzter Zugriff: 12.07.2018) öffentlichkeitswirksam die Besonderheit radiologischer Expertise. Beispielsweise wird auf einem Plakat ein Ausschnitt einer Angiographie dargestellt und mit der Frage „Sie sehen einen Baum? Wir sehen Bluthochdruck. Die Radiologen und Strahlenmediziner" versehen, um gegenüber Laien die klinische Relevanz des eigenen Bildwissens zu demonstrieren.

Röntgensehen anhand einer Vielzahl von Bildern institutionalisiert werden: „Ziel war es, über die Betrachtung möglichst vieler Bilder ein Röntgenbildgedächtnis auszubilden, das den Blick auf jeden neuen, fraglichen Fall begleiten und anleiten konnte." (Vogel 2014: 181)[26]. Das Einprägen signifikanter Strukturen und ‚Landmarken' in den Röntgenbildern sollte für die Ausbildung eines Bildgedächtnisses sorgen, das als normative Referenz für die Diagnostik je aktueller und patientenspezifischer Aufnahmen fungieren konnte.[27]

Wo in der Frühzeit der Röntgenologie wahrnehmungstheoretische Referenzen noch fehlten, rekurrieren neuere Ansätze zur Ausbildung eines Struktur- und Mustererkennens insbesondere auf psychologische Gestalttheorien (Hillard et al. 1985; Kundel/Nodine 1983).[28] „For the radiologist, such fundamental Gestalt concepts as figure-ground relationships and a variety of ‚grouping principles' (the laws of closure, proximity, similarity, common region, continuity, and symmetry) are ubiquitous in daily work, not to mention in art and personal life." (Koontz/Gunderman 2008: 1156).[29] Insbesondere das Prinzip der Figur-Grund-Wahrnehmung spielt für die Wahrnehmung der Summationsbilder eine entscheidende ästhetisch-epistemische Rolle. Um die sich in einer Ebene überlagernden Projektionen unterschiedlicher Dichten visuell zu differenzieren und in eine valide Diagnose zu übersetzen, müssen fragliche Strukturen gegen andere abgegrenzt werden. Die Abgrenzung im Bild muss dabei neben der Morphologie auch die bildliche Transparenz mitbedenken, welche Rückschlüsse auf Lage und Dichte zulässt. Je transparenter sich eine Struktur darstellt, desto weniger dicht ist sie. Im Umkehrschluss bedeutet dies jedoch nicht unbedingt, dass weniger Transparenz auf eine größere Dichte der Struktur selbst hinweisen muss, da es sich auch um eine (partielle) Überlagerung mit einem anderen Gewebe oder Knochen handeln könnte. Die visuelle Unter- und diagnostische Entscheidung hängt demnach eminent von der Fertigkeit des Wahrnehmenden ab, zwischen der Gestalt einer fraglichen Struktur und dem Grund des umgebenden Bereichs zu differenzieren.

26 Christian Vogel arbeitet in seiner Dissertationsschrift insbesondere überregionale Röntgenbildausstellungen auf und zeigt die Unterschiede zwischen diesen, institutseigenen Schausammlungen sowie Röntgenatlanten (Vogel 2014).

27 Die Dauerpräsenz von Röntgenbildern und angehenden Röntgenologen an einem Ort scheint neben einem forcierten Lern- und Memorierungseffekt auch eine unterschwellige Gewöhnung, eine Veralltäglichung der Bildästhetik zu versprechen. Dies könnte dazu beigetragen haben, dass die Zweifel ‚am Bild' auf spezifische, diagnostische Fragestellungen fokussiert werden konnten und nicht mehr an die Bildtechnik ‚an sich' gerichtet waren.

28 Bereits Ludwik Fleck verweist in seinem Aufsatz *Schauen, Sehen, Wissen* von 1947 auf das Gestaltsehen, jedoch ohne explizit seine Quellen zu nennen (Hagner 2010: 581; Cohen/Schnelle 1986: xxi). Gestaltprinzipien wie Figur-Grund-Beziehung, Ähnlichkeit oder Schließung bilden für ihn einen wichtigen Referenzpunkt, um zu verdeutlichen, dass das erkennende Sehen mit der Herausbildung einer kontextuell signifikanten Gestaltwahrnehmung einhergeht. Ausführlicher zur Entwicklung der deutschsprachigen Gestaltpsychologie und -theorie vgl. Ash (1998).

29 Die Erwartungen und Forschungsansätze, die gestalttheoretischen Überlegungen im Bereich der Radiologie entgegengebracht werden, zeigen sich bei einer ausschnitthaften Betrachtung von Fachliteratur sehr disparat. So spannt sich die Beschäftigung mit dem Thema Gestalttheorie von einer vergleichenden Betrachtung von Röntgenaufnahmen und Gemälden (Koontz/Gunderman 2008) bis zu dem experimentellen Versuch, gestalttheoretische Prinzipien zu kodifizieren und zur Optimierung röntgenologischen Gestaltsehens zu nutzen (Krupinski 2010).

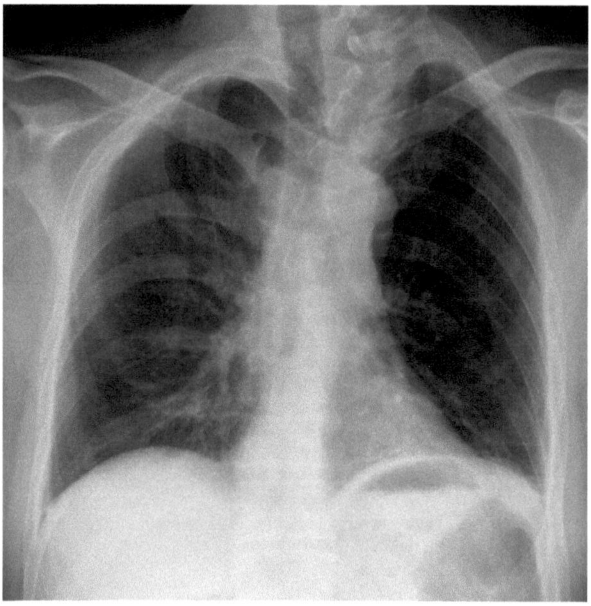

23a

Projektionsradiographie einer Lunge.

Im Gegensatz zur CT-Befundung ist die Gestaltwahrnehmung, die einem Röntgenbild entgegengebracht werden muss, auf ein kognitiv und ästhetisch ‚subtraktives' Verfahren gerichtet. Im direkten Vergleich zwischen einem Röntgenbild ABB. 23a und einer CT-Visualisierung ABB. 23b wird deutlich, dass im Röntgenbild die Rippenbögen auch visuell die dahinterliegenden Strukturen überlagern während sie im CT wie ‚abgeschnitten' scheinen, da eine entsprechende Betrachtungsebene gewählt wurde. Während digitale Schnittbildverfahren den anfänglich Schauenden so zu einem additiven Sehen anregen, muss der geschulte Seher den Raum aus Röntgenbildern ‚herausdenken', um eine genauere Vorstellung von einzelnen Gestalten und Strukturen zu bekommen. Durch die Eigenschaft des Röntgenbildes als Summationsbild, in welches das gesamte durchstrahlte Volumen hineinprojiziert wird und es so zu visuellen Überlagerungen kommt, muss die Morphologie eines fraglichen Segments durch den Sehsinn ‚herauspräpariert' und von seiner Umgebung kognitiv getrennt werden. Digitale Schnittbilder bedingen *sui generis*, dass die Räumlichkeit des Dargestellten mitbedacht sowie im Verweis zum vorherigen und folgenden Schnittbild rekonstruiert werden muss.[30]

30 Wie komplex und kontextuell bedingt eine Differenzierung zwischen Detail und Gestalt bzw. nicht erwarteten Abweichungen von der Normalgestalt ist, zeigt ein Wahrnehmungsexperiment von Forschern des *Visual Attention Lab der Harvard Medical School*. Diese wollen eine „inattentional blindness", eine Blindheit durch Unaufmerksamkeit, von Radiologen bei der Befundung von CT-Bildern nachgewiesen haben. In dem Experiment wurde das Bild eines Gorillas in CT-Aufnahmen montiert. „We asked 24 radiologists to perform a familiar lung-nodule detection task. A gorilla, 48

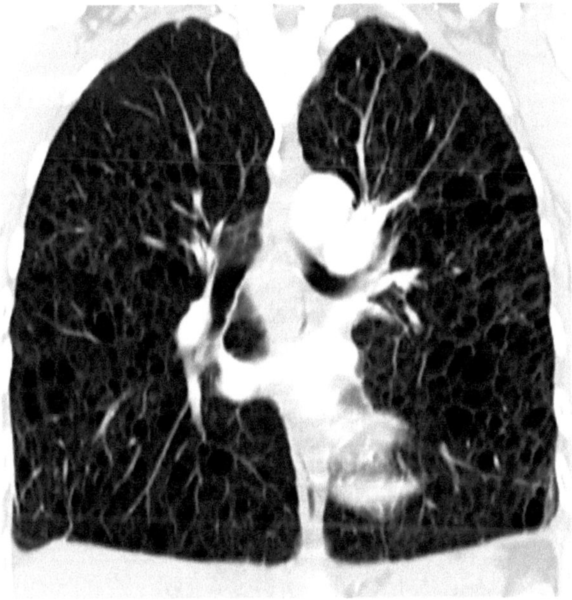

23b

CT-Aufnahme einer Lunge.

Auch wenn es sich bei Röntgenbildern nicht um Schnittbilder im eigentlichen Sinn handelt, begegnet einem hier die Eigentümlichkeit des Schnittes als epistemisches Verfahren – das visuell Zusammengefügte des Röntgenbildes muss in mehrfachen epistemisch-ästhetischen Schnitten durchdrungen werden, um im Wechselspiel von Darstellung und Wahrnehmung die bekannte Gestalt von einer fraglichen Pathologie zu unterscheiden.

Epistemische Schnitte – Blickstrategien und Sprachkonventionen im normal-pathologischen Zwiespalt

Auf einer diskursiv begrifflichen Ebene geht die Konstitution eines tomographischen Sehstils mit der Einübung eines kollektiven Befundungsschemas sowie der Entscheidung zwischen als normal und pathologisch zu bezeichnenden Phänomenen einher. Eine dieser Konventionen zur versprachlichten Herausbildung und Standardisierung spezifischer Wahrnehmungs-

times the size of the average nodule, was inserted in the last case that was presented. Eighty-three percent of the radiologists did not see the gorilla. Eye tracking revealed that the majority of those who missed the gorilla looked directly at its location. Thus, even expert searchers, operating in their domain of expertise, are vulnerable to inattentional blindness." (Drew et al. 2013: 1848).

weisen ist das sogenannte 5-D-Schema. Dieses begriffliche Schema benennt die abstrakte Vorgehensweise, quasi einen ‚Blick-Algorithmus', bei der diagnostischen Bildschau. Das Vorgehen ist auf fünf Schlagworte gebracht: Detect – Describe – Discuss – Differentiate/Differential diagnosis – Diagnose (Vogl et al. 1999: 3; Lange 2010: 1). Im *Atlas der radiologischen Thoraxerkrankungen* wird das 5-D-Schema erläutert, das sich als „nützliche Strategie" zur „sorgfältigen und verantwortungsbewussten Auswertung" erwiesen habe (Lange 2010: 1). So auch in einem englischsprachigen Lehrbuch mit dem programmatischen Titel *Differential Diagnosis in Head and Neck Imaging. A Systematic Approach to the Radiologic Evaluation of the Head and Neck Region and the Interpretation of Difficult Cases* (Vogl et al. 1999). Dieses nennt als „systematic approach to the analysis of radiological findings" die 5-Ds, „a helpful mnemonic in image interpretation" (Vogl et al. 1999: 3). Das blickdiagnostische Vorgehen soll dabei zunächst von einem Gestalterkennen signifikanter Strukturen und Pathologien (Detect) zu einer Beschreibung der Größe und Lage einer Pathologie (Describe) bis zu einer ersten Interpretation des Beschriebenen gehen (Discuss). Um diese Interpretation zu festigen, sollte „bei der Befundung jede mögliche Interpretation eines Musters erwogen werden" (Lange 2010: 1) und eine Differenzialdiagnose gestellt werden.

Sodann geht es im letzten Schritt (Diagnose) darum, „die endgültige Diagnose zu stellen und die Fragen des überweisenden Arztes zu beantworten. [...] Gar nicht so selten muss man sich sogar damit begnügen, einige nach ihrer Wahrscheinlichkeit gereihte Differenzialdiagnosen als abschließende Beurteilung der radiologischen Untersuchung anzugeben." (Lange 2010: 1). Eine solche sprachliche Leitlinie soll neben inkorporierten und memorierten Bildmustern dem Ablauf der Bildschau eine reproduzierbare Form geben, die gleichsam eine gewisse Vollständigkeit suggeriert. Neben inhaltlichen Aspekten der diagnostischen Bildinterpretation wird versucht, auch deren Form in kollektive Konventionen zu fassen, die als Teil des Sehstils wirken. Insbesondere die Prozessstufe der Differenzialdiagnose und die im Zitat angesprochene Reihung von Wahrscheinlichkeiten statt der Erstellung einer abschließenden Diagnose macht auf ein grundlegendes medizinisches Dilemma aufmerksam, das auch für radiologische Sehkollektive konstitutiv ist. Ludwik Flecks Ausführungen *Über einige besondere Merkmale des ärztlichen Denkens* (1927) weisen auf die Vielheit und Vielfalt der „nicht typischen, nicht normalen, krankhaften Phänomene" (Fleck 1983a [1927]: 37) hin, mit der sich medizinische Denk- und Sehkollektive befassen müssen. Die Abgrenzung dieser gegenüber normalen Phänomenen sei schwierig. So stelle sich „die grundsätzliche Frage des ärztlichen Denkens", da die „unerhört reiche Vielheit immerfort anderer und anderer Varianten [...] gedanklich bezwungen [werden muss], denn dies ist die Erkenntnisaufgabe der Medizin. Auf welche Weise ist ein Gesetz für nicht gesetzmäßige Phänomene zu finden?" (Fleck 1983a [1927]: 37).

Mit einem ähnlichen Dilemma ist die Herausbildung und Einübung eines radiologischen Sehstils konfrontiert, der gleichermaßen bekannte Muster aus Vorbildern und Vorbildung reproduziert, aber dennoch immer auch neue Phänomene entdecken soll.[31] Ein solcher Zwiespalt zwischen Strategie und Intuition verweist zudem auf die epistemologische Brüchigkeit der Unterscheidung normal – pathologisch (vgl. Canguilhem 2012 [1966]: 101 ff.; Löwy 1988: 143). Wie weiter oben ausgeführt, ist es nicht allein die Vielfalt körperlich-medizinischer Phänomene, auch lassen sich Sehstile und Befundungskonventionen zwar in systematische Konzepte fassen, wie diese jedoch individuell ausagiert werden, entzieht sich zu weiten Teilen der kollektiven Kontrolle.[32] Eine diagnostische Erfahrenheit rekurriert nicht allein auf das quantitative Anhäufen visueller Eindrücke und diagnostischer Fälle, sondern auch auf das intuitive, nicht sprachlich vermittelbare Vermögen, Verknüpfungen zwischen Patientin, klinischem Befund, tomographischer Aufnahme, kollektiven Konventionen und eigenem (Praxis-) Wissen zu schaffen. Diese diagnostisch relevanten Verknüpfungen basieren jedoch nicht auf einer logischen Zusammenschau aller Faktoren, sondern verlaufen subsidiär im Hintergrund der Aufmerksamkeit (Hagner 2010: 584). Zur Erstellung einer radiologischen Diagnose muss daher immer wieder ein epistemischer Schnitt gesetzt werden, der sowohl individuelle Erfahrung in kollektive Standards einpasst sowie eine Unterscheidung zwischen normalen und pathologischen Phänomen trifft.

Erkennen und Handeln am *tomós*

Die analysierten Bildpraktiken und -typen zeigen verschiedene Aspekte der kollektiven Formierung einer auf Schnittbilder gerichteten radiologischen Wahrnehmungsbereitschaft auf. Bereits während der mikro- und makroanatomischen Ausbildung wird eine untrennbare Verbindung von Sehen und Handeln sowie Sehen und Benennen konstituiert. Kollektiv gefestigte Begrifflichkeiten leiten das erkennende Sehen am Körper an und konstruieren gleichsam ein mentales, inkorporiertes anatomisches Modell eines Normkörpers. Die Einübung eines Struktur- und Gestalterkennens, welches von abstrakten und ausschnitthaften Darstellungen auf die Gesamtform eines Körpervolumens schließen kann, bildet neben dem anatomischen Wissen eine basale Stufe des tomographischen Sehstils.

31 Auf diesen Aspekt macht Vera Dünkel aufmerksam, wenn sie die Röntgenatlanten Rudolf Grasheys analysiert, der ein vorurteilsfreies, diagnostisches Schauen propagiert: „Trotz des vorhandenen Vorwissens über den klinischen Befund soll also der Röntgenologe im ersten Schritt das Bild vorurteilsfrei ansehen – so tun, als ob er nichts wüsste – und beschreiben. [...] Grasheys Lösungsvorschlag ist paradox, aber unausweichlich: Gerade dort, wo nur das geschulte Auge intuitiv entscheiden kann, muss eine möglichst neutrale und vorurteilsfreie Beschreibung die objektive Grundlage jeder Interpretation bilden." (Dünkel 2010: 376).

32 Gelegenheiten zum Austausch über Sehstile innerhalb eines Kollektivs bieten etwa wöchentliche radiologische Kolloquien einer Abteilung, die sowohl zum fachlichen Austausch als auch als Schauplatz dienen, an dem soziale Hierarchien und Rollen gefestigt werden. Die Einübung und Festigung eines kontextuell spezifischen Sehstils geschieht dabei im intrakollektiven Austausch und anhand konkreter radiologischer Fälle (ausführlich Saunders 2008: insbes. 150 ff.).

Weiterhin spielen in der anatomischen Ausbildung das Hantieren mit Instrumenten und die technischen Bedingungen der Präparatherstellung eine konstitutive Rolle. Es sind die Tücken der angewandten technischen Verfahren (z. B. Quetschung des Gewebes in der Mikroanatomie durch Schnitttechniken), die mitbedacht werden sollen, um ein bestimmtes Bildwissen auszubilden, das gleichsam operativ informiert ist. Die Auseinandersetzung darüber, welchen weiter gefassten kollektiven Voraussetzungen und Bedingungen mikro- oder makroskopische Techniken selbst unterliegen, überschreitet jedoch den pragmatischen Rahmen. Bereits auf der grundlegenden Ausbildungsstufe anatomischer Kurse wird die Möglichkeit für kritische Nachfragen an Bedingungen der Technik und Präparation eingegrenzt. Bild- und Technikkritik ist dort vorgesehen und kann angebracht werden, wo nicht das gewünschte, kollektiv definierte Ergebnis hergestellt werden konnte.

Die Einübung eines auf digitale Schnittbildverfahren gerichteten Stil bedingten Wahrnehmens zeigt sich insbesondere in der röntgenologischen Ausbildung. Die Heranführung an eine graustufige Bildästhetik, die Körpervolumen als flächige Ansicht darstellt, zeigt einerseits ästhetisch Ähnlichkeiten mit CT- und MRT-Visualisierungen auf, andererseits dient sie zur epistemischen Abgrenzung von Summations- und Schnittbildern. Die epistemische Differenzierung bzw. Rekonstruktion von Rauminformationen innerhalb eines Bildes und die mentale Rückführung dieser auf den Patientenkörper konstituieren eine grundlegende Fertigkeit Sehstil bedingten tomographischen Erkennens. Gleichzeitig zeigt sich hier wie auch in der Einführung kollektiver Leitlinien zur Befundung ein grundsätzliches Dilemma radiologischer Diagnostik. Weder das diagnostische Vorgehen einzelner Radiologinnen und Radiologen noch die Erscheinungen körperlicher Phänomene können abschließend und umfassend standardisiert werden. Weder Sehstil noch radiologische Diagnosen unterliegen vollständig kollektiven Entscheidungen, sondern sind immer auch Verhältnisbildungen und Annäherungen zwischen Individualität und Kollektivität.

ÄQUIVALENTBILDER – FORMATIONEN, BESTIMMUNGEN UND TIEFGRÜNDE DES BILDHAFTEN

Bilder sind *per se* die Erkenntnis- und Entscheidungsgrundlage für radiologische Diagnostik. In und an ihnen manifestieren sich diagnostischer Blick und Körper, sie vereinen apparatives Verfahren, kollektive Konventionen und softwarebasierte Operationen (Borck 2001: 386). Das Bildhafte als ‚Ansatzpunkt' radiologischer Diagnostik ist (weiterhin) unhintergehbar, auch wenn es für den klinischen und weiter gefassten medizinischen Kontext der Abfassung einer schriftlichen Diagnose bedarf, die in das therapeutische Regime integriert wird (Joyce 2005: 440).

Hounsfields Versprechen „[a] picture is reconstructed from the data" (Hounsfield 1973: 1016) bezog sich vorrangig auf Schnittbilder in Graustufen. In aktuellen klinischen Kontexten finden sich zunehmend mehrdimensionale visuelle Modellierungen des Körperinneren, die für vielfältige diagnostische Anfragen und klinische Bereiche genutzt werden. Unspezifische Brustschmerzen rufen im Notfallbereich etwa die sogenannte Triple-Rule-Out-Diagnostik auf, die häufig mittels eines angiographischen CT-Scans durchgeführt wird. Um Herzinfarkt, Aortendissektion (Aufspaltung zwischen der mittleren und inneren Wandschicht der Arterie) oder Lungenarterienembolie als Ursachen auszuschließen, wird der obere Teil des Oberkörpers unter Gabe eines Kontrastmittels gescannt. Die Organe Herz und Lunge sowie die Aorta als Blutgefäß werden innerhalb eines Scans erfasst und erst in der Visualisierung in ihrer jeweiligen somatischen und klinischen Besonderheit betrachtet. Dabei vermittelt die Art der Darstellung, als graustufige Schnittbildserie oder als dreidimensionale Rekonstruktion, zwischen klinisch-diagnostischer Fragestellung und organischer Besonderheit. *Ein* oder *das* CT-Bild – eine still gestellte Ansicht, die nicht in einer Reihe von weiteren Schritten analysiert wird – gibt es in diesem Sinn nicht. Diagnostisch kann *ein* CT-Bild wenig Auskunft über die Verfasstheit des Patientenkörpers geben.[1] Doch welcher ästhetische und diagnostische Wert wird bestimmten Visualisierungs*formen* zugestanden? Und wie gestalten sich die ästhetischen und epistemischen Beziehungen zwischen verschiedenartigen Visualisierungen eines Bilddatensatzes?

1 Die diagnostische Abklärung eines klinischen Falles führt häufig zur Anfertigung von Visualisierungen aus unterschiedlichen Bildgebungsmodalitäten, etwa von Röntgenbildern, histologischen Schnitten und Ganzkörper-Szintigrammen. Die differenzierte Betrachtung der Symptome muss zugleich die Möglichkeiten der einzelnen Bildgebungsverfahren bedenken und die verschiedenen visuellen Skalierungen in einer Gesamtdiagnose synthetisieren. Da es nachfolgend um die ästhetischen Besonderheiten verschiedener computergraphischer Darstellungsmodi geht und nicht um eine Visualisierungskette, die einen einzelnen Patienten begleitet, verengt sich der analytische Fokus erneut auf die Computertomographie.

Für eine ästhetisch ‚tiefgründige' und differenzierte medientheoretische Betrachtung bedarf es eines Bildbegriffs, der anerkennt, dass digitale Visualisierungen nicht allein aus ihrer visuellen Oberfläche bestehen, sondern in ihrem Anwendungskontext technisch standardisiert hergestellt und situativ-dynamisch verwendet werden. Dennoch ist es vorrangig das Bildhafte und Sichtbare, das im radiologischen Kontext die Erkenntnisgrundlage bildet. So ist auch medientheoretisch nicht *per se* von der Rede von Bildern und Visualisierungen abzurücken, auch wenn diese differenziert betrachtet und auf ihre prozessualen und relationalen Bedingungen befragt werden müssen. Ein Bildbegriff, der in einer kritischen Aufnahme produktiv übertragbar scheint, findet sich im biomedizinischen Bereich selbst. In der Histologie und Mikroanatomie bezeichnet der Fachbegriff ‚Äquivalent'- oder auch ‚Äquivalenzbild' auf bestimmte Weise hergestellte mikroskopische Schnittbilder, die nicht als vermeintliche Abbilder, sondern als ‚geronnene' Sichtbarmachungsprozesse und Sichtbarkeitskonventionen diskursiviert werden.

Bildtheoretisches Vorspiel – Nissls Äquivalentbildbegriff

In histologischen und mikroanatomischen Disziplinen kommen Histotechniken wie Fixierung, Schnitt und Färbung zum Einsatz, um unter dem Mikroskop die Gewebeschnitte betrachten zu können (Rheinberger 2009: 133 f.). Das Präparat wird zunächst physikalisch oder chemisch fixiert, um den Abbau des Gewebes und die nach dem Tod einsetzenden autolytischen Vorgänge zu hemmen. Nach dieser Haltbarmachung können je nach Fragestellung und Präparationstechnik unterschiedlich dicke Schnitte des Gewebes angefertigt werden. Um spezifische Zell- und Gewebebestandteile in den Schnitten mikroskopisch hervorzuheben, werden Färbetechniken angewandt, deren sichtbares Ergebnis sich aus den Gewebeeigenschaften in Reaktion mit den Farblösungen ergibt. In der generierten Darstellung ist nicht ‚die Zelle' zu sehen, sondern Relationen zwischen dem Präparat und den Techniken der Bildherstellung.

Eher normativ als reflexiv hatte der Neuropathologe und Psychiater Franz Nissl (1860–1919) um 1900 für diese Art der Sichtbarmachung den Begriff des Äquivalentbildes geprägt, um hervorzuheben, dass durch histologische Techniken kein Abbild einer lebendigen Struktur entsteht. In seinem Buch *Die Neuronenlehre und ihre Anhänger* (1903) skizziert Nissl, dass er bei seinen Untersuchungen „von einer bestimmten, sicheren Grundlage [ausgeht], von dem sogenannten Nervenzellenäquivalentbild" (Nissl 1903: 167). Dieses erlaube ihm analytisch-experimentell, das Präparat sowie dessen operationale Merkmale zu untersuchen und daraus Verweise zur Morphologie und Physiologie der lebendigen Zelle abzuleiten.[2] So

2 So heißt es in einem aktuellen Lehrbuch der Histotechnik: „Ein Äquivalentbild stellt die reproduzierbare und erfahrungsgemäß mit gesetzmäßiger Gleichheit auftretende, histologische Erscheinung dar (Nissl). [...] Durch die elektronenmikroskopischen Untersuchungen können Relationen zwischen den Ultrastrukturen und ihrer Darstellung im

konstatiert Nissl, dass er sich nicht „von der Vorstellung leiten [lässt], dass dieses oder jenes Bild eines mikroskopischen Präparates der präformierten Structur [sic] vielleicht entspricht. Da ich bestimmt weiss [sic], dass wir die präformierte Structur [sic] der Nervenzellen nicht kennen, so giebt [sic] es [...] nur eine einzige richtige Fragestellung“ (Nissl 1903: 167). Dies sei die Frage danach, wie die Substanzen des Äquivalentbildes mit den Substanzen der Zelle reagierten. Allein durch diese Verschiebung der erkenntnisleitenden Fokussierung auf das Äquivalentbild ist für Nissl „der feste Boden gewonnen, auf dem eine klare, durchsichtige Discussion [sic] durchgeführt werden kann.“ (Nissl 1903: 167). Bei der Herstellung von Äquivalentbildern ist es für Nissl daher besonders wichtig, dass alle Präparationsprozesse strikt eingehalten werden, um die Vergleichbarkeit der Äquivalentbilder sowie deren Aussagekraft zu gewährleisten.[3] „Unter Nervenzellenaequivalent verstehen wir demnach das mikroskopische Strukturbild der im Gewebe vorhandenen Nervenzellen des in einer bestimmten Weise getöteten Tieres, das bei einer bestimmten mikroskopisch-technischen Behandlung des Nervengewebes unter bestimmten Voraussetzungen erfahrungsgemäß mit einer gesetzmassigen Gleichheit zur Darstellung gebracht werden kann.“ (Nissl zit. n. Jahnel 1920: 755)[4]. Gleichwertige Erkenntnisse zur Beschaffenheit der lebendigen Zelle am Äquivalentbild sind für Nissl nur dann möglich, wenn für alle Bilder die (idealerweise) gleichen experimentellen Voraussetzungen und die gleichen technisch-medialen *a priori* bestehen. Erst wenn das Lebendige und potenziell Unsichtbare in ein standardisiertes Medienformat transformiert wurde, ist die Grundlage zur experimentellen Beobachtung, Analyse und Kommunikation gegeben. Für die praktische Arbeit mit Äquivalentbildern bedeutet dies, dass man „nie vergessen [sollte], dass man tote und chemisch veränderte Zellen betrachtet und dass man gedanklich die Ergebnisse vieler verschiedener Methoden zusammenbringen muss, um ein Bild der lebendigen Zelle und ihrer Dynamik zu erhalten.“ (Welsch 2006: 4).

Äquivalentbild hergestellt werden. Dieses Wissen erlaubt ein zuverlässiges Arbeiten in der diagnostischen Morphologie.“ (Lang 2006: 42).

3 Nissl, der eng mit Alois Alzheimer zusammengearbeitet hat, wollte sich in seiner Forschung gegenüber prominenten Zeitgenossen und späteren Nobelpreisträgern wie Santiago Ramón y Cajal und Camillo Golgi absetzen, indem er eigene Methoden der Fixation und Färbung (auch heute wird vielfach noch die s. g. Nissl-Färbung angewandt) standardisierte und zur Grundlage für weitere Erkenntnisse über den Bau und die Funktion von Nervenzellen machte. So führt Nissl etwa unter Replik auf Santiago Ramón y Cajal aus: „Da ich bestimmt weiß, dass wir die präformierte Structur [sic] der Nervenzellen nicht kennen, so giebt [sic] es in Hinblick auf die Cajal'sche Behauptung, dass in den Nissl'schen Präparaten die ‚zwischen den Chromatinsubstanzen' befindliche farblose Masse netzartig structuriert [sic] ist, nur eine einzige richtige Fragestellung, nämlich die Frage, welchen Substanzen des Aequivalentbildes entspricht die ‚zwischen den Chromatinsubstanzen befindliche Masse' in den Nissl'schen Präparaten und welchen Bau zeigen diese Substanzen im Aequivalentbilde.“ (Nissl 1903: 167; sowie 368 ff.) Zur daran anschließenden Diskussion der Frage „Gibt das fixierte Präparat ein Äquivalentbild der lebenden Zelle?“ Ries/Gersch (1936).

4 Detaillierter führt Nissl zu den präparationstechnischen Voraussetzungen aus, es entstünde „das Zellenbild des Aequivalentpräparates, welches mit Hülfe [sic] meiner Seifenmethylenblaumethode gewonnen wird, vorausgesetzt dass das Thier [sic] durch einen Stich in's Halsmark oder Herz getödtet [sic], die lebensfrischen und in kleine Blöckchen zerlegten Centralorgane [sic] sofort in 96-proc. Alkohol verbracht und direct [sic] aus dem 96-proc. Alkohol heraus ohne Einbettung in 10 µ dicke Schnitte zerlegt werden.“ (Nissl 1903: 168).

Dieser reflexive Zug, der mit dem Begriff des Äquivalentbildes verkoppelt ist, macht nochmals darauf aufmerksam, dass in Äquivalentbildern relative Prozesse und Voraussetzungen, Gesetzmäßigkeiten und Erfahrungen zur Anschauung gebracht und bei der Analyse beachtet werden müssen. Nissls Ausführungen zum Äquivalentbild als prozessualer, standardisierter und operationaler Sichtbarmachung, die zudem Erfahrungswissen und kollektive Konventionen bedingt bzw. einschließt, bergen bildkritisches Potenzial.[5] Es eröffnet sich eine medientheoretische Perspektive, die das Bildhafte in den Vordergrund rückt und gleichzeitig technische und wahrnehmungstheoretische Aspekte einzubeziehen vermag. Eine kritische Aufnahme des Begriffs als bildanalytisches Modell befindet sich in einer Doppelbewegung. Äquivalentbilder müssen sowohl bezüglich der Strategien und Prozesse ihrer Bildwerdung als auch hinsichtlich der Konventionen ihrer Betrachtung analysiert werden. In diesem Spannungsfeld lässt sich untersuchen, auf welcher Grundlage, in welchem Kontext und auf welche Weise Bilder im Vergleich zum Ausgangsobjekt gleichwertig gesehen werden. Bildtheoretisch rückt damit die mühsame Frage nach dem Objekt *im* Bild in den Hintergrund. Die Aufgabe einer bild- und medientheoretischen Analyse ist es, die Dimensionen von angenommener experimenteller bzw. diagnostischer Gleichheit und Wertigkeit genauer zu differenzieren und in verschiedenen pragmatischen Kontexten des Bildgebrauchs und -handelns zu befragen. Daher wird nachfolgend sowohl von Bildern als auch von Visualisierungen gesprochen, da das bildtheoretische Konzept des Äquivalentbildes den technischen Prozess der Bildgebung betont und so dem Begriff der Visualisierung nahekommt, jedoch gleichsam das Bildliche als eigenständige theoretisch-analytische Instanz anerkennt. Wenn sich die Ausführungen vorrangig auf die visuelle Oberfläche konzentrieren, wird daher von Bildern gesprochen, wenn eher den Beziehungen zwischen Unter-, Zwischen- und Oberfläche nachgegangen wird, ist die Rede von Visualisierungen.

Zeichenhäute, abgezogen – mikroskopische und computertomographische Äquivalentbilder

Auch wenn die kritische Aufnahme des Äquivalentbildbegriffs als bildtheoretisches Konzept produktiv erscheint, sind grundlegende Unterschiede zwischen mikroskopischen Strukturbildern und computertomographischen Visualisierungen zu klären. Der Hauptunterschied zwischen analogen und digitalen Äquivalentbildern liegt im Umgang mit der Lebendigkeit und Materialität des sichtbar zu machenden Objekts sowie in der medialen Qualität des Visualisierungsprozesses. Während der analoge Präparationsprozess einer der materiell-epi-

5 Die Kunsthistorikerin Erna Fiorentini entwickelt ausgehend von Santiago Ramón y Cajals Forschungsarbeiten die Begriffe der „induzierten Sichtbarkeit" und „ästhetisch-epistemischen Aktion" (Fiorentini 2013), um den Begriff der Visualisierung für den Bereich mikroskopischer Schnittbilder und Handzeichnungen zu spezifizieren. Viele der von ihr genannten bildtheoretischen Aspekte scheinen produktiv für eine eingehendere wissenschaftshistorische Aufarbeitung der Auseinandersetzungen zwischen Ramón y Cajal, Golgi und Nissl, den Fiorentini jedoch nicht nennt.

stemischen Verdichtung ist (Rheinberger 2009: 129 f.), ist der digitale Bildgebungsprozess einer der materiellen Distanzierung und Flexibilisierung. Dort, wo Präparate „Bilder ihrer selbst" (Rheinberger 2003) werden, kann keine ontologische Unterscheidung zwischen der Materialität des Objekts und seiner Medienformatierung mehr getroffen werden, beide gehen ineinander auf und existieren nicht mehr getrennt.

Digitale Bildgebungsverfahren lösen den Patientenkörper nicht in dessen Bild auf, die Materialität des Bildes entspricht nicht vollständig der ihres Objekts. Dennoch sind die Bänder zwischen materiellem Körper und digitaler Bildlichkeit im Bereich der diagnostischen Radiologie keinesfalls so lose und immateriell wie es die digitale Verfassung der Bildgebung erlauben würde.[6] Wie bereits im ersten Hauptkapitel dargestellt wurde, durchziehen materielle Interventionen den Prozess der Datenerfassung. Insbesondere Röntgenstrahlung und Kontrastmittel indizieren materielle Verweise zwischen Körper und Datum. Das Kontrastmittel, das sich an bestimmten Gewebearten ansetzt, ‚präpariert' diese Aspekte für die Messung und Sichtbarmachung heraus, es greift materiell in den Körper ein, um ihn partiell herauszustellen. Auch die Röntgenstrahlung durchdringt den Körper und hinterlässt materielle Spuren in ihm. Diese ‚materiellen Partikel' sind Grundbedingungen des Bildgebungsprozesses und etablieren die beschriebene indexikalische Beziehung zwischen Körper und Messung. Ist dem Patientenkörper jedoch erst einmal standardisiert und digital seine „Zeichenhaut" (Nake 1993: 168) abgezogen worden, erfordert ihre Weiterverarbeitung nicht mehr die Anwesenheit des *einen* materiellen Körpers. Präparation und Visualisierung fallen nicht zusammen wie in analogen Äquivalentbildern. Das algorithmische Zeichen und die Prinzipien der Software lösen das ‚Präparat' von seinem Körper, da sie ästhetisch und epistemisch ermöglichen, die entstandene mediale Lücke zu füllen und zu bedenken. Dennoch können analoge und digitale Formen der Äquivalenzbildung nicht an etwas Vorgängigem, Nicht-Medialen überprüft werden, d. h. es gibt keine materielle Verfassung ihrer Ausgangsobjekte, die die Darstellungsweisen des Äquivalentbildes überprüfbar machen würden (Reck 2007: 228). Weder kann ein einmal herauspräparierter Zellverbund wieder in seine ‚ursprüngliche Verfassung' zurückversetzt werden, noch kann eine im täglichen Routinebetrieb erstellte Tomographie an der individuellen, lebendigen Körperlichkeit der Patienten und Patientinnen überprüft werden. Michel Serres fasst diese Prozessualität und Relationalität treffend in der Wendung „Die Relationen vermehren sich auf Kosten der ‚Substanz'" (Serres 2002: 198). Umso dringlicher wird es, digitale Bilder auf ästhetische, epistemische und operationale Annahmen zu befragen sowie die Relationen und Dimensionen der Äquivalenzbildung aufzuzeigen. In welchem

6 Der Aspekt der Immaterialität digitaler Bilder wurde vielfach diskutiert (zusammenfassend Grube 2006; Schneider 2009; Hinterwaldner 2010: 110 ff. mit Referenz zu Frieder Nake). Insbesondere neuerlich (wieder) aufkommende Diskurse um Virtualität und s. g. erweiterte Realität, versuchen kontextspezifisch zu klären, wie physische und virtuelle Instanzen von bspw. lebendigen Körpern zeit- und raumkonsistent miteinander synchronisiert werden (dazu in der Zusammenfassung dieser Studie).

Spannungsverhältnis werden Bilder zu Körperbildern, zu Bildern vom Körper und in welcher Weise werden sie selbst zu Bildkörpern, zu den primären Objekten der Diagnostik?

Im ‚Als-ob' der Bilder – CT-Visualisierungen als Äquivalentbilder

James Ambrose schreibt in seinem Artikel zur frühen klinischen Anwendung der Kopf-CT: „[...] the Polaroid camera pictures taken from the cathode-ray tube display must be viewed *as if* the cranial contents at a particular level were being looked at from above." (Ambrose 1973: 1025, Hervorh. KF). ‚As if' – als ob man von oben auf das Hirn schauen würde, das nicht materiell vorhanden, aber doch ‚anwesend' ist, sich auf den Polaroids darstellt. Das Als-ob in Ambrose Formulierung stellt eine gleichzeitige Distanz und Verbindung her. Es verlängert konzeptionell den Blick bis zu den ‚cranial contents' und markiert gleichsam die mediale Distanz, die sich zwischen Blick und Körper geschoben hat. Ambrose betont die ganz eigene, diagnostische Qualität des Bildhaften weiter: „With the serial number at the top of the picture the viewer is correctly orientated as to left and right side, front and back." (Ambrose 1973: 1025). Das Bild ermöglicht eine visuelle und koordinierte Erschließung des Gehirns, da es nicht allein die Messdaten in Form eines Gehirnschnitts visualisiert, sondern zudem das Verfahren seiner Sichtbarmachung und computergraphische Potenziale expliziert.

Um das Als-ob der visuellen Darstellungen und ihre ganz eigene Evidenz weiter zu illustrieren, fährt Ambrose in seinem Text fort, Fotografien von axial aufgeschnittenen Hirnpräparaten sowie Polaroidausdrucke des CT-gescannten Präparates parallel zu montieren ABB. 24. Bei diesem Bildvergleich geht es Ambrose nicht darum, einen vermeintlichen Abbildcharakter oder den Anschein einer fotorealistischen Darstellungsweise der Computertomographie aufzurufen. „The sections are [...] selected to show some of the major anatomical features which can be seen in computerized transverse axial scans [...]." (Ambrose 1973: 1025). In der Bildunterschrift betont Ambrose ausdrücklich den relationalen Charakter, erneut aber auch das Aspekthafte der CT-Darstellung: „Relation of scans to sections through normal brain. [...] The major features which can be defined are: the subarchnoid space, the Sylvian fissures, 3rd ventricle, lateral ventricles, interhemispherical fissure, pineal body, choroid plexuses, corpus striatum [...]." (Ambrose 1973: 1026). In der frühen klinischen Erprobungsphase der CT stellt Ambrose bereits deren visuell-morphologische Gleichwertigkeit im Vergleich zur histologischen Sektion heraus, um das diagnostische Potenzial der CT-Scans zu illustrieren. Gleichzeitig nimmt er eine epistemische Abgrenzung vor, indem er die Aspekthaftigkeit und orientierende Funktion der digitalen Schnittbilder gegenüber den Präparaten betont. Digitale Medientechnologien konstituieren hier besondere ästhetisch-epistemische Aspekte des visualisierten Objekts, indem sie andere Aspekte zurückdrängen oder negieren. Die Haptik oder Farbigkeit des Gewebes etwa kann nicht ‚ins Bild' übertragen werden, wohingegen die Dichte eines Knochens auch quantitativ beziffert werden kann.

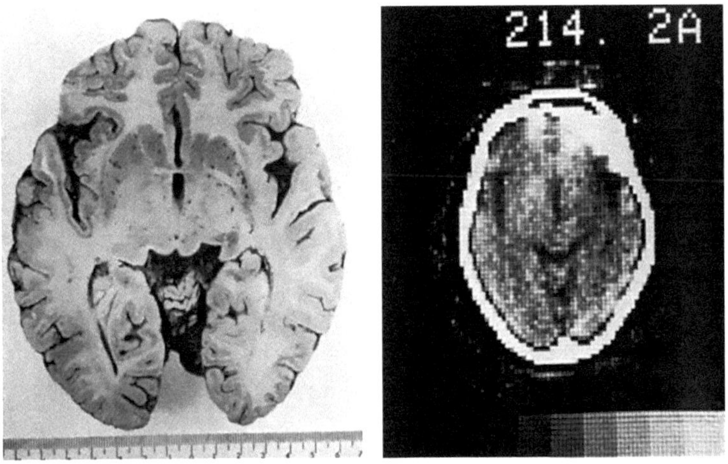

24
Parallelmontage Hirn-Schnittpräparat und CT-Schnittbild (Ambrose 1973: 1026).

Man könnte einwenden, dass Visualisierungen *nur* bestimmte anatomische und histologische Aspekte sichtbar machen können. In dieser Ausschließlichkeit scheint jedoch gerade ihre diagnostische Spezifik zu liegen. Computertomographien ermöglichen es, *bestimmte Aspekte* des Gehirns hervorzuheben, indem sie etwa anatomische Strukturen dichten Gewebes darzustellen vermögen. An dieses mittlerweile ‚routinierte Potenzial' richten sich dementsprechend die klinischen Fragestellungen, die an die radiologische Diagnostik delegiert werden. An diese konstitutive Aspekthaftigkeit muss sich auch eine bild- und medientheoretische Reflexion wenden und nach den Entscheidungs- und Selektionsprozessen, nach visuellen Ein- bzw. Ausschlussverfahren fragen (Reck 2007: 229 f.). Von vorneherein von einer defizitären Beziehung zwischen Bild und Körper auszugehen, würde die technischen Grundlagen des Bildgebungsverfahrens verleugnen.

Weiterhin geht es Ambrose darum, die digitale Verfasstheit der CT-Scans zu unterstreichen: „The computer ‚print-out' which accompanies each section is the numerical record of the absorption coefficients" (Ambrose 1973: 1027). Die Visualisierung wird durch eine Aufzeichnung der berechneten Dichtewerte des Gewebes (Hounsfield-Einheiten) ergänzt, die als Zahlenmatrix ausgedruckt werden können. Gleich, ob die Messwerte explizit als solche sichtbar gemacht oder in Graustufen visualisiert werden, zeigt sich hier die grundlegende Verfasstheit digitaler CT-Bilder. Sie vereinen gleichermaßen qualitativ-morphologische und quantitativ-histologische Informationen in einer Ansicht, die sie gleichwertiger zum lebendigen Körper erscheinen lassen als histologische Präparate (Ambrose 1973: 1023). Das Als-ob des CT-Bildes ist dementsprechend ein anderes als etwa das bei Gottfried Böhm im Anschluss an Jean Baudrillard aufgerufene. In dem hier entworfenen Verständnis geht es gerade nicht um die Simulation, durch die in einem „perfekten ‚Als-ob'" die „Differenz zwischen

Bild und Realität" schwindet (Boehm 1994: 35). Vielmehr markiert das Als-ob des CT-Bildes die gleichzeitige Differenz *und* Verbindung zwischen dem realweltlichen Objekt und der spezifischen Visualisierungsform. Das Bildhafte bietet eine Potenzialität, die es erlaubt, bestimmte Aspekte eines Objekts herauszustellen sowie deren mediale Funktionalisierung und Operationalisierung vorzunehmen. Verschiedenartige Visualisierungsoptionen können Auskunft darüber geben, wie deterministische Softwareprozesse und sehkollektive Aushandlung im Medium des Bildes aneinander ausgerichtet werden, um Aussagen zum Zustand von Patienten zu treffen. Dabei kann bildtheoretisch grundsätzlich keine defizitäre epistemische Beziehung zwischen dem Ausgangsobjekt und seiner Visualisierung angenommen werden. Vielmehr muss im Kontext der radiologischen Diagnostik analysiert werden, welche Konventionen und ästhetische Prinzipien Bilder, Bildvergleiche und Bildserien als zueinander und dem Körper gleichwertige Relationen konstituieren und welche Dimensionen der ‚diagnostischen Wertigkeit' ihnen zugeschrieben werden.

Ästhetische Funktionalisierungen – im Schnitt Graustufen

Graustufige Schnittbildansichten und farbige Volumengraphiken sind zwei computertomographische Visualisierungsformen in der aktuellen klinischen Praxis. Die unterschiedlichen Farb- und Raumdarstellungen machen auf je anders gelagerte diagnostische Fragestellungen aufmerksam. Besonders im radiologischen Routinebetrieb sind es weiterhin graustufige Schnittbilder, denen trotz aller ‚medientechnischer Potenz' und im ‚Überschwang des Visuellen' eine ganz eigene ästhetisch-epistemische Funktion zukommt. Neben farbenprächtigen modellierten, simulierten und animierten Visualisierungen in medizinischen und naturwissenschaftlichen Kontexten sind Graustufen jedoch Randgebiete der bild- und medientheoretischen Reflexion.[7] Welche diagnostische Qualität haben graustufigen Schnittbilder noch immer inne, obwohl technologisch das ganze Arsenal der computergraphischen Visualisierung zur Verfügung stünde?[8]

7 Farbgebung wird als essenziell für Wissensproduktion und -distribution erachtet (etwa Dünkel 2006; Groß/Duncker 2006), und so ist es Buntheit, die auf Interesse stößt, auf solch visuell-langweilige und scheinbar ‚neutrale' Erscheinungen wie Graustufen und deren epistemologischen Stellenwert wird wenig Wert gelegt (anders Prinz 2011).

8 Kritisch zeigt sich auch der Mathematiker Günther Ziegler. Er geht davon aus, dass „Wunschträume [...] leicht zu formulieren [sind]: *Natürlich* wünscht sich der Arzt dreidimensionale, bewegte Bilder auf dem Bildschirm, in denen Organsysteme farbkodiert und klar abgegrenzt sind. Und in dieser Richtung hat mathematische Visualisierung mit den Möglichkeiten moderner Computergraphik viel zu bieten: Wenn man erstmal ein Modell im Computer hat, kann man das auch darstellen, *sichtbar* machen. Eine Vielzahl von Techniken bietet sich an, um Oberflächen zu zeigen, Volumen darzustellen (Stichworte: *texture mapping*, *surface* und *volume rendering*). Das ganze Arsenal der Hollywood-Maskerade steht zur Verfügung. Man braucht kein Prophet zu sein, um zu sagen, dass in zehn oder zwanzig Jahren die Bilder in der medizinischen Praxis ganz anders aussehen werden. Aber will man das?" (Ziegler 2005: 164, Hervorh. im Org.).

Relativ grau – Messwerte als Grauwerte

Bevor die Messungen in der CT als Graustufe in Erscheinung treten, sind sie Zahlen, die routinemäßig nicht als solche visualisiert werden. Die Darstellung eines CT-Scans als Zahlenmatrix macht auf die verschiedenen Stufen der ‚präparationstechnischen Prozesse' und Momente der Äquivalenzbildung aufmerksam ABB. 25. Die bei Ambrose abgedruckte Zahlenmatrix eines ‚Normal Scan' ist ein eindrückliches und ästhetisch komplexes Beispiel für die visuelle Herstellung eines diagnostisch aussagekräftigen Äquivalentbildes. Der abgebildete Papierausdruck stellt die Absorptionskoeffizienten der Röntgenstrahlung als Zahlenwerte in einer Matrix dar. Wie im ersten Hauptkapitel bereits ausgeführt wurde, beruht das physikalisch-mathematische Verfahren der CT darauf, dass der „errechnete Schwächungskoeffizient [des Röntgenstrahls, KF] im CT-Bild über so genannte CT-Zahlen relativ zur Schwächung von Wasser angegeben" wird (Kalender 2006: 31). Diese CT-Werte werden in Hounsfield Units (HU) und innerhalb der Hounsfield-Skala relativ zum Absorptionskoeffizienten von Wasser und Luft angegeben. Auf der HU-Skala hat Wasser definitionsgemäß den Wert 0 HU, Luft entspricht -1000 HU ABB. 26. Weniger dichte Gewebearten des menschlichen Körpers weisen „wegen ihrer niedrigen Dichte und der dadurch bedingten niedrigen Schwächung negative CT-Werte auf. Die meisten anderen Gewebe liegen im positiven Bereich, wobei dies für Muskel, Bindegewebe und die meisten Weichteilorgane überwiegend auf die physikalische Dichte zurückzuführen ist." (Kalender 2006: 32). Regulär werden den numerischen Werten Graustufen zugeordnet und als solche visualisiert (Ziegler 2005: 163). Verkürzt dargestellt bedeutet dies, dass die Dichte eines Gewebes mit einem ästhetischen Merkmal, nämlich einer bestimmten Graustufe, aufgrund von medientechnischen Operationen verbunden wird.

Der gezeigte ‚Normal Scan' stellt jedoch die numerischen Werte in den Vordergrund und damit besonders eindrücklich die verschiedenen Stufen der digitalen Äquivalenzbildung. Während sich die Gewebedichte anhand der berechneten Absorptionskoeffizienten ablesen lässt, kommt die Morphologie des dem Scan zugrunde liegenden Gehirns nicht aufgrund einer morphologisch korrekten ‚Anordnung' der Zahlenwerte zustande. Alle Zahlen stehen wohl geordnet in einer 80x80 Zahlenmatrix. Die Gestalt des Schädels und der Ventrikel ergibt sich allein aus den mehr oder weniger dicht stehenden Ziffern, aus „mehr oder weniger Druckerschwärze oder -weiße" (Buschhaus 2011: 25) und aus der vorgeprägten Ahnung, wie sich ein transversaler Schädelschnitt zeigt. Daneben visualisieren die recht vielen Nullwerte in den Randbereichen der Matrix das apparative Dispositiv der frühen CT, in denen der Patient eine wassergefüllte Gummihaube um den Kopf tragen musste. In komplexer Weise vereinen sich in diesem Bild technologische, epistemische, sozio-kulturelle und ästhetische Schichten einer computertomographischen Visualisierung. In theoretisch-analytischer Hinsicht eröffnet dies den Blick auf verschiedene Dimensionen der Äquivalenzbildung, die sich nicht ausschließlich aus dem Verhältnis von Bild und dargestelltem Körperteil ergeben, sondern auch aus dem Vergleich von Darstellungsoptionen und Visualisierungsstufen. Dabei macht

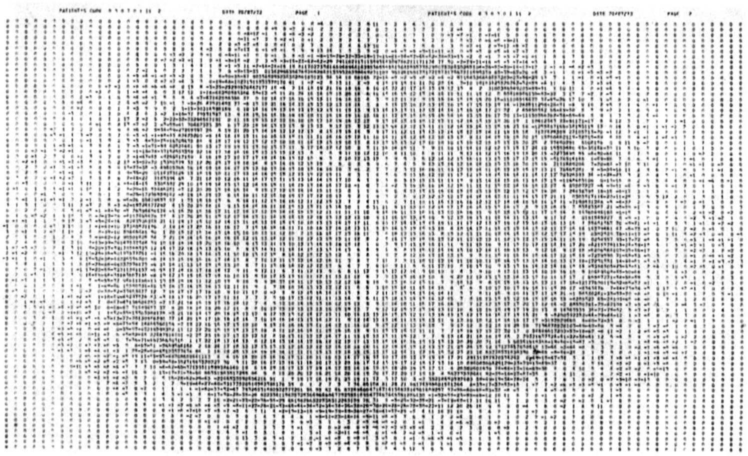

25
Ausdruck eines frühen CT-Scans in Form einer Zahlenmatrix (Ambrose 1973: 1023).

diese Abbildung besonders deutlich, dass nicht ‚das Gehirn' dargestellt wird, sondern, ähnlich wie in Nissls histologischer Präparation, Konventionen und Verfahren der Sichtbarmachung.

In der aktuellen, alltäglichen Befundungspraxis begegnet man vorrangig Graustufendarstellungen, in denen die numerische Einheit durch ein ästhetisches Merkmal weiter herauspräpariert und an die erfahrungsgemäße Wahrnehmung von Radiologen angepasst wurde (Kevles 1997: 161).[9] Bei diesem Zuordnungsprozess von Messwerten zu Maßzahlen und letztlich vorrangig zu Grauwerten sei es nun vor allem die Eigenschaft der Graustufen, die „CT-Werte direkt und unverfälscht zur Darstellung [zu bringen]. [...] Damit ist immer eine einfache Orientierung im Volumen und eindeutige Interpretierbarkeit der Bildwerte gegeben." (Kalender 2006: 205). Die Zuschreibung eines Messwertes an eine bestimmte Grauabstufung wird hier – verkürzt – als der entscheidende Vorteil dieser Darstellungsvariante gesehen. Aber auch diese Zuordnungsrelation lässt sich in der softwarebasierten Arbeit mit den Schnittbildern je nach diagnostischem Interesse beständig anpassen. Dies geschieht durch die mediale Operation der sogenannten Fensterung, die zu einer erhöhten Kontrastbildung in der graustufigen Darstellung führen soll.

9 Die Soziologin Kelly Joyce hat die Entwicklung der MRT und ihrer nuklearmedizinischen Anwendung aufgearbeitet. Dabei stellt sie fest, dass auch in diesem Bereich die numerischen Darstellungen aufgrund etablierter Bild- und Wahrnehmungskonventionen an die visuellen Präferenzen von Radiologen angepasst wurden. „[...] the practice of printing out both the array of numbers and anatomical pictures ceased soon after NMR technology was placed in radiology units. Instead of representing NMR data as both numbers and images, the data was now solely presented in image form. Developers of MRI recall how radiologists' emphasis on pictures shaped decisions about representation practices." (Joyce 2006: 13).

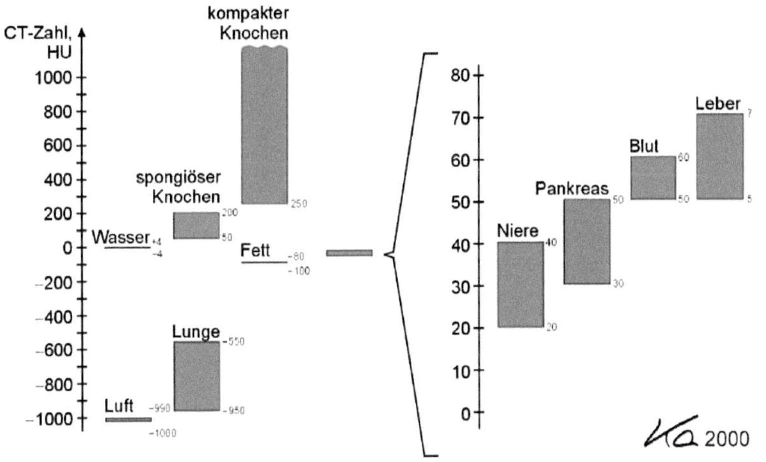

26
Hounsfield-Skala (Kalender 2006: 31).

Von Fenstern und Kontrasten

CT-Bilder haben ein mögliches Darstellungsspektrum von typischerweise 4096 Graustufenwerten (Kalender 2006: 32 f.). Da das menschliche Auge je nach Umgebungsbedingungen nur etwa 40 bis 100 Graustufen gleichzeitig unterscheiden kann, wird die Zuordnung von Hounsfield-Einheiten zu Graustufen über eine Mapping Funktion auf einen Darstellungsumfang von 8 Bits (256 Graustufenwerte) heruntergerechnet (Aberle et al. 2010: 26).[10] „This process is referred to as *windowing and levelling*, and establishes a (linear) transformation between Hounsfield units and visual greyscale: by altering the mapping, alternate tissues and phenomena become more prominent through improved visual contrast." (Aberle et al. 2010: 26, Hervorh. im Org.). Das Fenster entspricht dem Bereich der HU-Skala, der in Graustufen dargestellt wird, wobei das Levelling den Mittelpunkt des Fensters festlegt. Alle Werte unterhalb des gewählten Fensters werden als schwarz, alle darüber als weiß dargestellt, so dass das gesamte Grauspektrum im sichtbaren Fenster skaliert ist (Kalender 2006: 33). Je kleiner das Fenster gewählt wird, desto mehr Kontrast wird in den Graustufen wahrnehmbar.[11]

10 Willi A. Kalender spricht von max. 60–80 Graustufen, die unterschieden werden können (Kalender 2006: 33), in anderen Quellen finden sich andere Einschätzungen, „wie viele Graustufen mit einem Blick" wahrgenommen werden können (Buschhaus 2011: 24). Hinzukommt, dass das menschliche Auge „mit seinen 120 Millionen schwarz-weiß empfindlichen Stäbchen im Vergleich zu 6 Millionen farbempfindlichen Zäpfchen sowohl in Bezug auf Auflösung als auch Kontrastempfindlichkeit für Schwarz-Weiß Bilder geradezu optimiert und prädestiniert" ist (Hennig 2006: 9). Weiterhin macht der Kontrastumfang der Graustufen es auch für farbenblinde Menschen möglich, die Beschränkungen des menschlichen Sehapparats zu überlisten und differenziert Bildinformationen wahrzunehmen (Rubin et al. 2009).

11 Die verbesserten Möglichkeiten zur Kontrastbildung in Graustufen stellen auch Michael Lynch und Samuel Edgerton in ihrer ethnographischen Studie zur Bildgebung in der Astronomie fest: „[...] several astronomers told us that they prefer to analyze images in black-and-white, using a continuous greyscale rather than a colour palette to represent

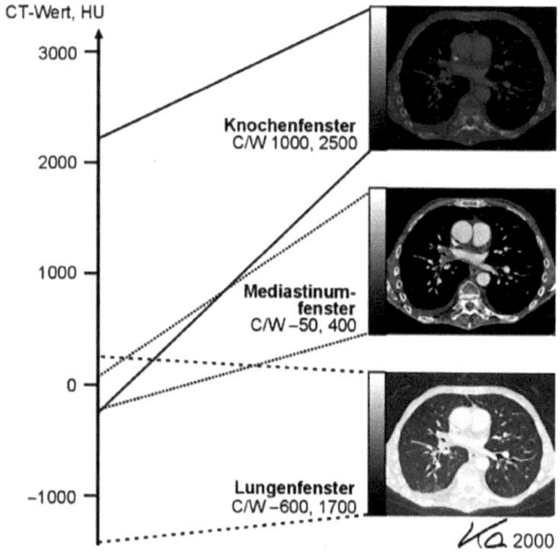

27

Standardfenster auf der HU-Skala (Kalender 2006: 33).

Die Fensterung geschieht über die Interaktionen mit der Befundungssoftware, mittels derer Radiologinnen je nach anatomischer Region und Fragestellung die Fensterung der Aufnahme einstellen können. Für bestimmte anatomische Regionen bestehen Standard-Fenster (z. B. Lungen-, Weichteil- oder Knochenfenster), die regulär per Shortcut über die Tastatur aufgerufen werden können und keine weiteren Arbeitsschritte erfordern (Aberle et al. 2010: 26). Derselbe Ausgangsdatensatz kann in den Standardfenstern durch die veränderte Relation von Hounsfield-Einheit zu Graustufe in je anderem Kontrastumfang dargestellt werden ABB. 27. Damit erscheinen beispielsweise knöcherne Strukturen im sogenannten Knochenfenster wesentlich differenzierter wahrnehmbar, wohingegen sie im Lungenfenster in einer fast weißlichen Unschärfe verschwinden. Insbesondere Körperbereiche mit sehr geringen Schwächungsunterschieden, wie etwa das Gehirn, können durch die Fensterungsfunktion kontrastreicher darstellbar sein. Wird das Fenster hier zu groß gewählt, sind die Abstufungen im Grau nicht mehr deutlich genug zu erkennen, sodass die diagnostische Fragestellung nicht adäquat bearbeitet werden kann. Die im obigen Zitat angesprochene quasi-lineare Transformation einer Hounsfield-Einheit in einen Grauwert ermöglicht (im Rahmen der technischen Standardisierung) die ästhetische Anpassung an ein bestimmtes Erkenntnisinteresse.

intensities. They noted that greyscale renderings are more easily interpreted. [...] A monochromatic field, according to this reasoning, more readily shows the substantive continuities of a nebular object, avoiding any implications of bounded segments along the contours of adjacent colours.“ (Lynch/Edgerton 1988: 193). Zum Übergang vom Grau- zum Farbsehen in diesem Bereich vgl. auch Roth/Fosbury (2013).

Das Oberflächenphänomen Grau fungiert durch mehr oder weniger kontrastreiche Abstufungen zunächst als Indikator für eine grundsätzliche visuelle Wahrnehmbarkeit. Erst wenn diese gegeben bzw. angepasst ist, kann der Verweischarakter auf die HU-Werte mitbedacht bzw. mit gesehen werden.[12] Weiterhin trägt die Graustufenästhetik zu einem anatomischen Gestalterkennen bei, da sich Grauschattierungen zwar kontrastieren, doch sich in der kohärenten Monochromie gleichzeitig visuell zurückziehen. Je nach Wahrnehmungsfokussierung und diagnostischem Interesse werden einzelne Segmente fokussiert, in der vermeintlichen Unterschiedslosigkeit der Grauanmutung bricht jedoch kein Bereich von vorneherein visuell aus und drängt sich dem Auge auf. Durch medizinische Erfahrung und radiologische Schulung, welches Organ welche visuelle Gestalt mit welchen standardmäßigen Abweichungen aufweist sowie durch die Kenntnis, in welchen Graunuancen im Vergleich zu benachbarten Strukturen dieses normalerweise auftritt, bieten Graustufen wahrnehmungstheoretisch die Möglichkeit, sowohl Form wie auch Eigenschaften ohne Ausbruch aus einer kohärenten und differenzierten Anmutung darzustellen (Joyce 2006: 14).[13] Durch die digitale Verfasstheit der Visualisierungen, kann die Darstellung an das diagnostische Interesse und die ‚organische Spezifik' angepasst werden. Ihre diagnostische ‚Wertigkeit' muss fortwährend herausgearbeitet und an verschiedenen Referenzen überprüft werden. Bildästhetik und visuelles Erkennen umfassen in dieser Hinsicht die Operationalisierung des Bildlichen, die das ‚diagnostische Objekt' immer wieder mit klinischen Fragestellungen und ästhetische Konventionen eng führt. Ein weiteres ‚bildästhetisches Manöver' des diagnostischen Erkennens sind Bildläufe, die durch die medientechnische Operation des Scrollings ermöglicht werden und einen Raumeindruck der dargestellten Schnittebenen und des befragten Körperbereichs hervorrufen sollen.

‚Pseudo 3-D' – kinematische Passagen im Grau

Neben der oben ausgeführten Grauabstufung durch Fensterung, die anatomische Muster und Unterschiede in der Gewebedichte hervorhebt, geschieht die visuelle Abgrenzung einzelner Organsegmente sowie das ‚Aufspüren' pathologischer Veränderungen durch das haptisch-visuelle Durchfahren eines Datensatzes. Einzelne Schnittbilder werden in einem

12 Sollten in der täglichen Befundung Zweifel am ‚Indiziencharakter' der Graustufe eines Organs im Vergleich zu anderen bestehen, kann per Mausklick der berechnete HU-Wert des betreffenden Organ- bzw. Bildbereichs angezeigt und mit der erfahrungsgemäß normalen HU abgeglichen werden. Dies ist jedoch ein zusätzlicher Arbeitsschritt, der häufig erst nach der Inspektion gewählt wird.

13 So auch der Medizinphysiker Jürgen Hennig: „S-W-Bilder werden intuitiv und fast sogar ohne anatomische Kenntnisse in zusammengehörige Bereiche segmentiert, auch wenn die Intensität innerhalb dieser Bereiche variiert. In den farbigen Bildern ist hingegen die Farbe so dominant, dass eine solche strukturbasierte Segmentierung gar nicht oder nur mit größter Mühe und innerhalb von Flächen einheitlicher Farben möglich wird." (Hennig 2006: 11). Daher nennt er insbesondere parametrische Bildgebungsverfahren wie funktionelle Magnetresonanztomographie (fMRT) und Positronenemissionstomographie (PET) als „Kerngebiete der Anwendung von Farbe" (Hennig 2006: 14).

‚Bildstapel' rekonstruiert, der mittels des Scrollings, des Bildlaufs, durchfahren werden kann. Schnittbildrekonstruktionen in einer Körperebene werden dadurch in rascher Folge nacheinander dargestellt, sodass der Eindruck entsteht, der Blick des Betrachters bewege sich durch das gezeigte Körpervolumen. Eine solche bildliche Dynamisierung, die zu einer Mobilisierung des diagnostischen Blicks in einem ‚Pseudo-3-D' Eindruck beiträgt, birgt vor allem für diagnostische Fragen nach Verläufen von verzweigten Strukturen einen ästhetisch-epistemischen Wert.[14]

Stellt sich in einer statischen Schnittansicht etwa eine klar abgrenzbare dunkle Rundung im Lungenflügel dar, ist visuell zunächst nicht genauer zu bestimmen, ob es sich um ein Artefakt, einen Rundherd oder den durch die Bildebene verursachten Anschnitt eines Gefäßes des Bronchialbaums handelt. Erst wenn das bildliche Phänomen durch mehrere vor- und nachgelagerte Schnittebenen visuell nachverfolgt wird, kann geklärt werden, ob die Form der Rundung annähernd konstant und klar abgrenzbar vom umgebenden Gewebe bleibt oder ob die Rundung tatsächlich der visuelle Anschnitt eines Bronchialastes war, welcher sich dann weiter nachvollziehen lässt. Während der erste Fall für die Diagnose einer Tumorbildung spricht, stellt der zweite ein normales Phänomen dar. Eine valide Unterscheidung ist erst durch die Nutzung des Bildlaufs und durch die Darstellung des Körpervolumens in einer kinematischen Ästhetik möglich, die den Körper in seiner Räumlichkeit auf Grundlage ‚flacher Bilder' erschließt. In bildtheoretischer Hinsicht zeigt sich hier noch einmal eindrücklich die mediale Distanzierung von Bild und Körper sowie die gleichzeitige visuell und operational vermittelte Relationsbildung zwischen beiden im Zusammenspiel von Bildgebung und Befunder.

Cine-Graphie – automatisierte Bildläufe

Eine automatisierte Variante des manuellen Scrollings stellt die Cine-Funktion dar. Die Cine-Funktion eines PAC-Systems gibt Schnittbildserien mit einer bestimmten Bildrate automatisch wieder und suggeriert so eine virtuelle ‚Durchfahrt' durch den Scanbereich. Die „Bewegung der sukzessive bildlich variierten Querschnitte erzeugt [...] eine Darstellung der anatomischen Dreidimensionalität qua Bewegung ‚durch' das Volumen" (Reiche 2011: 231). Mit der analog-digitalen Migration und den Leistungssteigerungen in der Scannertechnik wird der Cine-Funktion auch eine befundungsökonomisch signifikante Rolle zugeschrieben (Behr et al. 2000: 256). Die Radiologen Guido Vaccari und Claudio Saccavini sehen den Cine Mode als Variante der Stapelansicht (Stack Mode) als ein „interpretation paradigm" (Vaccari/Saccavini 2006: 90), welches verschiedene Vorteile gegenüber der Kachelanordnung biete, „because reading large data sets require considerable eye and head movement, which is

14 Pseudo-3-D ist die im Fachdiskurs gebräuchliche Bezeichnung für die Erzeugung des Eindrucks einer räumlichen Staffelung durch die medial-interaktive Animation zweidimensionaler Schnittbilder (etwa von Hanwehr 1992: 32).

significantly reduced with stack imaging." (Vaccari/Saccavini 2006: 91). Das Cine-Graphische transformiert die äußere Bewegung der Befunder in eine Bewegtbildlichkeit, die insbesondere Verlaufswege von Gefäßen visuell nachvollziehbar macht (Vaccari/Saccavini 2006: 91). So kann sich das Auge zu Beginn der Sequenz an eine fragliche Struktur ‚anhaften' und diese durch verschiedene Ebenen nachverfolgen, ohne durch diskontinuierliches Scrollen aus der kohärenten Anmutung des graustufigen ‚Films' auszubrechen. Die Cine-Funktion übernimmt das geübte Zusammenspiel von navigierender Hand und erkennendem Blick (Boehm 2001) und delegiert es an die Regelmäßigkeit der maschinellen Automation.

Die Bildästhetik der animierten Serienschnittdarstellungen verweist auf einen gleichermaßen historischen wie visionären Bezugsrahmen. Claudia Reiche nennt in ihrer Untersuchung zum *Visible Human Project* „Beispiele für mediale Verfahren und historische Kontexte von Serienschnitten und ihren Animationen menschlicher Körper" (Reiche 2011: 230). So stellt sie etwa die Arbeiten des Arztes und Trickfilmers Karl Reicher vor, der um 1907 bereits Serienschnitte aus Gehirnpräparaten auf Filmstreifen zeichnete, um durch die Vorführung des Films eine räumliche Vorstellung der zerebralen Strukturen zu animieren. Insbesondere die pädagogische und experimentelle Methode dieser Filme sei vorausweisend für die Wahrnehmung späterer digitaler Darstellungen wie das Visible Human Project gewesen (Reiche 2011: 232–241; Cartwright 1995: 97 ff.).

Das Cine-Graphische erzeugt eine animierte Darstellung der CT-Schnittbilder, die bestimmte Aspekte des Körpers mit einem Mustererkennen verschaltet und gleichsam auf filmische Bezugsrahmen verweist.[15] Diese Bewegtheit, die sowohl den Patientenkörper als auch den Körper der Befunder umfasst, eröffnet neben der Graustufenästhetik eine weitere Dimension der Äquivalenzbildung, die Bilder und Bildserien als gleichwertige diagnostische Objekte konstituiert. Gleichsam zeigt sich, wie funktional Visualisierungen gehandhabt werden und wie potenziell unabgeschlossen und dynamisch sie sind. Immer wieder konturieren sich Bild und diagnostische Fragen und Erkenntnisse aneinander. Digitale Medientechnologien konstituieren und rahmen diese Prozesse der Äquivalenzbildung zwischen Bild und Patientenkörper, aber auch zwischen unterschiedlichen Visualisierungsformen, die sich nicht ausschließen, sondern bei der Herausarbeitung der ‚diagnostischen Entität' ergänzen. Doch wie verhalten sich diese Dynamiken, wenn etwa volumetrische Rekonstruktionen erscheinen als gäben sie ‚auf einen Blick' und ‚realistisch' das Körperinnere wieder? Welche diagnostische Erkenntnis versprechen solcherart Bilder, die scheinbar die ästhetische und epistemische Lücke zwischen Körper und Bild auf ein Minimum schrumpfen?

15 Kritisch zu einer Bildanalyse wissenschaftlicher Animationen, die sich allein dem ‚Spektakel' widmet sowie zur Wissenschaftspraxis der filmischen Animation histologischer Schnitte Christopher Kelty und Hannah Landecker: „The axis of analysis that relies on the dichotomies of virtual and real or digital and analog gives no specificity to the mathematical forms and time-based computing media that subtend these beautiful neurons. To ignore these specifics is to lose sight of what might be understood as the helix of observation, formalization, and interpretation that has established the conditions for how we are able to see life today." (Kelty/Landecker 2004: 34)

‚Mapping some property of an object onto image space' – visuelle Modellierungen und Operationalisierungen

Volumetrische Rekonstruktionen von computertomographischen Daten wie virtuelle Darmspiegelungen oder Oberflächendarstellungen von Herzen generieren in mehrfacher Hinsicht neue Ansichten. Als ein Symptom der analog-digitalen Migration ermöglicht der Einsatz avancierter Softwareprogramme im Gegensatz zum Ausdruck der Schnittbildserien auf Folien eine dynamische Darstellung in Form von visuellen Modellierungen.[16] Die diagnostische Funktion dreidimensionaler Visualisierungen wird insbesondere unter zeitökonomischen Gesichtspunkten betont. Die zunehmende ‚Datenflut' aus leistungsfähigen CT-Scannern führe dazu, dass immer mehr Schnittbilder pro Patient angefertigt würden und damit auch befundet werden müssten (Andriole 2004: 240 f.).[17] „[...] 3-D reconstruction is more frequently becoming a valuable technique to summarize in a concise and clear way the overwhelming number of slices produced by modern CT and MR scanners." (Harris 2006: 451).

Der Tomo-Graphie werden weitere visuelle Dimensionen hinzugefügt und so richtet sich die Frage, wie eine Tomographie diagnostische Aussagekraft erlangt, nicht mehr ausschließlich an Schnittbilder, sondern an die angenommene ‚zusammenfassende, konzise und klare' Darstellungsweise von 3-D-Rekonstruktionen. Dies erfordert in bildtheoretischer Hinsicht eine Erweiterung des Bildbegriffs hin zu einem Äquivalentbildkonzept, das auch mehrdimensionale und bewegte Darstellungen umfasst und den verschiedenen ‚Ausformungen' von computertomographischen Visualisierungen gerecht wird. Der Begriff ‚visuelle Modellierung' bezeichnet sodann als analytische Unterkategorie solche mehrdimensionalen Visualisierungen, die auf Grundlage standardisierter Berechnungsvorgänge sowie durch Entscheidungen der Betrachter einen Raumeindruck erwecken sollen, obgleich sie flächig dargestellt werden (Reichle et al. 2008: 12 ff.).[18] Die epistemische und kontextuelle Auffassung sowie die Operationalisierung visueller Modellierungen ist pragmatisch zu klären, ebenso die visuell herausgestellten Aspekte eines Objekts.[19]

Der Aspekt der Operationalisierung verweist auf neue Herausforderungen eines radiologischen Bildwissens und -handelns. Der US-amerikanische Bioinformatiker Richard Robb

16 Der Übergang von Schnitt- zu Volumendarstellungen vollzieht sich nicht abrupt. Beide Darstellungsformen existieren weiterhin nebeneinander und ergänzen sich fallspezifisch. In kritisch-theoretischer Hinsicht schafft die Rede vom Äquivalentbild als prozessualer und dynamischer Visualisierung die Möglichkeit, gleichsam die veränderten wie kontinuierlichen Relationen zwischen Körper und Bild zu betrachten.

17 So etwa bei *Siemens Healthcare* im firmeneigenen Magazin *Medical Solutions. Magazine for Healthcare Leadership*, das die Frage nach „Managing the Data Avalanche" mit der Bewerbung neuer 3-D-Visualisierungstools beantwortet (Siemens Healthcare 2010).

18 Zum Prozess der mathematischen Modellierung von *Surface* und *Volume Renderings* vgl. Harris (2006: 451 ff.).

19 Zum Aspekt der Auffassung eingehender Bernd Mahr, der im Vergleich mit einem weiten Begriff von Modellierung und Modell arbeitet (Mahr 2003).

stellt die gestalterische Leistung des Betrachters im Zusammenspiel mit der Computergraphik heraus: „Forming an image is *mapping some property of an object onto image space.* This space is used to visualize the object and its properties and may be used to characterize quantitatively its structure or function." (Robb 2000b: 686, Hervorh. im Org.). Robbs Ausführungen zur dreidimensionalen Visualisierung in der Medizin sind an ein informatisches Publikum adressiert, doch regen sie zu weiterführenden kritischen Fragen an. Welche spezifische Eigenschaft eines Objekts wird aus welcher diagnostischen Erwägung visualisiert? Und wie gestaltet sich die ästhetische Beziehung zwischen Körper- und Bildraum, der nun nicht mehr als Schnitt, sondern als Volumen erscheint? Die virtuelle Koloskopie bietet als Variante der virtuellen Endoskopie ein eindrückliches Beispiel für die Herstellung und Verwendung von mehrdimensionalen Modellierungen. Insbesondere im Vergleich zur konventionellen Darmspiegelung mittels eines Videoendoskops kann hier untersucht werden, wie digitale Bilder selbst zu epistemischen Objekten werden, die nicht nur eine eigenständige und äquivalente ästhetische, sondern insbesondere operationale Instanz radiologischer Diagnostik konstituieren.

Körper- und Bildräume der optischen und virtuellen Koloskopie

Als eine Variante der virtuellen Endoskopie stellt die virtuelle Koloskopie (virtual colonoscopy, VC) ein Verfahren des Volume Rendering dar, dessen spezifischer diagnostischer Nutzen gerade in ihrer virtuellen, räumlichen Darstellung liegen sollen. Zur Diagnostik von beispielsweise Polypen, die symptomatisch für Darmkrebs sein können, wird als Goldstandard weiterhin die Darmspiegelung mittels Videoendoskop eingesetzt, doch konkurrieren digitale Bildgebungsverfahren wie die computertomographische Koloskopie mit der invasiven Technik um Sichtbarmachungsvorteile und Akzeptanz seitens der Patienten und Patientinnen.[20] Die Räumlichkeit der 3-D-Modellierungen verspricht dabei, die Ausdehnung einer Körperhöhle innerhalb einer Ansicht so darzustellen, dass sie nicht mental aus Schnittbildern rekonstruiert werden muss. Ein verschlungenes Körpervolumen wie der Darm soll eine virtuelle Auffaltung erhalten, die Strukturen und Relationen expliziert, die im Schnittbild hätten wortwörtlich erfahren werden müssen. „This provides the rationale for 3-D displays such as virtual endoscopy, which depicts more intuitively the topographical features of the colon." (Beaulieu et al. 2003: 53). Insbesondere das technologische Vermögen der VC zur Darstellung des Dickdarms in einem perspektivischen ‚Durchflug' ABB. 28a, der den Bildwelten der optischen Koloskopie ähnelt ABB. 28b, haben das Verfahren mit einem diskursiven Innovationspotenzial ausgestattet.

20 Die Begriffe virtuelle Koloskopie (virtual colonoscopy, VC) und computertomographische Kolonographie (computed tomographic colonography, CTC) werden in der Fachliteratur synonym verwendet (Mang et al. 2007: 388). Überblicksweise zu weiteren Anwendungsgebieten der virtuellen Endoskopie Vagli et al. (2008).

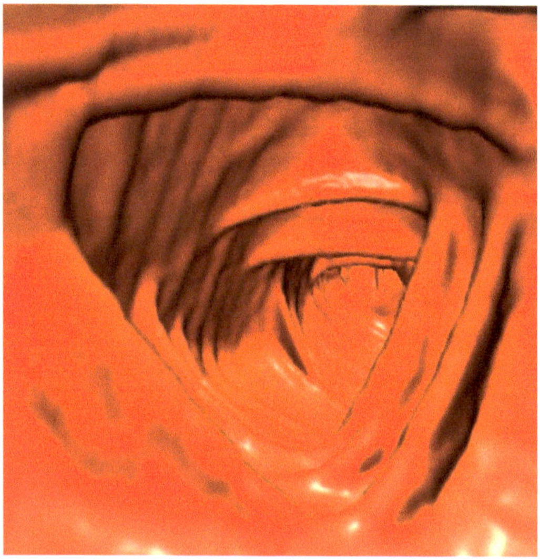

28a
Standbild einer virtuellen Koloskopie.

Zur Darstellung einer virtuellen Koloskopie müssen sich Patienten einem CT-Scan unterziehen. Hinsichtlich der apparativen Grundlage einer VC werden insbesondere Leistungssteigerungen auf dem Gebiet der Scanner-Detektoren und Rekonstruktionsalgorithmen hervorgehoben, die es ermöglichen, immer ‚dünnere Schichten' des Unterkörpers zu scannen, um eine große Datenmenge zu generieren, die zu einer virtuellen Darmspiegelung verrechnet werden kann (Harris 2006: 450). Im Gegensatz zu einer konventionellen Koloskopie muss so kein Videoendoskop in den Körper eingebracht werden. „The advantages of CTC [computed tomography colonoscopy, KF] include that it is much less invasive and that it does not require sedation. Patients can return to normal daily activities immediately after the procedure." (Yee et al. 2013: 73).[21] In der Formulierung ‚much less invasive' klingt einer der von den Befürwortern der Technologie hervorgehobenen klinischen Sichtbarmachungsvorteile der CTC an. Im Gegensatz zur optischen Koloskopie, die das Einführen eines Videoendoskops durch das Rektum voraussetzt, liegt der virtuellen Koloskopie ein CT-Datensatz zugrunde. Daher können beispielsweise Verengungen des Darms sowie dahinterliegende Abschnitte, die nicht mittels eines Endoskops untersucht werden können, dennoch dargestellt werden. Während für Gastroenterologen dieser Umstand dafür spricht, die CTC als ein komplementäres Verfahren anzusehen, drängen insbesondere Radiologen darauf, die eigenständige und innovative Stellung der CTC festzustellen: „[...] kann diese Verengung mittels der CT-Kolonographie

21 Zum technischen Verfahren der CTC und um einen Eindruck der errechneten Fly-Throughs zu erhalten, vgl. das Video einer Präsentation von Judy Yee unter: https://www.youtube.com/watch?v=lCtp9rPI96I- (letzter Zugriff: 22.06.2018).

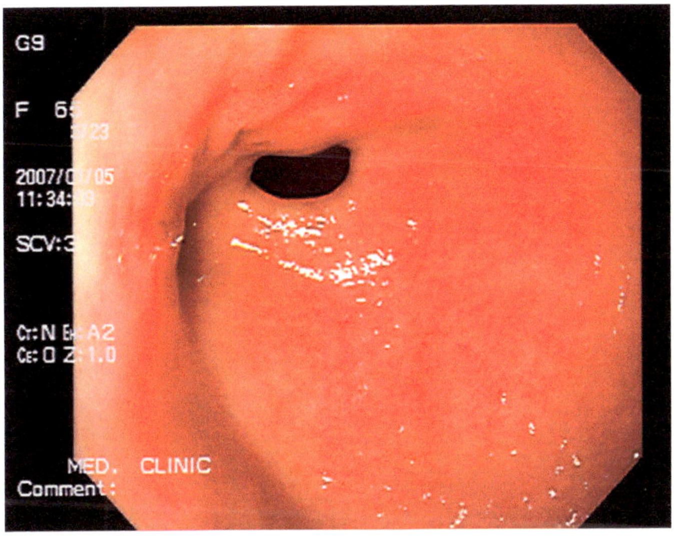

28b

Videoendoskopische Koloskopie.

genauer untersucht werden, und, im Falle der Diagnose eines zugrundeliegenden Tumors, die prognostisch wichtige Ausbreitung zu den angrenzenden Organen beurteilt werden. [...] Zusätzlich werden bei dieser Untersuchung auch alle übrigen Organe des Bauches untersucht, was besonders bei bösartigen Verengungen von Bedeutung ist [...].“[22] Nicht nur das Kolon, der gesamte Bauchraum und damit alle dort befindlichen Pathologien würden von der Bildgebungstechnik erfasst und seien so potenziell visualisierbar. Damit wird der nicht-invasiven CTC von dem Radiologen Thomas Mang ein umfassenderes Sichtbarmachungsregime unterstellt als der invasiven Untersuchungstechnik der videoendoskopischen Koloskopie. Dieser hatte die Kulturwissenschaftlerin José van Dijck in Anklang an Laura Mulveys Begriff des ‚cinematic gaze‘ bereits die Herstellung eines „ubiquitous endoscopic gaze“ (van Dijck 2005: 66) nachgewiesen. „[T]he endoscopic gaze signifies the surgeon's view *from within* the body, enabled by medical technology. [...] We no longer peer from the outside in, through an incision in the skin; instruments now allow us ‚immediate‘ access to the body's tiniest details.“ (van Dijck 2005: 66, Hervorh. im Org.). Van Dijcks medienhistorische Untersuchungen zu den optischen und instrumentellen Modalitäten des chirurgischen Zugriffs auf Körperlichkeit zeigen auf der Bildebene Ähnlichkeitsbeziehungen zwischen optischer und virtueller Endoskopie, machen jedoch auch deutlich, dass eine am Bild verhaftete Bild- und Medienanalyse

22 So wird der Radiologe Thomas Mang in einer Pressemitteilung zur Jahrestagung der *European Society of Radiology* im Jahr 2013 zitiert. https://www.ots.at/presseaussendung/OTS_20130305_OTS0044/brennpunkt-bildgebung-virtuelle-koloskopie-von-der-alternative-zur-eigenstaendigen-methode (letzter Zugriff: 15.06.2018).

insbesondere Projektionen von Körperlichkeit betrachtet und weniger die pragmatischen Kontexte, die Körper erst auf Sichtbarmachungen zurichten und so den Diskurs um eine ‚umfassende Sichtbarkeit' präfigurieren.

Daher muss auch die virtuelle und vermeintlich nicht-invasive Untersuchungstechnik der VC auf ihre Präparationsprozesse befragt werden, die Voraussetzungen zur Sichtbarmachung und diagnostischem Erkennen schaffen. Insbesondere die Vorbereitung des Untersuchungsgebiets, in diesem Fall des Dickdarms, stellt ein Haupterfordernis dar. Dabei geht es darum, von vorneherein selektiv darauf einzuwirken, was sich an somatischen Strukturen und Funktionen zeigen soll. Sowohl für eine videoendoskopische Darmspiegelung als auch für eine VC bedarf es grundsätzlich der Reinigung des Dickdarms. Hinzu kommt die künstliche Aufblähung des Darms, um dessen räumliche Ausbreitung sowie Verschlingungen dem Endoskop bzw. der Röntgenstrahlung zugänglich zu machen. „Some organs or tissues require special preparation in order to be properly visualized. Gastrointestinal structures such as the colon need to be ‚prepped' with various regimes to remove feces that interfere with segmentation and interpretation." (Robb 2000a: 147). Der Körper und seine Eigenheiten müssen zur ‚ordentlichen Visualisierung' präpariert werden, um nicht nur ihre klinisch relevante Spezifik herauszustellen, sondern zudem Störfaktoren der Messung und Visualisierung auszuräumen.[23] Das spätere Bilderkennen wird nur denkbar, wenn ‚visuelle Hemmnisse' bereits während der Bildakquise ausgeräumt werden, da das digitale Bildgebungsverfahren Patient und Untersucher zeitlich und räumlich trennt. Nicht-sichtbare Areale oder fragliche Ansichten des Körpervolumens können nicht unmittelbar nachkorrigiert werden wie im Fall der Videokoloskopie (Mang et al. 2007: 390). Daher wird schon während der Datenakquise angeraten, eine erste Übersichtaufnahme des Bauchraums anzufertigen, um zu überprüfen, dass der Darm sowohl adäquat gesäubert wie auch insuffliert ist (Mang et al. 2007: 392). Im Gegensatz zur Videokoloskopie müssen Bild und Körper konsequent im vorbildlichen Stadium aneinander ausgerichtet werden. Das maßgebliche Element der vermeintlich rein virtuellen Diagnostik mittels der VC ist so zunächst die materielle und invasive Präparation des Untersuchungsgebietes, um die prozessualen Lücken der digitalen Bildgebung bis zur Visualisierung *a priori* zu überbrücken.

23 Invasive bzw. virtuelle Untersuchungstechniken anderer Organe erfordern dementsprechend andere Präparationsmethoden, die ihre visuelle Erschließung in einer bestimmten Weise ermöglichen. Zur Darstellung des Herzens muss dessen Bewegtheit mit den Möglichkeiten einer angiographischen Herz-CT korreliert werden, um sowohl ‚aussagekräftige' Visualisierungen erstellen zu können als auch Bewegungsartefakte auszuschließen. Dabei ist es häufig nicht allein die ‚normale Bewegtheit' des Herzens, die klinisch interessant ist, sondern insbesondere Arrhythmien des Herzschlags, die sich unter Belastung zeigen. Ist der Herzschlag nicht bereits pathologisch beschleunigt, wird er sich während eines CT-Scans selten so signifikant verstärken, wie es für die bildbasierte Beurteilung einer Arrhythmie notwendig wäre. Daher werden Patienten vor dem CT-Scan entsprechende Medikamente verabreicht, um die Herzfrequenz herabzusenken oder einen Erregungszustand zu simulieren (vgl. Dewey 2014: 72 ff.).

Operationale Bilder – Untersuchungen im Bildkörper

Sind die Visualisierungen der VC errechnet und medientechnisch vom Patientenkörper ‚abgelöst', findet das Zusammenspiel zwischen diagnostischem Blick und Visualisierung nur noch in virtuellen Räumen statt: „In fiber optic colonoscopy, the tip of the colonoscope can be manually diverted to look in between each fold. However, to do this in virtual colonoscopy requires hardware and software capable of real-time rendering as well as considerable operator time and skill." (Beaulieu et al. 2003: 56). Wo der Untersucher in der Videoendoskopie mit Instrumenten im Patientenkörper manövriert, um das Untersuchungsgebiet optisch und epistemisch zu ‚entfalten', wird in der VC das Bild zum Operationsraum. Doch welcher spezifischen Expertise fällt die Rolle des ‚operators' zu? Welcher medizinischen Disziplin kommt die ‚Deutungshoheit' dieser aus radiologischen Verfahren generierten Bilder zu, welche ‚erfahrungsgemäße Wahrnehmung' muss an solcherart Bilder angelegt werden?

Bezogen auf die VC bzw. computed tomographic colonography (CTC) wird eine intradisziplinäre Aushandlung darüber geführt, welcher medizinischen Spezialisierung eine entsprechende visuelle Expertise zukommt. „[...] the debate as to who should interpret CTC (radiologists, gastroenterologists, radiographic technicians, or even computer algorithms) continues to intensify." (Boone et al. 2011: 486; vgl. Mang et al. 2007: 392). Einerseits schließt die Debatte an Bildvergleiche mit der Videoendoskopie an. „[...] rapid high quality three-dimensional endoluminal visualizations of CTC datasets are easily accessible and will appear familiar to clinicians already performing endoscopy." (Boone et al. 2011: 490). Der hier angelegte intermediale Bezugsrahmen ordnet die VC in die Bildtradition der konventionellen Koloskopie ein und spricht damit Spezialisten der Videoendoskopie einen erkenntnistheoretischen Vorteil zu. Bezogen auf visuelle Modellierungen in klinischen Kontexten formuliert der Medizinphysiker Jürgen Hennig allgemeiner, dass „sehr suggestive quasi-anatomische Darstellungen" (Hennig 2006: 14) vorrangig für andere medizinische Fachgebiete als die Radiologie, etwa zur OP-Planung in der Chirurgie oder zum Einsatz in der Medizindidaktik angefertigt werden (Hennig 2006: 10). Diskursiv wird der Radiologie in dieser Hinsicht die ‚Bildhoheit' entzogen, da mehrdimensionale Modellierungen im klinischen Kontext auch für andere medizinische Fachgebiete brauchbar erscheinen. Insbesondere ‚quasi-anatomische' Darstellungsweisen scheinen visuell das Körperwissen von Chirurgen adäquater zu adressieren als graustufige Schnittbilder und so einem auf therapeutische Intervention gerichteten Bildgebrauch eher zu entsprechen.

Dennoch adressieren spezielle Softwareanwendungen Radiologen als Hauptzielgruppe der Interpretation virtueller Koloskopien. Hier spannt sich der ‚erfahrungsgemäße' Referenzrahmen für die visuellen Darstellungen der VC anders auf. Die Visualisierung des Darms als voluminöser Bildkörper wird hier in einen Vergleich zu radiologischen Schnitt-

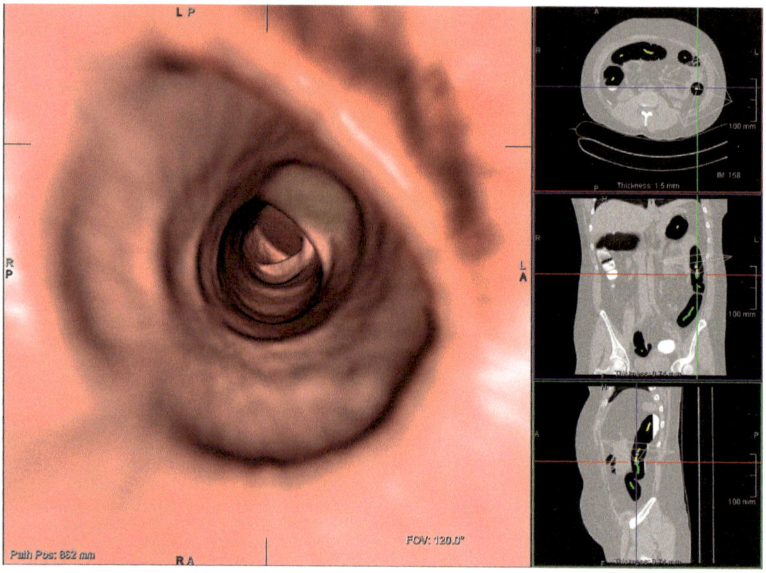

29

Screenshot des GUI von *Impax Virtual Colonoscopy* (Agfa Healthcare).

bildern gesetzt ABB. 29.[24] Die dreidimensionale, animierte Darstellung eines ‚Fly-Through' durch den Darm wird mit graustufigen Schnittbildern in den drei Körperebenen korreliert. Die flächige Ansicht der Schnittbilder stellt ein bildliches Verhältnis zwischen Pathologien und umgebendem Gewebe her. In dieser Hinsicht fügt die dritte bzw. vierte Dimension des Fly-Through dem Bild keinen epistemischen Mehrwert hinzu, da das Volumen allein aus einer Innenperspektive ‚navigiert' wird (vgl. Hinterwaldner 2008). Die dem Darm angelagerten Organsegmente werden nicht dargestellt und so ist der Blick in das Volumen eingefasst, welches die Inspektion der Darminnenwände und ihre Faltungen erlaubt. Die Innenperspektive beruht eminent auf dem computergraphischen Verfahren, das dieser Art des Volume Rendering zugrunde liegt. Zur Berechnung des Blickpunkts und des Verlaufswegs des virtuellen Durchflugs muss eine grundlegende Betrachterperspektive festgelegt werden von der die perspektivischen Sehstrahlen ausgehen. Ein solches Ray Tracing erzeugt einen in die Software eingeschriebenen Blickpunkt, welcher sodann den Blick perspektiviert, der an das Bewegtbild angelegt werden kann. Einen Referenzpunkt zur Gestaltung dieser Perspektive findet die Computergraphik einerseits im medizinischen Kontext der Videoendoskopie, andererseits verlässt sie sich auf ihre eigenen graphischen Konventionen. Eine ‚visuelle Urszene' des Ray Tracing bilden Tunneleffekte, deren monoperspektivische Bildästhetik an

24 Als Beispiele seien *Agfa Healthcares* Softwareerweiterung *Impax Virtual Colonoscopy* und *Siemens Healthcares syngo.CT colonography* genannt.

filmische Phantom Rides durch tiefe, scheinbar horizontlose Räume wie Tunnel und Wüsten erinnert.[25]

In speziellen Softwareanwendungen sollen durch die verschiedenen Darstellungsformen je anders gelagerte Hinweise auf eine fragliche Pathologie verglichen werden können. Die Operationalisierung der Bilder verweist hier weniger auf das Operieren mit einem Videoendoskop, sondern auf horizontale Bezugsrahmen der Bildschau. Die Abwägung und der Vergleich zwischen 2-D und 3-D „depends primarily on the radiologist's preferences and the capabilities of the workstation." (Mang et al. 2007: 392). Im operationalen Zusammenspiel von radiologischem Blick und digitalen Medientechnologien schälen sich Bildästhetiken und Bildvergleich heraus, die gleichsam Auskunft über fragliche Pathologien als auch über spezifische Sehstile geben. Das Bildhafte lässt diese Relationen anschaulich und ‚angreifbar' werden.[26]

Erkennen wie im Flug – virtuelle Durchflüge

Die Möglichkeit zur animierten Darstellung ausgedehnter und verschlungener Körpervolumen in einem virtuellen ‚Durchflug' hat sowohl in medizinischen als auch in der kultur- und technikwissenschaftlichen Kontexten für Diskussionen um eine mediale Mobilisierung diagnostischen Bilderkennens geführt (Hinterwaldner 2008: 142 f.). Die Darstellung eines solchen Fly-Through ABB. 28a, eines virtuellen Durchflugs durch den Darm, automatisiert auf der Bildebene die visuelle Erschließung eines Körperraums und betont noch einmal die Ablösung von der physisch-invasiven Untersuchungstechnik der Videokoloskopie. Interessanterweise findet sich ein gemeinsamer diskursiver Bezugspunkt von kulturwissenschaftlichen und medizinischen bzw. medizininformatischen Diskursen zum Fly-Through in dem populären Hollywoodfilm *Fantastic Voyage* (USA 1966, R: Richard Fleischer). Der Film wird in Publikationen unterschiedlicher disziplinärer Ausrichtung fast gebetsmühlenartig – affirmativ oder kritisch – genannt, wenn es um die Darstellungsmöglichkeiten des virtuellen Durchflugs durch den menschlichen Innenkörper geht (bspw. Robb 2000a: 133; Gugerli 2002: 261 f.). Im Science-Fiction-Film *Fantastic Voyage* wird ein miniaturisiertes Raumschiff samt Besatzung in einen Menschen eingebracht, um sich auf eine ‚fantastische Reise' durch Blutbahnen und ähnliche Gefilde zu begeben. Diese Filmbildästhetik wird retrospektiv zum

25 Für einen Phantom Ride wurde eine Filmkamera an einem bewegten Objekt (z. B. Eisenbahn oder Auto) angebracht, um den filmischen Eindruck einer subjektiven Durchfahrt durch ausgedehnte Räume und Tunnel zu erwecken (Gunning 2010), zum computergraphischen Tunneleffekt Burger et al. (2002).

26 Cornelius Borck beobachtet einen ähnlichen Umgang experimenteller Wissenschaften mit computergraphischen Visualisierungen: „Aber zur Repräsentation eines wissenschaftlichen Objekts wird das Bild erst im Spiel zwischen Computer und Betrachter, wenn aus verschiedenen Veranschaulichungsmöglichkeiten desselben Datensatzes einzelne Aspekte dieses Datensatzes als ein ‚Muster' hervortreten. Erst im Medium des Bildes und im spielerischen Umgang mit verschiedenen Bildoptionen [...] wird etwas erkennbar und als forschungsrelevant aus dem gigantischen Datenstrom des Detektors für Sonnenspektren aufgehoben." (Borck 2001: 386).

visionären und gleichzeitig integrativen Referenzpunkt der Bildästhetik des Fly-Through erhoben.

Der Topos des ‚fliegerischen Blicks' oder ‚schwebenden Auges' schreibt sich auch in die Gründungsszenarien der virtuellen Endoskopie bzw. virtuellen Koloskopie ein (Gugerli 2002: 251 f.).[27] Der fachdiskursiv beglaubigte ‚Erfinder' der virtuellen Koloskopie David J. Vining berichtet etwa: „In February 1994, Dr. Gelfand and I presented the first VC fly-through video accompanied by the sounds of Wagner's ‚Ride of the Valkyries' at the annual meeting of the Society of Gastrointestinal Radiologists held in Maui. Needless to say, the audience was left with a lasting impression." (Vining 2005: 2). Es mag spekuliert werden, ob die ‚lasting impression' aus der audiovisuellen Komposition der Vorführung bestand oder durch die Vermutungen zu den diagnostischen Potenzialen der virtuellen Endoskopie hervorgerufen wurde.[28] Der Topos des ‚virtuellen Reisens' durch menschliche Körper scheint mit einer besonderen Faszination besetzt zu sein und suggeriert eine subsidiäre Beziehung zwischen Bild und Körper. Vinings nachfolgend zitierte Anekdote zur konzeptuellen Entstehung der virtuellen Endoskopie bzw. Koloskopie illustriert die ideelle Verschränkung von Medientechnologien und Körpern zu Bildräumen: „It occurred to me early on that the computer technology I used to operate a flight simulator game on my home computer might also allow me to navigate the volume of data provided by spiral CT. In other words, combining these two technologies would enable me literally to travel inside the human body." (Vining 2005: 1).[29] So verlässt das vom Radaringenieur Hounsfield erdachte computertomographische Prinzip mit der virtuellen Koloskopie zumindest diskursiv die Darstellungsebene morphologischer Schnittbilder und wird zum mehrdimensionalen Erkundungswerkzeug unübersichtlicher und ausgedehnter Körperhöhlen. Der Betrachter wird zum ‚Operator', der bildgeleitet Erkundungen anstellt, die gleichsam visuelle Erkenntnis versprechen. Was aber unterscheidet Fly-Throughs und Schnittbilder bildästhetisch und mit welchem diagnostischen Potenzial werden sie jeweils in klinisch-diagnostischen Kontexten ausgestattet?

27 Ramona Braun macht bei ihrer Darstellung der Geschichte der Herzkatheteruntersuchung im 20. Jahrhundert auf die Verwendung von Erkundungs- und Reisebegriffen aufmerksam: „The instrument of the catheter served to confirm cardiology in its importance and to transform it from a diagnostic into an interventional discipline by virtue of the voyage through the human body." (Braun 2011: 158).

28 Wagners Walkürenritt begleitet ebenso Hollywoodfilme, die Flüge durch und über unwegsames Gelände thematisieren (initial in *Apocalypse now*, USA 1979, R: Francis Ford Coppola).

29 Die zugrunde liegenden Innovationen auf dem Gebiet der Hardware für Computergraphikanwendungen wurden insbesondere im populären Animationsbereich geleistet, etwa von der *Pixar Corporation* in Form des *Pixar Image Computers* (Lin/Poznanski 1990: 149).

‚Realistische Bilder'– Ebenen visueller Modellierungen

Ein bildästhetischer Topos, der im Zusammenhang mit der virtuellen Koloskopie fachdiskursiv immer wieder herausgestellt wird, ist deren Vermögen einer ‚direkten' und ‚realistischen' Darstellung von Volumina in einer Ansicht. „By using sophisticated algorithms and high performance computing, these cross-sections may be rendered as direct 3D representations of human anatomy. Specific anatomic data appropriate for realistic endoscopic simulations can be obtained from 3D MRI digital imaging examinations or 3D acquired spiral CT data." (Robb 2000a: 133). Die Rede von einem vermeintlich realistischen Bild ruft eine ganze Geschichte geisteswissenschaftlicher Repräsentationskritik auf (Reck 2007: 224). Doch welchen Bedeutungsraum eröffnet die Verwendung des Begriffs in medizinischen Anwendungskontexten? Bei differenzierter Betrachtung zeigt sich, dass die Verwendung des Begriffs ‚realistisch' nicht unmittelbar auf ein fotorealistisches Bildverständnis gerichtet ist, sondern auf sich überlagernde technische, ästhetische und phänomenale Ebenen bezogen wird.

Auf einer technischen Ebene meint die Begriffsverwendung insbesondere die valide Verbindung von Messung und Visualisierung. Die Visualisierung als visuelle Modellierung entfernt die Bilddaten prozessual immer weiter von den Rohdaten der Messung. Durch die extensive Nachbearbeitung mehrdimensionaler Rekonstruktionen bestimmter anatomischer Strukturen gehen die „Originalinformation aus den CT-Werten [...] allerdings verloren." (Kalender 2006: 206). Durch computergraphische Nachbearbeitungen legen sich immer weitere ‚Schichten' der Sichtbarmachung über die Zuordnungsrelation zwischen Gewebedichte und Röntgenabschwächung, die ein CT-Scan initial herstellt. Wenn die so errechneten Hounsfield-Einheiten mit weiteren Zuordnungen zu ästhetischen Merkmalen wie Transparenz, Farbigkeit und Ähnlichem versehen werden, nähert sich das errechnete Bild zwar bildästhetisch einer dem physischen Darm immer ähnlicheren Darstellung an, doch wird die standardisierte und valide Verbindlichkeit zwischen Messwert und routinierter ‚Erscheinung' dessen stark erweitert.[30] Im Fall der virtuellen Koloskopie werden die 3-D-Darstellungen häufig mit graustufigen Schnittbildern des gleichen Datensatzes korreliert ABB. 29. „[...] 3D displays in and of themselves are insufficient to fully characterize a suspected polyp because CT attenuation values provide clues as to whether an area represents soft tissue or fat, or if the area contains gas as often found in foci of retained stool." (Beaulieu et al. 2003: 53). Der fortwährende

30 Daher verweist etwa der Biomechaniker Georg Duda nicht zuletzt auf die ‚Gerichtsfestigkeit' der Visualisierungen und der aus ihnen abgeleiteten Diagnosen bzw. therapeutischen Handlungsempfehlungen: „Jeder Arzt hat in der Praxis die Verantwortung (für die Patienten und ‚vor Gericht'), seine Diagnosen und Entscheidungen auf nachvollziehbarer Grundlage zu treffen. Er muss deshalb große Sorge haben, sich von zu viel Visualisierung und Graphik Dinge vorspiegeln zu lassen, die gar nicht da sind, oder die wichtige Details verdecken. Der Arzt fragt also skeptisch und besorgt: Ist das, was da gezeigt wird, auch wirklich da? Und sehe ich alles, was die Daten hergeben? Und um nicht ‚mit einem Bein vor Gericht' zu stehen verzichtet er dann doch auf die bunten Bilder, und schaut sich die (rekonstruierten) ‚Originaldaten' an." (Duda zit. n. Ziegler 2005: 164).

diagnostische Vergleich zwischen graustufigen Schnittbildansichten und mehrdimensionalen visuellen Modellierungen wie in Abbildung 29 illustriert, sorgt neben einem horizontalen, bildästhetischen Vergleich für eine stetige Abwägung zwischen Unter- und Oberfläche.

Medientheoretisch kann so nicht abschließend gefolgert werden, dass „durch das Bildliche ein Riss [verläuft], der seine Tiefengrammatik von seiner Oberfläche trennt" (Mersch 2009: 112). Ein ‚Einreißen' der Verbindungen zwischen Unter- und Oberfläche wird durch komplementäre Bildoperationen und -vergleiche verhindert. Vielmehr zeigt sich ein erstes Paradox des ‚realistischen Bildes' im Bereich visueller Modellierungen. Je mehr die bildliche Darstellung durch Räumlichkeit, Farbigkeit und Form dem durch anatomische Sektionen oder chirurgische Operationen bekannten Organ angenähert wird, desto weiter entfernt sie sich von dessen gemessenen Werten und strapaziert so die grundlegend etablierte indexikalische Relation. Die Rede vom realistischen Bild bezieht sich in dieser Hinsicht weniger auf die Darstellungs-, sondern auf die Datenebene. Hier liegt paradoxerweise die Referenz an den Patientenkörper und nicht in der auf der Bildebene konstituierten Ähnlichkeitsbeziehung. Und so geht es in der diagnostischen Zusammenschau gerade nicht darum, die Technologien der Bilderzeugung völlig transparent werden zu lassen, sondern sie selbst immer wieder ‚ins Bild' zu setzten. Im Bereich der radiologischen Diagnostik kann daher bild- und medientheoretisch nicht pauschal davon ausgegangen werden, dass „die technischen Grundlagen der Visualisierung im Bild (verschwinden)" und dass „das Bild nicht länger *etwas Bestimmtes* darstellt, sondern lediglich eine Möglichkeit, die unterschiedliche Ausprägungen kennt, die wiederum unterschiedliche *Episteme* zulassen, deren gemeinsamer Nenner allein ihre Berechenbarkeit ist." (Mersch 2009: 117, Hervorh. im Org.).

Die Rede von ‚realistischen Bildern' im medizinischen bzw. medizininformatischen Diskurs um mehrdimensionale Rekonstruktionen umfasst weitere Konnotationen des Begriffs Realismus. So spricht der Medizinphysiker Willi A. Kalender davon, dass 3-D-Darstellungen dazu dienen, „das abgebildete Volumen in nur einem Bild und möglichst realistisch zu präsentieren und die diagnostisch relevanten Details gezielt herauszuarbeiten" (Kalender 2006: 206). Die visuelle Modellierung soll, im Vergleich zu Schnittbildern, das Volumen oder Organ in nur *einem* Bild erkennbar machen. Gleichzeitig jedoch sollen ‚diagnostisch relevante Details' herausgestellt werden. Damit ist eine ästhetische und phänomenale Dimension ‚realistischer Bilder' angesprochen, welche die Frage aufwirft, wie visuelle Modellierungen trotz ihrer Entfernung vom Rohdatensatz einen ‚Erkenntnisvorsprung' erhalten. Es zeigt sich ein zweites Paradox des ‚realistischen Bildes' – es soll eine ästhetische Gleichzeitigkeit geschaffen werden, die sowohl das Ganze, also etwa die Gesamtform des Herzens, in ein Bild fasst und in derselben Ansicht Teile davon exponiert, etwa die Herzkranzgefäße. Die Figur-Grund-Wahrnehmung müsste in einer solchen visuellen Darstellung ihre explizite Verbildlichung finden

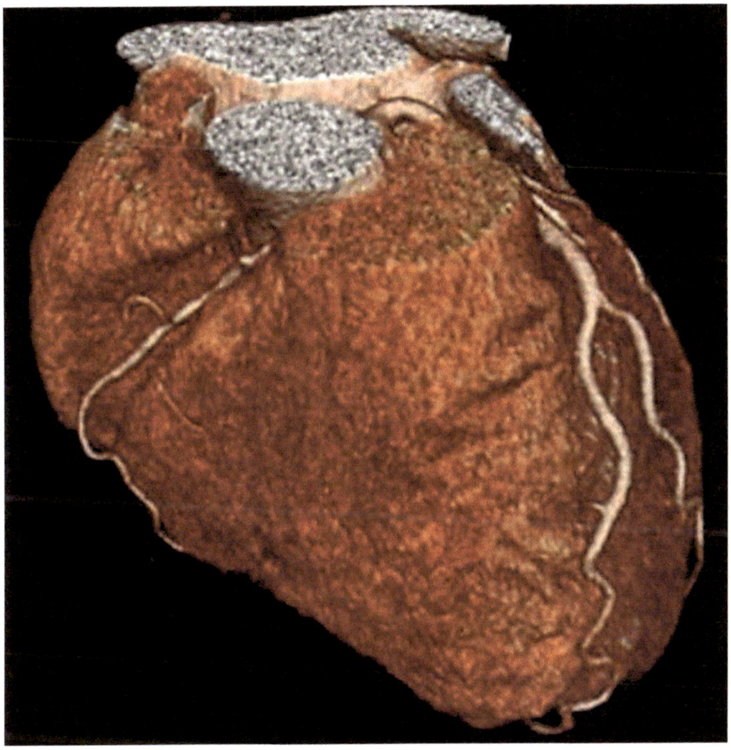

30
3-D-Darstellung eines Herzens basierend auf einer CT-Koronarangiographie (Dewey 2014: 77).

und einen ,Augenschuss' evozieren, der zugleich das Ganze und das Detail auf einen Blick in einem Bild erkennt.[31]

Die Visualisierung einer CT-Koronarangiographie als 3-D-Darstellung des Herzens, die in einer Ansicht sowohl das Herz als Gesamtobjekt modelliert sowie diagnostisch relevante Details visuell hervorhebt, stellt das Herz als ,frei schwebendes Objekt' dar ABB. 30. Die farbige Plastizität wird betont, da sich die 3-D-Modellierung gegen den computergraphisch schwarz gestalteten Bildhintergrund abhebt. Computergraphische Manöver erlauben zudem die virtuelle Rotation des Herzens, sodass es von allen Seiten betrachtet werden kann. Im Detail wird die Morphologie der Herzkranzgefäße sowie, bei Nutzung der Bewegtbildsequenz, eine

31 Dem erkennenden Auge wird in dieser Hinsicht ein epistemischer Vorrang gegenüber der mathematischen bzw. computerisierten Berechnung eingeräumt. Eine Aufarbeitung der grundlegenden Ausführungen Leibniz' zur Vormachtstellung des Visus gegenüber der Mathematik, die im *coup d'œil* kumuliert, nimmt Horst Bredekamp vor (Bredekamp 2008: 113 ff. sowie Bredekamp 2012: 201).

etwaige Arrhythmie der Herzbewegungen hervorgehoben.[32] Die computergraphisch generierte singuläre Räumlichkeit und ‚Objekthaftigkeit' der Modellierung passt sich der diagnostischen Fragestellung an und verspricht idealiter Erkenntnis auf ‚einen Blick'. Dennoch werden die an der 3-D-Darstellung generierten ‚Verdachtsmomente' auch hier an Schnittbildansichten überprüft: „Easy evaluation of the coronary arteries is now possible by reading (semi) automatic curved multiplanar reformations, which are crucial for detecting pathology. However, the findings should always be confirmed on the original slices in axial, sagittal, and/or orthogonal orientations." (Kroft/Dewey 2014: 153). Erst die Schnittbilder setzen das Herz und seine Funktionen wieder ins Verhältnis zur Anatomie und Morphologie des übrigen Thorax. Nicht allein die ihnen zugrunde liegenden Messwerte des Ausgangsdatensatzes sind es, die eine ‚Bekräftigung' der Erkenntnis an der 3-D-Darstellung ermöglichen sollen, sondern auch die eingeübten Sichtweisen auf die Schnittansicht. Erst der Abgleich mit dem Schnitt scheint die räumliche Darstellung plausibel zu machen, obgleich diese zumindest bildhaft singulär erscheint.

Die visuelle ‚Verkettung' der mehrdimensionalen Modellierung mit anderen Bildformen findet ihre Referenz auch im anatomischen und physiologischen Wissen und den Sehstilen der Betrachter (Borck 2008: 85).[33] Der realistische Eindruck des Bildes setzt nicht allein eine plausible räumliche Objekthaftigkeit voraus, sondern auch, dass die herausgestellten Details sich an gefestigtes Körperwissen anschmiegen. Es ist ein phänomenales Erfordernis des ‚realistischen Bildes', dass die Darstellung an die Körpererfahrungen ihrer Betrachter anschließt. Sie darf weder mit bestehenden Darstellungskonventionen noch mit dem medizinischen Erfahrungswissen konfligieren (Gugerli 2002: 267).[34] Dennoch ist es zunächst die Bildästhetik der 3-D-Darstellung, die durch ihre Gestaltetheit ein visuell plausibles und Sehstil bedingtes Verhältnis zwischen Ganzem und Detail schafft, das diagnostische Anfragen etwa nach einer arteriellen Verengung der Herzkranzgefäße oder arrhythmischer Bewegungen des Herzens widerspiegelt.

32 Mit der Hinzufügung der Dimension Zeit in der Datenakquise und Visualisierung wird von einer vierdimensionalen Herz-CT gesprochen. Das ‚gesamte Herz' wird in seiner Funktionalität innerhalb eines Zyklus (Systole und Diastole) erfasst und entsprechend visualisiert.

33 Die Notwendigkeit der Entscheidung durch den Nutzer wird insbesondere in der Frühphase avancierter computergraphischer Rekonstruktionstechniken hervorgehoben: „The user or operator previews the rendering and accepts it as faithful and/or useful, or the user can choose to repeat some phase of the process (e. g. segmentation and/or surface definition) to obtain an acceptable model for rendering. This iteration and ‚acceptance' decision is generally made by a human expert (e. g., radiologist, surgeon, endoscopist)." (Robb 2000a: 137).

34 Eine multiple und situative Auslegung der Begriffe realistisch und objektiv in klinisch-radiologischen Kontexten beobachtet auch Kelly Joyce in ihrer Studie zur MRT-Visualisierung und -wahrnehmung. „Seeing does not equal truth or unmediated access to the human body. While cultural beliefs equate technologically produced images of the body with both the physical body itself and authoritative knowledge, these beliefs are not immune from instability or critique. Local knowledge of work practices demonstrates how MRI images etch together aspects of the physical body, decisions by technologists and physicians, and economic and social contexts to constitute a particular and situated body in medical practice and social life." (Joyce 2005: 458).

Bildtheoretisches Nachspiel – Äquivalenzen und Paradoxien im Bild

Die Betrachtung computertomographischer Visualisierungen als Äquivalentbilder eröffnet drei grundlegende bild- und medientheoretische Erkenntnisse. Erstens trägt die Einbeziehung der technischen Herstellungsweise in die Bildanalyse nicht allein der Praxis der radiologischen Bildschau Rechnung, sondern verschiebt den Fokus auf die Dynamik der Bildformen und deren paradoxales Verhältnis zur digitalen Struktur. Dabei werden die Stufen der Äquivalenzbildung ersichtlich, die von Zahlenmatrizen über graustufige Schnittbilder bis zu visuellen Modellierungen reichen. Insbesondere die Aspekthaftigkeit der jeweiligen Visualisierungsformen macht auf die ihnen inhärenten Strategien der Komplexitätsreduktion und Zurichtung auf klinisch-diagnostische Interessen aufmerksam.

Zweitens werden die diagnostische Wertigkeit und die verschiedenartig gelagerten Bezüge verschiedener Bildformen in den Kontexten ihrer diagnostischen Operationalisierung augenfällig. So stellen die frühen Zahlenmatrizen eine als gleichwertig erachtete Verbindung zwischen den CT-Messwerten und deren Visualisierung dar. Diese technisch etablierte Gleichwertigkeit dringt jedoch nicht in die klinisch-radiologische Routine durch, da hier eine andere erfahrungsgemäße Wahrnehmung besteht. So sind es in diesem Kontext graustufige Schnittbilder, die sowohl als technischer Verweis zum Körper und als bildhaft dargestelltes Muster desselben in einer röntgenologischen Ästhetik gelten. Theoretisch-analytisch zeigt sich die enge Verbindung zwischen Sehstil bedingten Wahrnehmungskapazitäten und deren Zusammenspiel mit bildlichen Darstellungen und Tableaus. In Äquivalentbildern muss die erfahrungsgemäße Wahrnehmung und Bildhandlung mit technischen Prozessen zusammengeführt werden, damit diesen eine gleichsam ästhetische wie epistemische Aussagekraft zugesprochen werden kann.

Drittens macht die Analyse innovativer radiologischer Visualisierungsformen wie visueller Modellierungen auf die ihnen inhärenten Paradoxien aufmerksam, die sich im Zusammenspiel zwischen Diskurs und Bildlichkeit konstituieren. So sind visuelle Modellierungen einerseits so weit von ihren Ausgangsdatensätzen distanziert, dass sie auf der kalkulierten Ebene kaum noch valide erscheinen. Gleichzeitig rücken sie in ihrer visuellen Darstellung so nah an Körper heran, dass sie einem ‚ästhetischen Kalkül' Raum bieten. Dieses Paradox konstituieren digitale Medientechnologien, die zugleich gegen sich selbst gewendet werden, da über weitere mediale Operationen Bildvergleiche generiert werden, die eine andere ästhetische und epistemische Relation herzustellen vermögen. Hier ist der Bezug zur ‚Realität' zu suchen, nicht primär in der Relation zu einem ‚Ausgangsobjekt', von dem sich der Prozess der digitalen und visuellen Äquivalenzbildung gelöst hat. In dieser Hinsicht benennt die kritische Wendung des Äquivalentbildbegriffs Aspekte der Analyse von Bilder, die als Oberflächen von Bildgebungsprozessen, ästhetische, epistemisch und operationale Paradoxien und Gleichzeitigkeiten integrieren und so gerade als diagnostisch äquivalent angesehen werden.

AUSWÄRTS

Die untrennbare Verbindung von digitaler Bildgebung und radiologischer Diagnostik hat sich in vielschichtigen und oft paradoxen Ausprägungen gezeigt. Die Relationen und Prozesse zwischen Form und Dynamik, Abstraktion und Konkretion sowie Konvention und Intuition können so nur durch theoretisch-analytische Fragen aufgeklärt werden, die nicht nach einer Antwort im Bereich des *so oder so* verlangen, sondern die Verbindung des *und* aushalten. Hier liegt die grundlegende medientheoretische Herausforderung, auf welche das vorgeschlagene Modell digitaler Bildgebung reagiert. Die Differenzierung in Unter-, Zwischen- und Oberfläche ermöglicht die Gleichzeitigkeiten und Verbindungen in den ‚Tiefenschichtungen' *der Flächen zueinander* zu klären, etwa das Changieren von Metadaten zwischen deterministischen Erfordernissen der Unterfläche, handlungsinduzierender Information auf der Zwischenfläche und als Merkmal der auf der Oberfläche dargestellten Bildästhetik. In einer *horizontalen analytischen Ausdehnung* der Flächen auf sozio-historische und pragmatische Kontexte haben sich Bildgebungsprozessen vorgelagerte und situativ aktualisierte Ermöglichungsbedingungen gezeigt, wie etwa Ausbildungsprozesse tomographischen Wahrnehmens. In dieser relationalen und multidimensionalen Ausrichtung hat die Studie zu den Bedingungen digitaler Bildgebung im Bereich diagnostischer Radiologie am Beispiel der Computertomographie folgende grundlegende Einsichten ermöglicht:

Bildbarkeit

Im vor-bildlichen Stadium müssen Körper und Apparaturen in einem Dispositiv so aneinander ausgerichtet werden, dass deren konzeptionelle und gleichsam materielle Passung eine Intraaktion und damit die Datenakquise zulässt. Im Aufnahmedispositiv der CT zeigen sich strukturelle Ermöglichungsbedingungen von Bildgebung insbesondere in Raumordnungen und Einstelltechniken sowie in Kontrastmittelgabe und Strahlenschutzvorschriften. Dabei wird auch deutlich, wie das epistemische Programm der Bildgebung das Handeln von radiologisch-technischem Personal und die Normierung von Körperlichkeit bestimmt. Ein maßgeblicher Aspekt der konstituierten Bildbarkeit ist, dass Programmatiken der Messung und Quantifizierung pragmatisch und apparativ intransparent bleiben. Ermöglichungsbedingungen artikulieren sich vor allem über Leitlinien, Softwareschnittstellen und Verordnungen, welche das grundlegende Paradox zu Beginn des Bildgebungsprozesses verdeutlichen. Um den Prozess der Sichtbarmachung zu ermöglichen, müssen Signale einer lebendigen Körperlichkeit *a priori* selektiert und auf technologische Erfordernisse zugespitzt werden. Damit geht nicht allein die äußere Stillstellung, sondern auch die partielle Unsichtbarmachung sowie gezielte Fokussierung von Signalen unter den Prämissen eines epistemischen und ästhetischen Programms einher. Mit Blick auf ihre Unterfläche wird deutlich, dass digitale Bildgebungsverfahren, ihr Dispositiv, die darin konstituierten Intraaktionen und apparative Programmatiken der Quantifizierung, initial am Erkenntnisprozess der diagnostischen Radiologie mitwirken.

Infrastrukturen und Schnittstellen

Digital verfasstes Wahrnehmen und Erkennen unterliegt vorgängigen Kollektivierungen, insbesondere durch die Etablierung von Datenstandards und Netzwerkmodellen sowie durch die Gestaltung von visuellen Schnittstellen innerhalb einer Befundungssoftware. Die Infrastrukturen und Schnittstellen von Softwareanwendungen formieren im Zuge des medienhistorischen Wandels von filmbasierten zu digital verfassten Befundungspraxen den epistemischen, ästhetischen und operationalen Zugriff auf Bilddaten. Die ‚Neufassung' radiologischer Visualisierungs- und Befundungspraxen erforderte im Zuge der analog-digitalen Migration zunächst fachgesellschaftliche und transdisziplinäre Aushandlungen zu Aspekten der Unterfläche, die auf basaler technologischer Ebene ‚realweltliche' Vorgänge so abstrahieren, dass sie in programmierbare Codes gefasst und in deren Funktionslogik prozessiert werden können. Gleichsam schreiben Formalontologien und Datenstandards vor, wie Patient und Bild an sinnlich kalkulierende Radiologinnen und Radiologen vermittelt werden sollen. In den hochgradigen Abstraktionen und Vorschriften auf der Unterfläche sind so auch immer Anweisungen zur Konkretion und Aktualisierung in einem spezifischen Anwendungskontext enthalten.

Das Ringen um die Gestaltung der medialen Vermittlung zwischen Patient, Bilddaten und Befunder setzt sich auf der Zwischenfläche fort. Hier rückt die Interaktionsgestaltung als kollektivierende und ökonomisierende Praxis in den Fokus. Deren Mitwirken an der ‚Formgebung' einer radiologischen Diagnostik, die innerhalb grafischer Schnittstellen stattfindet, öffnet in medientheoretischer Perspektive den Blick für Politiken der Gestaltung, die sich in medialen Formen manifestieren. Vermeintlich individuelle Nutzerentscheidungen zur Darstellung von Datensätzen und Nutzung von Softwareinstrumenten finden ihren Rahmen nicht allein in deterministischen Infrastrukturen und Graphical User Interfaces von Softwareanwendungen, sondern ebenso in den mehrheits- und marketingfähigen Modellierungen von radiologischer Diagnostik im Gestaltungsprozess. Gestalterische, medientechnologische und kapitalistische Erwägungen aktualisieren sich beständig in und auf Zwischenflächen und richten die Fragen an das jeweilige, digitale ‚Erkenntnisobjekt' zu. So sind diagnostische Praktiken nicht *per se* darauf gerichtet, das medientechnologische Arsenal digitaler Bildgebung auszuschöpfen. Softwarebasiert werden Bilddaten fortwährend her- und dargestellt, um im Zusammenspiel mit technologischen, epistemischen und ästhetischen Faktoren, Erkenntnisprozesse ‚im Fluss' zu halten. Zwischen Unter- und Zwischenfläche zeigen sich daher nicht ausschließlich Erwägungen zur Formalisierung und Codierung kollektiv ausgehandelter Vorstellungen von radiologischer Praxis, sondern eine ganz eigene Programmatik, die über die Grenzen des Maschinellen zurück auf pragmatische Kontexte wirkt, in denen nach einem Medienwandel die Beziehungen zwischen Codiertem und Routiniertem neu etabliert werden mussten.

Stile des Wahrnehmens und Erkennens

Ein auf Schnittbilder gerichtetes Wahrnehmen und Erkennen unterliegt verschiedenen Formierungsstufen, in denen sich der Schnitt als Ansicht und Praktik je anders zeigt und der ästhetischen und epistemischen Erfahrung einzuprägen sucht. Eine radiologische Wahrnehmungsbereitschaft formiert sich in der medizinischen Ausbildung bereits während der mikro- und makroanatomischen Sektion, welche eine untrennbare Verbindung von Sehen und Handeln sowie Sehen und Benennen konstituiert. Auch die röntgenologische Aus- und Weiterbildung übt ein gerichtetes Wahrnehmen ein, das digitale Schnittbilder einerseits an Traditionen einer graustufigen Röntgenästhetik anschließt, andererseits die grundlegenden Differenzen zwischen digitalen Schnittbildern und röntgenologischen Summationsbildern mitdenken muss.

Dabei geht es für Studierende und Auszubildende um Körpererfahrungen in mehrfacher Hinsicht – um den zu untersuchenden Körper, den eigenen agierenden Körper sowie den medizinischen Kollektivkörper, der über Instrumente, Terminologie, Normvorstellungen und Sehstile verfügt. ‚Einsehen' und ‚Einfühlen' finden ein Äußeres in Schnittbildern und Schnitttechniken, welche die Einübung eines Struktur- und Gestalterkennens präfigurieren, das von Flächen und Ausschnitten auf Volumina und Topologien schließen kann. Gleichsam kommt dem Hantieren mit Instrumenten und dem Wissen um die technischen Bedingungen der Präparatherstellung im Hinblick auf digitale Bildgebungsverfahren eine konstitutive Rolle zu. Die medialen *a priori* als Bedingungen des Wahrnehmens und Erkennens anzuerkennen, bahnt die Ausbildung und Weiterentwicklung eines operativen Bildwissens. Diese verlaufen jedoch in den gefestigten Bahnen des kollektiven Seh- und Denkstils, der sich vorrangig am diagnostischen Paradigma der Unterscheidung von ‚normal' und ‚pathologisch' orientiert. Eine etwaige medizininterne Bild- und Medienkritik muss sich ebenfalls diesem Paradigma unterordnen, um ‚Ausbrüche' aus einer kohärenten Wahrnehmung des Körpers und einer kollektiv-diagnostischen Haltung möglichst zu unterbinden. Dennoch können auch Schemata und Leitlinien zur Befundung von radiologischen Visualisierungen nicht das grundsätzliche Dilemma radiologischer Diagnostik aufheben – weder das individuelle, verkörperte Wissen einzelner Radiologinnen und Radiologen noch die Erscheinungen körperlicher Phänomene können abschließend und umfassend standardisiert werden. Stile des Wahrnehmens und Erkennens können nicht vollständig kollektiver Einübung und Entscheidung unterliegen, sondern changieren zwischen Individualität und Kollektivität.

Äquivalente und operationale Oberflächen

Ein Verständnis computertomographischer Visualisierungen als Äquivalentbilder ermöglicht, Bildästhetik nicht allein in einem engen Sinn ‚oberflächlich' zu verstehen, sondern die Darstellungsformen und den operationalen Einsatz von Visualisierungen mit deren Entstehungsbedingungen engzuführen.[1] Damit wird deutlich, dass digitale Bildgebung nicht ein abgeschlossener, im Bild ‚geronnener' Prozess ist, sondern dass Oberfläche und Unterfläche über die Zwischenfläche im radiologisch-diagnostischen Prozess immer wieder korreliert und justiert werden. Die Dynamik der Bildformen, etwa von virtuellen Koloskopien oder 3D-Modellierungen, steht in einem scheinbaren Widerspruch zur hochgradig deterministischen Struktur ihrer Datengenerierung und -prozessierung. Doch machen verschiedene situative Auslegungen der Äquivalenzbildung von Patientenkörper und dessen Visualisierung auf den operativen Charakter von Visualisierungen aufmerksam – nicht allein in deren Entstehungsprozess, sondern auch und besonders in ihrer Handhabung. Digitale Bildgebung im Bereich der Radiologie zielt darauf, diagnostisch relevante Aspekte aus Bilddaten ‚heraus zu präparieren', um auf klinische Anfragen zu reagieren sowie durch unterschiedliche Darstellungsformen epistemische und ästhetische ‚Lücken' zwischen digitaler Quantifizierung und verkörperter Erfahrenheit zu überbrücken. Dabei verläuft die bildhaft veräußerte Verhältnisbildung immer entlang technologisch und häufig auch pragmatisch standardisierter Verfahren sowie Sehstil bedingter Wahrnehmungsweisen, welche die ‚diagnostische Wertigkeit' der Visualisierungsformen garantieren.

Die fachdiskursive Rede von ‚realistischen Bildern' bezieht sich dabei auf unterschiedliche Stufen bzw. Aspekte der Äquivalenzbildung. ‚Realismus' meint im Bereich der diagnostischen Radiologie nicht zwangsläufig eine quasi-fotorealistische Darstellung von Organen oder Körperbereichen. Vielmehr wird durch die Verwendung des Begriffs eine spezifische und paradox erscheinende Relation der Verhältnisbildung zwischen Körper, Bildgebungsprozess und Visualisierung adressiert. Visuelle Modellierungen –mehrdimensionale und farbige Darstellungen von CT-Datensätzen – sind so sehr computergrafisch prozessiert, dass auf der Unterfläche die Beziehung zwischen Messwerten und ästhetischen Merkmalen strakt strapaziert wird und bisweilen als nicht mehr valide erscheint. Gleichzeitig etablieren die Modellierungen auf der Oberfläche eine Ähnlichkeitsbeziehung zum Patientenkörper, die das sinnlich-ästhetische Kalkül von Radiologinnen und Radiologen anspricht. In den operationalisierten Bezügen von Patientenkörper und diagnostischem Interesse liegt der Bezug zur fachdiskursiven ‚Realität', der durch digitale Bildgebungsverfahren ermöglicht wird.

1 Zum Diskurs um operationale Bilder als einem neuen bild- und medientheoretischen Paradigma, jedoch ohne Bezug zu spezifischen Anwendungskontexten vgl. Hoel (2018).

Weiterführende Medienbefundung

In der medientheoretischen Zusammenschau von Unter-, Zwischen- und Oberfläche zeigen sich die Bedingungen und Funktionsweisen digitaler Bildgebung als Grundlage radiologischer Diagnostik. Insbesondere das gewählte Beispiel der Computertomographie macht deutlich, welche Paradoxien am Grund routinierter Praxen wirken und welche vielgestaltigen Anpassungen und Spezifizierungen – *a priori* und situativ – vorgenommen werden müssen, um das Funktionieren von Routinen aufrechtzuerhalten. Gerade die Untersuchung einer solchen digitalen Praxis bedarf eines analytischen Modells, welches seine theoretischen Prämissen am Untersuchungsgegenstand herausarbeitet und fortwährend überprüft. Dies bedeutet auch, dass gemäß der grundlegenden Feststellung der Relationalität und Prozessualität digitaler Bildgebungsprozesse die medientheoretische Analyse – ebenso wie der Bildgebungsprozess selbst – potentiell unabgeschlossen bleibt. Gerade hier bedarf es eines methodischen Zugangs, der bewusst analytische Schnitte setzt und Fragen auf den Flächen artikuliert, die anerkennen können, dass auch theoretische Arbeit sich immer wieder mit ihrem Untersuchungsfeld in Beziehung setzen muss. Dabei dürfen jedoch nicht das eigene Interesse in Relationalität aufgelöst oder starre und vorgefertigte Analysekategorien durchgehalten werden. Die in digitale Bildgebung und medienwissenschaftliche ‚Befundung' eingehenden Aspekte und Faktoren können nicht auf kategoriale Eindeutigkeiten reduziert werden, sondern erfordern einen ‚diagnostischen' Blick, der die Gleichzeitigkeit und das *Zwischen* von Technologien und lebendiger Körperlichkeit, Algorithmik und Ästhetik sowie kollektiven Prägungen und individuellen Erfahrungen und Entscheidungen herausdestilliert.

In diesem grundsätzlichen Anspruch lässt sich das erprobte medientheoretische Modell für andere Anwendungsbereiche fruchtbar machen, in denen digitale Bildgebung und Lebendigkeit aufs Engste verzahnt und aneinander ausgerichtet werden. Neben Gebieten, in denen digitale Bildgebung als Sichtbarmachungs- und Erkenntnisverfahren routiniert eingesetzt wird, zeigt sich neuerlich eine adaptive Verschaltung von Bildgebung und Lebendigkeit zu interventionellen Zwecken neben dem medizinischen Bereich auch in Landwirtschaft oder Kriegsführung.[2] Als adaptive Medien ‚erspüren' z. B. Tracking-Technologien Vitaldaten wie den Atemrhythmus in der Strahlenchirurgie oder verfolgen das Bewegungsverhalten von Tierherden, gleichen diese Daten automatisiert mit vordefinierten Parametern ab und stellen bildvermittelte Möglichkeiten des Eingriffs bereit. Diese Praktiken operieren auf Grundlage eines Verständnisses von lebendiger Körperlichkeit, das sich genuin aus der Gestaltung und Funktionslogik digitaler Medientechnologien speist (vgl. Hansen 2015). Neben Tracking-Technologien können Robotersysteme oder Mixed- und Virtual-Reality Anwen-

2 Fachdiskursiv zu s. g. bildgeführten Intervention in der Medizin etwa Clearly/Peters (2010) und Jaffray (2012), zum Verfolgen von Tierverhalten mittels Tagging Bolinski (2015) sowie zur bildvermittelten Steuerung unbemannter Waffensysteme Franz/Queisner (2018).

dungen als adaptive Bildgebungstechnologien gefasst werden, die auf einer wechselseitigen Codierung von Physis und Digitalität beruhen, sodass Veränderungen des Einen synchrone Justierungen des Anderen bedeuten und Fragen nach menschlicher und maschineller Kooperation zuspitzen (vgl. Suchman/Weber 2016).

Bildgebung erfolgt in den genannten Bereichen mit dem Ziel der physischen Intervention, sodass Visualisierungen nicht mehr nur virtuelle Handlungsräume eröffnen, sondern auf einen ‚materiellen Übertrag' ausgerichtet sind, indem sie über entsprechende Hardwareanwendungen und Softwareschnittstellen raum- und zeitkonsistent mit lebendigen Entitäten kurzgeschlossen werden. Digitale Bildgebung ist hier nicht mehr vorrangig ein Sichtbarmachungsprozess, sondern eine Modalität der ‚Rematerialisierung' digitaler Daten. In dieser Weise operationalisierte Bilder werden zu Medien der Kontrolle, Steuerung und Intervention, welche durch ihre Ober- und Zwischenfläche zurück in die erweiterten Unterflächen ihrer selbst wirken. Dieses Ausgreifen digitaler Medientechnologien in Physis und die Einbettung adaptive Bildgebung in Umwelten macht die Abstimmungen und Justierungen zwischen den Flächen umso prekärer. Es ist eine medientheoretische Reflexion herausgefordert, welche die dynamischen Bedingungen und Modalitäten der wechselseitigen Anpassung einfängt ohne sie kategorial zu zementieren und zudem die verteilten Entscheidungsprozesse und Verantwortlichkeiten sowie sozio-politischen Konsequenzen eines medial-materiellen Intervenierens in Echtzeit benennt.[3]

3 Damit sei an dieser Stelle eine weiterführende Perspektive nur angerissen, deren Bearbeitung an anderer Stelle begonnen wurde (Friedman et al. 2016; Friedrich et al. 2016; Friedrich/Queisner 2015; Friedrich 2018; Friedrich/Diner 2018). Eine Fallstudie in den genannten Bereichen an die vorliegende Studie ohne tiefergehende Auseinandersetzung anzuschließen, würde dem Anspruch der entwickelten medientheoretischen Grundlegung zuwiderlaufen, da diese gerade auf eine differenzierte, prozessuale sowie pragmatisch rückgebundene Durchdringung digitaler Bildgebungsprozesse in spezifischen Anwendungsgebieten gerichtet ist.

Literaturverzeichnis

A Aberle, Denise et al. (2010): A Primer on Imaging Anatomy and Physiology, in: Bui, Alex A. T./Taira, Ricky K. (Hg.): *Medical Imaging Informatics*, Heidelberg/New York: Springer, S. 15–91.

Agamben, Giorgio (2009): *Was ist ein Dispositiv?*, Zürich: Diaphanes.

Agfa Healthcare (2007): Persona-Based Workflow Design. Supporting the Workflow Needs of Individual Users, *Impax Insights* Nr. 1, http://www.agfahealthcare.com/he/global/en/internet/main/products_services/product-info/white_papers/persona_based_workflow_design.jsp (letzter Zugriff: 15.09.2014).

Agfa Healthcare (2012a): White Paper – Enhanced Hanging Protocols, http://www.agfahealthcare.com/global/en/main/resources/white_papers/index.jsp (letzter Zugriff: 16.09.2014).

Agfa Healthcare (2012b): White Paper – Impax Agility Image Area Productivity Design, http://www.agfahealthcare.com/global/en/main/resources/white_papers/index.jsp (letzter Zugriff: 16.09.2014).

Agfa Healthcare (2013): White Paper – Persona-based approach, http://www.agfahealthcare.com/global/en/main/resources/white_papers/index.jsp (letzter Zugriff: 15.08.2013).

Akrich, Madeleine (1992): The Description of Technical Objects, in: Bijker, Wiebe/Law, John (Hg.): *Shaping Technology Building Society. Studies in Socio-technical Change*, Cambridge, MA: MIT Press, S. 205–218.

Alac, Morana (2008): Working with Brain Scans. Digital Images and Gestural Interaction in fMRI Laboratory, *Social Studies of Science* 38 (4), S. 483–508.

Alac, Morana (2011): *Handling Digital Brains. A Laboratory Study of Multimodal Semiotic Interaction*, Cambridge, MA: MIT Press.

Ambrose, James (1973): Computerized Transverse Axial Scanning (Tomography): Part 2. Clinical Application, *British Journal of Radiology* 46 (552), S. 1023–1047.

Andriole, Katherine (2006): Image Acquisition, in: Dreyer, Keith J./Hirschorn, David S./Thrall, James H./Mehta, Amit (Hg.): *PACS. A Guide to the Digital Revolution*, New York, 2. Auflage, S. 73–95.

Andriole, Katherine and the SCAR TRIP Subcommittee (2004): Addressing the Coming Radiology Crisis. The Society for Computer Applications in Radiology Transforming the Radiological Interpretation Process (TRIP) Initiative, *Journal of Digital Imaging* 17 (4), S. 235–243.

Angerer, Marie-Luise (1999): Die Spur des Körpers in der Filmtheorie, in: dies.: *Body Options. Körper, Spuren, Medien, Bilder*, Wien: Turia & Kant, S. 74–99.

Angerer, Marie-Luise (2013): Bewegte Körper. Von der Repräsentationskritik zur (neuen) Materialität der Körper, in: dies./Hardt, Yvonne/Weber, Anna-Carolin (Hg.): *Choreographie-Medien-Gender*, Zürich: Diaphanes, S. 79–96.

Anonymus (1939): Obituary – Dr. Antoine Béclère, *British Journal of Radiology* 12, S. 319–320.

Arnheim, Rudolf (1969): *Visual Thinking*, Berkeley, CA: University of California Press.

Arnheim, Rudolf (1980): *Anschauliches Denken. Zur Einheit von Bild und Begriff*, Köln: Dumont, 4. Auflage.

Ash, Mitchell (1998): *Gestalt Psychology in German Culture, 1890–1967. Holism and the Quest for Objectivity*, Cambridge: Cambridge University Press.

B Bannon, Liam (2000): *Situating Workplace Studies Within the Human-Computer Interaction Field*, Cambridge: Cambridge University Press.

Barad, Karen (1998): Getting Real. Technoscientific Practices and the Materialization of Reality, *Differences. A Journal of Feminist Cultural Studies* 10 (2), S. 87–128.

Barad, Karen (2003): Towards a Posthuman Performativity of Matter. Towards an Understanding of How Matter Comes to Matter, *Signs. Journal of Women in Culture and Society* 28 (3), S. 801–831.

Barad, Karen (2007): *Meeting the Universe Halfway*, Durham, NC: Duke University Press.

Barley, Steven R. (1986): Technology as an Occasion for Structuring. Evidence from Observation of CT Scanners and the Social Order of Radiology Departments, *Administrative Science Quarterly* 31, S. 78–108.

Bartlett, Christopher A. (1985): EMI and the CT Scanner (B), *Harvard Business School Supplement*, S. 383–195, https://cb.hbsp.harvard.edu/cbmp/product/383194-PDF-ENG (letzter Zugriff: 14.07.2018).

Baudry, Jean-Louis (1970): Cinéma. Effets idéologiques produit par l'appareil de base, *Cinétique* 7/8, S. 1–8 (Englische Übersetzung : Ideological Effects of the Basic Cinematographic Apparatus, in: Rosen, Philip (1986): *Narrative, Apparatus, Ideology. A Film Theory Reader*, New York: Columbia University Press, S. 286–298).

Baudry, Jean-Louis (1975): Le dispositif: approches métapsychologiques de l'impression de réalité, *Communications* 23, S. 56–72 (Deutsche Übersetzung: Das Dispositiv. Metapsychologische Betrachtungen des Realitätseindrucks, *Psyche* 48 (11), S. 1047–1074).

Beaulieu, Anne (2001): Voxels in the Brain. Neuroscience, Informatics and Changing Notions of Objectivity, *Social Studies of Science* 31 (5), S. 635–680.

Beaulieu, Anne (2002): Images Are Not the (Only) Truth. Brain Mapping, Visual Knowledge, and Iconoclasm, *Science, Technology, and Human Values* 271 (1), S. 53–86.

Beaulieu, Christopher F./Paik, David S./Napel, Sandy/Jeffrey, R. Brooke (2003): Advanced 3D Display Methods, in: Dachman, Abraham (Hg.): *Atlas of Virtual Colonoscopy*, Berlin/New York: Springer, S. 37–44.

Behr, Johannes/Choi, Soo-Mi/Großkopf, Stefan/Hong, Helen/Nam, Sang-Ah/Hildebrand, Axel/Kim, Myoung-Hee/Sakas, Georgios (2000): 3D Modellierung zur Diagnose und Behandlungsplanung in der Kardiologie, *Radiologe 40*, S. 256–261.

Berg, Marc (1997): *Rationalizing Medical Work: Decision-Support Techniques and Medical Practices*, Cambridge, MA: MIT Press.

Berg, Marc/Bowker, Geoffrey (1997): The Multiple Bodies of the Medical Record. Toward a Sociology of an Artifact, *The Sociological Quarterly* 38 (3), S. 513–537.

Berry, David M. (2011): *The Philosophy of Software. Code and Mediation in the Digital Age*, London: Palgrave Macmillan.

Bexte, Peter (1998): *Transitstrecken. Eine Philosophie der Relationen nach Michel Serres*, Vortrag im Merve-Verlag, Berlin am 5. Juni 1998 (für Heidi Paris), http://www.momo-berlin.de/files/momo_daten/dokumente/Peter_Bexte_Transitstrecken.pdf (letzter Zugriff: 20.06.2018).

Bexte, Peter (1999): *Blinde Seher. Wahrnehmung von Wahrnehmung in der Kunst des 17. Jahrhunderts. Mit einem Anhang zur Entdeckung des blinden Flecks im Jahr 1668*, Dresden: Verlag der Kunst.

Bexte, Peter (2007): Zwischen-Räume. Kybernetik und Strukturalismus, in: Günzel, Stefan (Hg.): *Topologie. Zur Raumbeschreibung in den Kultur- und Medienwissenschaften*, Bielefeld: Transcript, S. 219–233.

Bexte, Peter (2013): Vorwörter. Bemerkungen zu einer Theorie der Präpositionen, in: Möller, Jan-Hendrik/Sternagel, Jörg/Hipper, Leonore (Hg.): *Paradoxalität des Medialen. Festschrift für Dieter Mersch*, München: Fink, S. 25–40.

Biasutto, Susana Norma/Caussa, Lucas Ignacio/Criado del Río, Luis Esteban (2006): Teaching Anatomy. Cadavers vs. Computers?, *Annals of Anatomy* 188 (2), S. 187–190.

Biederer, Jürgen/Wildberger, Joachim Ernst et al. (2008): Protokollempfehlungen für die Computertomographie der Lunge. Konsensus der Arbeitsgemeinschaft Thoraxdiagnostik der DRG, *RöFo* 180 (5), S. 471–479.

Blume, Stuart S. (1992): *Insight and Industry. On the Dynamics of Technological Change in Medicine*, Cambridge, MA: MIT Press.

Boehm, Gottfried (1994): Die Wiederkehr der Bilder, in: ders. (Hg.): *Was ist ein Bild?*, München: Fink, S. 11–38.

Boehm, Gottfried (2001): Zwischen Auge und Hand. Bilder als Instrumente der Erkenntnis, in: Heintz, Bettina/Huber, Jörg (Hg.): *Mit dem Auge denken. Strategien der Sichtbarmachung in wissenschaftlichen und virtuellen Welten*, Zürich: Edition Voldemeer, S. 43–61.

Böhme, Gernot (1976): Quantifizierung – Metrisierung. Versuch einer Unterscheidung erkenntnistheoretischer und wissenschaftstheoretischer Momente im Prozeß der Bildung von quantitativen Begriffen, *Zeitschrift für allgemeine Wissenschaftstheorie* VII (2), S. 209–221.

Bolinski, Ina (2015): Animal Tagging. Zur Ubiquität der smarten Tiere, in: Sprenger, Florian/Engemann, Christoph (Hg.): *Das Internet der Dinge. Über smarte Objekte, intelligente Umgebungen und die technische Durchdringung der Welt*, Bielefeld: Transcript, S. 205–221.

Bolter, Jay David/Grusin, Richard (2000): *Remediation: Understanding New Media*, Cambridge, MA: MIT Press.

Boone, Darren/Halligan, Steve/Taylor, Stuart A. (2011): Evidence Review and Status Update on Computed Tomography Colonography, *Current Gastroenterology Reports* 13 (6), S. 486–494.

Borck, Cornelius (2001): Die Unhintergehbarkeit des Bildschirms, in: Heintz, Bettina/Huber, Jörg (Hg.): *Mit dem Auge denken. Strategien der Sichtbarmachung in wissenschaftlichen und virtuellen Welten*, Zürich: Edition Voldemeer, S. 383–386.

Borck, Cornelius (2005): *Hirnströme. Eine Kulturgeschichte der Elektroenzephalographie*, Göttingen: Wallstein.

Borck, Cornelius (2012): Nichts als bunter Bilderzauber? Zur Kontroverse um ,Voodoo Correlations in Social Neuroscience', *Rheinsprung 11, Zeitschrift für Bildkritik 04*, S. 66–89.

Bowker, Geoffrey C. /Star, Susan Leigh (1999): *Sorting Things Out. Classification and Its Consequences*, Cambridge, MA: MIT Press.

Bowker, Geoffrey C./Baker, Karen/Millerand, Florence/Ribes, David (2010): Toward Information Infrastructure Studies. Ways of Knowing in a Networked Environment, in: Hunsinger, Jeremy/ Klastrup, Lisbeth/Allen, Matthew M. (Hg.): *International Handbook of Internet Research*, New York: Springer, S. 97–117.

Bracegridle, Brian (1978): *A History of Microtechnique. The Evolution of the Microtome and the Developement of Tissue Preparation*, London: Heinemann.

Braun, Ramona (2011): Voyaging the Vein. Medical Experimentation with Heart Catheters in the Twentieth Century, *Nuncius* 26 (1), S.132–158.

Brauns, Jörg (2007): *Schauplätze. Zur Architektur visueller Medien*, Berlin: Kadmos.

Bredekamp, Horst (2008): *Die Fenster der Monade. Gottfried Wilhelm Leibniz' Theater der Natur und Kunst*, Berlin: Akademie Verlag, 2. Auflage.

Bredekamp, Horst (2012): Über den Begriff der Collage im 21. Jahrhundert. Horst Bredekamp im Gespräch mit Wolfgang Ernst, Peter Stohler und Matthias Winzen, in: Salm, Christiane zu (Hg.): *Manifesto Collage. Über den Begriff der Collage im 21. Jahrhundert*, http://aboutchangecollection.com/wp-content/uploads/2012/12/elektronische-Publikation.pdf (letzter Zugriff: 14.06.2014), S. 65–72.

Brooker, Malcom J. (1986): *Computed Tomography for Radiographers*, Lancaster: MTP Press.

Bruhn, Matthias (2008): *Das Bild. Theorie, Geschichte, Praxis*, Berlin: Akademie Verlag.

Bruhn, Matthias (2015): L'immagine e la lama. Per una storia della visione tomologica, in: Ghiara, Maria Rosaria (Hg.): *La meraviglia e la passione. Un Secolo di scienza della natura nel mezzogiorno* (Filisofia e saperi, 7). Rom: CNR, S. 15–34.

Bryan, Nick R. (2003): The Digital rEvolution. The Millennial Change in Medical Imaging, *Radiology* 229 (2), S. 299–304.

Bui, Alex A. T./Morioka, Craig (2010): Information Systems & Architectures, in: Bui, Alex A. T./Taira, Ricky K. (Hg.): *Medical Imaging Informatics*, New York: Springer, S. 15–91.

Bui, Alex A. T./Hsu, William (2010): Medical Data Visualization. Toward Integrated Clinical Workstations, in: Bui, Alex A. T./Taira, Ricky K. (Hg.): *Medical Imaging Informatics*, New York: Springer, S. 171–240.

Burger, Boris/Paulovic, Ondrej/Hasan, Milos (2002): Realtime Visualization Methods in the Demoscene, *Proceedings of CESCG 2002*, http://www.cescg.org/CESCG-2002/BBurger/ (letzter Zugriff: 15.06.2018).

Burri, Regula Valérie (2003): Digitalisieren, disziplinieren. Soziotechnische Anatomie und die Konstitution des Körpers in medizinischen Bildgebungsverfahren, *Technical University Berlin: Technology Studies*. TUTS-WP-3-2003, https://www.ts.tu-berlin.de/fileadmin/fg226/TUTS/TUTS_WP_3_2003.pdf (letzer Zugriff: 15.07.2018).

Burri, Regula Valérie (2008a): *Doing Images. Zur Praxis medizinischer Bilder*, Bielefeld: Transcript.

Burri, Regula Valérie (2008b): Doing Distinctions. Boundary Work and Symbolic Capital in Radiology, *Social Studies of Science* 38 (1), S. 35–62.

Buschhaus, Markus (2005): *Über den Körper im Bilde sein. Eine Medienarchäologie anatomischen Wissens*, Bielefeld: Transcript.

Buschhaus, Markus (2006): Zwischen Büchern und Archiven. Ikonotopische Annäherungen an das Röntgenbild, in: Hinterwaldner, Inge/Buschhaus, Markus (Hg.): *The Picture's Image. Wissenschaftliche Visualisierung als Komposit*, München: Fink, S. 145–159.

Buschhaus, Markus (2011): Körperwelten in Graustufen. Zu den Anfängen der Computertomografie, in: Prinz, Felix (Hg.): *Graustufen* (Bildwelten des Wissens. Kunsthistorisches Jahrbuch für Bildkritik, Band 8.2, hg. von Horst Bredekamp/Matthias Bruhn/Gabriele Werner), Berlin: Akademie Verlag, S. 19–27.

C Cancik-Kirschbaum, Eva/Mahr, Bernd (2005): Anordnung und ästhetisches Profil. Die Herausbildung einer universellen Kulturtechnik in der Frühgeschichte der Schrift, in: Schneider, Birgit (Hg.): *Diagramme und bildtextile Ordnungen* (Bildwelten des Wissens. Kunsthistorisches Jahrbuch für Bildkritik, Band 3.1, hg. von Horst Bredekamp/Matthias Bruhn/Gabriele Werner), Berlin: Akademie Verlag, S. 97–114.

Canguilhem, Georges (2012 [1966]): *Das Normale und das Pathologische.* (Aus dem Französischen von Monika Noll und Rolf Schubert), Berlin: August Verlag.

Cartwright, Lisa (1995): *Screening the Body. Tracing Medicine's Visual Culture*, Minneapolis, MN: University of Minnesota Press.

Cartwright, Lisa/Goldfarb, Brian (1992): Radiography, Cinematography, and the Decline of the Lens, 1920–1970, in: Crary, Jonathan/Kwinter, Sanford (Hg.): *Zone Vol. 6. Incorporations*, S. 190–201.

Chang, Hasok (2004): *Inventing Temperature. Measurement and Scientific Progress*, Oxford: Oxford University Press.

Choi, Jack (2012): *Auf dem virtuellen Seziertisch*, TED Talk Februar 2012, http://www.ted.com/talks/jack_choi_on_the_virtual_dissection_table.html (letzter Zugriff: 05.08.2018).

Chun, Wendy (2005): On Software, or the Persistence of Visual Knowledge, *Grey Room* 18, S. 26–51.

Chun, Wendy (2011): *Programmed Visions. Software and Memory*, Cambridge, MA: MIT Press.

Clearly, Kevin/Peters, Terry M. (2010): Image-Guided Interventions. Technology Review and Clinical Applications, *Annual Review of Biomedical Engineering* 12, S. 119–142.

Cohen, Robert S./Schnelle, Thomas (1986): Introduction, in: dies. (Hg.): *Cognition and Fact. Materials on Ludwik Fleck*, Dordrecht: Reidel Publishing, S. ix–xxxiii.

Cohn, Simon (2004): Increasing Resolution, Intensifying Ambiguity. An Ethnographic Account of Seeing Life in Brain Scans, *Economy and Society* 33 (1), S. 52–76.

Cohn, Simon (2007): Seeing and Drawing. The Role of Play in Medical Imaging, in: Grasseni, Christina (Hg.): *Skilled Visions. Between Apprenticeship and Standards*, New York/Oxford: Berghahn Books, S. 91–105.

Comolli, Jean-Louis (1980): Machines of the Visible, in: de Lauretis, Teresa/Heath, Stephen (Hg.): *The Cinematic Apparatus*, London: Palgrave Macmillan, S. 121–142.

Cooper, Alan (1999): *The Inmates are Running the Asylum. Why Hi-Tech Products Drive Us Crazy and How to Restore the Sanity*, Indianapolis, IN: Sams Publishing.

Coopmans, Catelijne (2011): 'Face Value'. New Medical Imaging Software in Commercial View, *Social Studies of Science* 41 (2), S. 155–176.

Cormack, Allan M. (1963): Representation of a Function by Its Line Integrals With Some Radiological Applications, Part 1, *Journal of Applied Physics* 34, S. 2722–2727.

Cormack, Allan M. (1964): Representation of a Function by Its Line Integrals With Some Radiological Applications, Part 2, *Journal of Applied Physics* 35, S. 2908–2913.

Cramer, Florian (2011): What Is Interface Aesthetics, or What Could It Be (Not)?, in: Andersen, Christian Ulrik/Pold, Søren (Hg.): *Interface Criticism. Aesthetics Beyond the Buttons*, Aarhus: Aarhus University Press, S. 117–129.

Curtis, Scott (2004): Still/Moving. Digital Imaging and Medical Hermeneutics, in: Rabinovitz, Lauren/Geil, Abraham (Hg.): *Memory Bytes: History, Technology, and Culture*. Durham, NC: Duke University Press, S. 218–254.

D Dammann, Günter (2002): ‚Le dispositif' als ‚das Dispositiv'. Bemerkungen zum Fall einer Nicht-Übersetzung, in: Zentrum für Medien und Medienkultur Universität Hamburg (Hg.): *Tiefenschärfe WS 2002/2003, Medien-Dispositive*, S. 4–6.

Daston, Lorraine (2008): On Scientific Observation, *Isis* 99, S. 97–110.

Deleuze, Gilles/Parnet, Claire (1977): *Dialogues*, Paris: Flammarion.

Denning, Peter/Dargan, Pamela (1996): Action-Centered Design, in: Winograd, Terry (Hg.): *Bringing Design to Software*, Reading, PA: ACM Press, S. 105–121.

Dewey, Marc (2013): Humor im radiologischen Unterricht. ‚First Laugh, Then Think'. Appetizers for Medical Student Education in Radiology, *Fortschritte auf dem Gebiete der Röntgenstrahlen und bildgebenden Verfahren (RöFo)* 185 (9), S. 812–815.

Dewey, Marc (2014): Examination and Reconstuction, in: ders. (Hg.): *Cardiac CT*, Berlin/Heidelberg: Springer, 2. Auflage, S. 71–90.

Dodge, Martin/Kitchin, Robert (2011): *Code/Space. Software and Everyday Life*, Cambridge, MA: MIT Press.

Dommann, Monika (1999): „Das Röntgen-Sehen muss im Schweisse der Beobachtung gelernt werden". Zur Semiotik von Schattenbildern, *Traverse* 3, S. 114–130.

Dommann, Monika (2003): *Durchsicht, Einsicht, Vorsicht. Eine Geschichte der Röntgenstrahlen 1896–1963*, Zürich: Chronos.

Dommann, Monika (2004): Vom Bild zum Wissen. Eine Bestandsaufnahme wissenschaftshistorischer Bildforschung, *Gesnerus* 1/2, S. 77–89.

Dössel, Olaf (2003): Geschichte der Bildgebenden Verfahren, in: Konecny, Ewald/Roelcke, Volker/Weiss, Burghard (Hg.): *Medizintechnik im 20. Jahrhundert. Von der Mechanik zur Elektrotechnik und Informatik*, Berlin: VDE-Verlag, S. 59–92.

Dourish, Paul (2006): Implications for Design, *Proceedings of the ACM Conference Human Factors in Computing Systems*, S. 541–550.

Drew, Trafton/Võ, Melissa L.-H./Wolfe, Jeremy M. (2013): The Invisible Gorilla Strikes Again. Sustained Inattentional Blindness in Expert Observers, *Psychological Science* 24 (9), S. 1848–1853.

Dumit, Joseph (2004): *Picturing Personhood. Brain Scans and Biomedical Identity*, Princeton, NJ: Princeton University Press.

Dünkel, Vera (Hg.) (2006): *Farbstrategien* (Bildwelten des Wissens. Kunsthistorisches Jahrbuch für Bildkritik, Band 4.1, hg. von Horst Bredekamp/Matthias Bruhn/Gabriele Werner), Berlin: Akademie Verlag.

Dünkel, Vera (2008): Röntgenblick und Schattenbild. Zur Spezifik der frühen Röntgenbilder und ihren Deutungen um 1900, in: Bredekamp, Horst/Schneider, Birgit/Dünkel, Vera (Hg.): *Das Technische Bild. Kompendium zu einer Stilgeschichte wissenschaftlicher Bilder*, Berlin: Akademie Verlag, S. 136–147.

Dünkel, Vera (2010): Vergleichendes Röntgensehen. Lenkungen und Schulungen des Blicks angesichts einer neuen Art von Bildern, in: Bader, Lena/Gaier, Martin/Wolf, Falk (Hg.): *Vergleichendes Sehen*, München: Fink, S. 361–383.

Dussauge, Isabelle (2008): *Technomedical Visions. Magnetic Resonance Imaging in 1980s Sweden*, Royal Institute of Technology (KTH) Stockholm, Division of History of Science and Technology, http://kth.diva-portal.org/smash/get/diva2:13355/FULLTEXT01.pdf (letzter Zugriff: 15.07.2018).

F Fagan, Mary B. (2009): Fleck and the Social Constitution of Scientific Objectivity, *Studies in History and Philosophy of Biological and Biomedical Sciences* 40, S. 272–285.

Fahmy, Sameh (2012): Imaging Challenges-Obesity, *Siemens Healthcare Magazine*, May 2012, S. 52–57.

Fanghänel, Jochen/Pera, Franz/Anderhuber, Friedrich/Nitsch, Robert (Hg.) (2009): *Waldeyer-Anatomie des Menschen*, Berlin: de Gruyter, 17. Auflage.

Fiorentini, Erna (2013): Induction of Visibility. Reflections on Histological Slides, Drawing Visual Hypothses and Aesthetic-epistemic Actions, *History and Philosophy of Life Sciences* 35 (3), S. 379–394.

Flanders Adam E./Carrino John A. (2003): Understanding DICOM and IHE, *Seminars in Roentgenology* 38 (3), S. 270–281.

Fleck, Ludwik (1980 [1935]): *Entstehung und Entwicklung einer wissenschaftlichen Tatsache. Einführung in die Lehre vom Denkstil und Denkkollektiv.* Mit einer Einleitung herausgegeben von Lothar Schäfer und Thomas Schnelle. Frankfurt/Main: Suhrkamp.

Fleck, Ludwik (1983a [1927]): Über einige besondere Merkmale des ärztlichen Denkens, in: ders.: *Erfahrung und Tatsache.* Gesammelte Aufsätze. Mit einer Einleitung herausgegeben von Lothar Schäfer und Thomas Schnelle. Frankfurt/Main: Suhrkamp, S. 37– 45.

Fleck, Ludwik (1983b [1936]): Das Problem einer Theorie des Erkennens, in: ders.: *Erfahrung und Tatsache*. Gesammelte Aufsätze. Mit einer Einleitung herausgegeben von Lothar Schäfer und Thomas Schnelle. Frankfurt/Main: Suhrkamp, S. 84–127.

Fleck, Ludwik (1983c [1947]): Schauen, Sehen, Wissen, in: ders.: *Erfahrung und Tatsache.* Gesammelte Aufsätze. Mit einer Einleitung herausgegeben von Lothar Schäfer und Thomas Schnelle. Frankfurt/Main: Suhrkamp, S. 147–174.

Fleischmann, Dominik (2008): Kontrastmittelapplikation beim Mehrschicht-CT, in: Brüning; Roland/Küttner, Axel/Flohr, Thomas (Hg.): *Mehrschicht-CT: Ein Leitfaden*, Berlin/Heidelberg: Springer, S. 49–60.

Flusser, Vilém (1992): *Ins Universum der technischen Bilder*, Göttingen: European Photography.

Forsythe, Diana E. (2001 [1992]): Blaming the User in Medical Informatics. The Cultural Nature of Scientific Practice, in: Hess, David J. (Hg.): *Studying Those Who Study Us. An Anthropologist in the World of Artificial Intelligence*, Stanford, MA: Stanford University Press, S. 1–16.

Fountain, Kenny (2010): Anatomy education and the observational-embodied look, *Medicine Studies* 2 (1), S. 49–69.

Fox Keller, Evelyn (2002): *Making Sense of Life. Explaining Biological Development with Models, Metaphors and Machines*, Cambridge, MA: Harvard University Press.

Franz, Nina/Queisner, Moritz (2018): The Actors Are Leaving the Control Station. The Crisis of Cooperation in Image-guided Drone Warfare, in: Feiersinger, Luisa/Friedrich, Kathrin/Queisner, Moritz (Hg.): *Image Action Space. Situating the Screen in Visual Practice*, Berlin/Boston: De Gruyter, S. 115–132.

Freyschmidt, Jürgen (2008): *Skeletterkrankungen. Klinisch-radiologische Diagnose und Differenzialdiagnose*, Berlin/Heidelberg: Springer, 3. Auflage.

Fridell, Kent/Edgren, Lars/Lindsköld, Lars/Aspelin, Peter/Lundberg, Nina (2007): The Impact of PACS on Radiologists Work Practice, *Journal of Digital Imaging* 20 (4), S. 411–421.

Friedman, Michael/Friedrich, Kathrin/Queisner, Moritz/Stein, Christian (2016): Conceptualizing Screen Practices – How Head-Mounted Displays Transform Action and Perception, Special Issue, *MediaTropes* 6 (1).

Friedrich, Kathrin/Queisner, Moritz (2015): Automated Killing and Mediated Caring – How Image-guided Robotic Intervention Redefines Radiosurgical Practice, Proceedings MEMCA-14: Machine Ethics in the Context of Medical and Care Agents, AISB50 Convention 2014, http://doc.gold.ac.uk/aisb50/AISB50-S17/AISB50-S17-Friedrich-Paper.pdf (letzter Zugriff: 15.07.2018).

Friedrich, Kathrin/Queisner, Moritz/Roethe, Anna (2016): *Image Guidance. Bedingungen bildgeführter Operation* (Bildwelten des Wissens. Kunsthistorisches Jahrbuch für Bildkritik, Band 12, hg. von Claudia Blümle/Horst Bredekamp/Matthias Bruhn), Berlin: De Gruyter.

Friedrich, Kathrin (2016): From Imaging 2.0 to Imaging 3.0. On the Crises of Radiology and Its 'Culture Shifts', in: Krings, Bettina/Rodriguez, Hannot/Schleisiek, Anna (Hg.): *Scientific Knowledge and the Transgression of Boundaries*, Wiesbaden: Springer VS, S. 35–58.

Friedrich, Kathrin (2018): ‚Scalpel-like precision'. Hochpräzision in der bildgeführten Radiochirurgie, in: Bruhn, Matthias/Hillnhütter, Sara (Hg.): *Bilder der Präzision. Praktiken der Verfeinerung in Technik, Kunst und Wissenschaft*, Berlin: De Gruyter, S. 49–57.

Friedrich, Kathrin/Diner, Sarah (2018): Virtuelle Chirurgie, in: Kasprowicz, Dawid/Rieger, Stefan (Hg.): *Handbuch Virtualität*, Berlin: Springer (im Druck).

Fuller, Matthew (2003): *Behind the Blip. Essays on the Culture of Software*, Brooklyn, NY: Autonomedia.

Fuller, Matthew (Hg.) (2008): *Software Studies. A Lexicon*, Cambridge, MA: MIT Press.

G Galloway, Alexander (2006): Language Wants to Be Overlooked. On Software and Ideology, *Journal of Visual Culture* 5 (3), S. 315–331.

Galloway, Alexander R. (2011): Black Box, Schwarzer Block, in: Hörl, Erich (Hg.): *Die technologische Bedingung. Beiträge zur Beschreibung der technischen Welt*, Frankfurt/Main, Berlin: Suhrkamp, S. 267–280.

Gawler, Jeffrey (1977): Clinical Experience with the E. M. I. Scanner, *Proceedings of the Royal Society of London. Series B, Biological Sciences* 195 (1119), S. 291–297.

Gießmann, Sebastian/Burkhardt, Marcus (2014): Was ist Datenkritik? Zur Einführung, in: dies. (Hg.): *Mediale Kontrolle unter Beobachtung, Ausgabe 3.1. Datenkritik*, www.medialekontrolle.de/ausgaben/3-12014-datenkritik (letzter Zugriff: 15.07.2018).

Gitelman, Lisa (Hg) (2013): *Raw Data is an Oxymoron*, Cambridge, MA: MIT Press.

Glasgow, Janice/Narayanan, Hari N./Chandrasekaran, B. (Hg.) (1995): *Diagrammatic Reasoning. Cognitiv and Computational Perspectives*, Palo Alto, CA: AAAI Press.

Glazer, Gary M./Ruiz-Wibbelsmann, Julie A. (2011): The Invisible Radiologist, *Radiology* 258 (1), S. 18–22.

Gramelsberger, Gabriele (2010): *Computerexperimente, Wandel der Wissenschaft im Zeitalter des Computers*, Bielefeld: Transcript.

Groß, Dominik/Duncker, Tobias (Hg.) (2006): *Farbe – Erkenntnis – Wissenschaft. Zur epistemischen Bedeutung der Farbe in der Medizin*, Münster u. a.: LIT.

Grube, Gernot (2006): Digitale Abbildungen. Ihr prekärer Zeichenstatus, in: Heßler, Martina (Hg.): *Konstruierte Sichtbarkeiten. Wissenschafts- und Technikbilder seit der Frühen Neuzeit*, München: Fink, S. 179–196.

Gugerli, David (2002): Der fliegende Chirurg. Kontexte, Problemlagen und Vorbilder der virtuellen Endoskopie, in: Gugerli, David/Orland, Barbara (Hg.): *Ganz normale Bilder. Historische Beiträge zur visuellen Herstellung von Selbstverständlichkeiten*, Zürich: Chronos, S. 251–270.

Gugerli, David (2007): Editorial, in: ders./Hagner, Michael/Hampe, Michael/Orland, Barbara/Sarasin, Philipp/Tanner, Jakob (Hg.): *Datenbanken. Zürcher Jahrbuch für Wissensgeschichte 3*, Berlin: Diaphanes, S. 7–8.

Gugerli, David/Orland, Barbara (2002): Einführung, in: dies. (Hg.): *Ganz normale Bilder. Historische Beiträge zur visuellen Herstellung von Selbstverständlichkeit*, Zürich: Chronos, S. 9–18.

Gunning, Tom (2010): Landscape and the Fantasy of Moving Pictures: Early Cinema's Phantom Rides, in: Harper, Graeme/Rayner, Jonathan (Hg.): *Cinema and Landscape*, Chicago, IL: Intellect Books, S. 31–70.

H Hacking, Ian (1985): Do We See Through the Microscope?, in: Churchland, Paul M./Hooker, Clifford A. (Hg.): *Images of Science: Essays on Realism and Empiricism, with a Reply from Bas C. Van Fraassen*, Chicago, IL: University of Chicago Press, S. 132–153.

Hacking, Ian (1996): Einführung in die Philosophie der Naturwissenschaften, Stuttgart, Reclam.

Hagner, Michael (1996): Der Geist bei der Arbeit. Überlegungen zur visuellen Repräsentation cerebraler Prozesse, in: Borck, Cornelius (Hg.): *Anatomien medizinischen Wissens. Medizin Macht Moleküle*, Frankfurt/Main: Fischer, S. 259–286.

Hagner, Michael (2010): Sehen, Gestalt und Erkenntnis im Zeitalter der Extreme. Zur historischen Epistemologie von Ludwik Fleck und Michael Polanyi, in: Bader, Lena/Gaier, Martin/Wolf, Falk (Hg.): *Vergleichendes Sehen*, München: Fink, S. 575–595.

Hanke, Christine (2007): *Zwischen Auflösung und Fixierung. Zur Konstitution von ‚Rasse' und ‚Geschlecht' in der physischen Anthropologie um 1900*, Bielefeld: Transcript.

Hansen, Mark (2015): *Feed-Forward. On the Future of Twenty-First-Century Media*, Chicago: Chicago University Press.

Hanseth, Ole/Lundberg, Nina (2001): Designing Work Oriented Infrastructures, *Computer Supported Cooperative Work* 10, S. 347–372.

Harris, Gordon J. (2006): Three-dimensional Imaging in Radiology, in: Dreyer, Keith J./Hirschorn, David S./Thrall, James H./Mehta, Amit (Hg.): *PACS. A Guide to the Digital Revolution*, New York: Springer, 2. Auflage, S. 447–465.

Hartwig, Hans-Georg (2007a): *Aufgaben zur Vorbereitung auf die makroskopische Anatomie (Präparierkurs)*, Propädeutik Makroskopie WS 07/08, Institut für Anatomie II der Heinrich-Heine Universität Düsseldorf.

Hartwig, Hans-Georg (2007b): *Aufgaben zur Vorbereitung auf die mikroskopische Anatomie (Histokurs)*, Propädeutik Mikroskopie WS 07/08, Institut für Anatomie II der Heinrich-Heine Universität Düsseldorf.

Hausken, Liv (2013): Introduction, in: diess. (Hg.): *Thinking Media Aesthetics. Media Studies, Film Studies and the Arts*, London: Peter Lang Publishing, S. 29–50.

Hausken, Liv (2018): Media Aethetics, in: Moy, Patricia (Hg.): *Oxford Bibliographies in Communication.* New York: Oxford University Press, DOI: 10.1093/obo/9780199756841-0199 (letzter Zugriff: 19.06.2018).

Hege, Hans-Christian (2005): Hintergrund-Informationen zum Artikel ‚Neue Bilder für die Medizin?', http://www.zib.de/visual-publications/sources/src-2005/mdmv13-3-hegeInfo.pdf (letzter Zugriff: 25.06.2018).

Heintz, Bettina/Huber, Jörg (Hg.) (2001): *Mit dem Auge denken. Strategien der Sichtbarmachung in wissenschaftlichen und virtuellen Welten*, Zürich: Edition Voldemeer.

Hennig, Jürgen (2006): Farbeinsatz in der medizinischen Visualisierung, in: Dünkel, Vera (Hg.): *Farbstrategien* (Bildwelten des Wissens. Kunsthistorisches Jahrbuch für Bildkritik, Band 4.1, hg. von Horst Bredekamp/Matthias Bruhn/Gabriele Werner), Berlin: Akademie Verlag, S. 9–16.

Heßler, Martina (2006): Von der doppelten Unsichtbarkeit digitaler Bilder, *Zeitenblicke* 5 (3), Themenheft: Digitale Medien und Wissenschaftskulturen, http://www.zeitenblicke.de/2006/3/Hessler (letzter Zugriff: 24.06.2018).

Heßler, Martina/Mersch, Dieter (Hg.) (2009): *Logik des Bildlichen. Zur Kritik der ikonischen Vernunft*, Bielefeld: Transcript.

Hickethier, Knut (2003): *Einführung in die Medienwissenschaft*, Stuttgart: Metzler.

Hillard, Alan/Myles-Worsles, Marina/Johnston, William/Baxter, Brent (1985): The Developmet of Radiological Schemata Through Training and Experience. A Preliminary Communication, *Investigative Radiology* 20 (4), S. 422–425.

Hinterwaldner, Inge (2008): Arbeit am Eindruck. Zur Konstruktion von Sichtbarkeiten und Taktilitäten im virtuellen Körper, in: Gaugele, Elke/Eisele, Petra (Hg.): *TechnoNaturen. Design & Styles*, Wien: Schlebrügge.Editor, S. 140–157.

Hinterwaldner, Inge (2010): *Das systemische Bild. Ikonizität im Rahmen computerbasierter Echtzeitsimulationen*, München: Wilhelm Fink Verlag.

Hirschorn, David S. (2006): Introduction, in: Dreyer, Keith J./Hirschorn, David S./Thrall, James H./Mehta, Amit (Hg.): *PACS. A Guide to the Digital Revolution*, New York, 2. Auflage, S. 3–6.

His, Wilhelm (1870): Beschreibung eines Mikrotoms, in: Schultze, Max (Hg.): *Archiv für Mikroskopische Anatomie*, Sechster Band, Bonn: Verlag Max Cohen und Sohn, S. 229–232.

Hoel, Aud Sissel (2018): Operative Images. Inroads to a New Paradigm of Media Theory, in: Luisa Feiersinger, Kathrin Friedrich, Moritz Queisner (Hg.): *Image Action Space. Situating the Screen in Visual Practice*, Berlin/Boston: De Gruyter, S. 11–27.

Hörl, Erich/Hansen, Mark B. N. (Hg.) (2013): *Medienästhetik*, Zeitschrift für Medienwissenschaft 1/2013.

Holtzmann Kevles, Bettyann (1997): *Naked to the Bone. Medical Imaging in the Twentieth Century*, New York: Basic Books.

Hopwood, Nick (1999): "Giving Body" to Embryos. Modeling, Mechanism, and the Microtome in Late Nineteenth-Century Anatomy, *Isis* 90 (3), S. 462–496.

Horii, Steven C. (2006): Image Management Systems, in: Rostenberg, Bill (Hg.): *The Architecture of Medical Imaging. Designing Healthcare Facilities for Advanced Radiological Diagnostic and Therapeutic Techniques*, New Jersey, NY: Wiley, S. 133–150.

Hounsfield, Godfrey N. (1973): Computerized Transverse Axial Scanning (Tomography): Part I. Description of System, *British Journal of Radiology* 46 (552), S. 1016–1022.

Hounsfield, Godfrey N. (1977): The E. M. I. Scanner, *Proceedings of the Royal Society of London. Series B, Biological Sciences* 195 (1119), S. 281–289.

Hounsfield, Godfrey N. (1980): Computed Medical Imaging, *Science* 210 (3), S. 22–28.

Huber-Wagner S, Biberthaler P et al. and the TraumaRegister DGU (2013): Whole- body CT in haemodynamically unstable severely injured patients – A retrospective, multicentre study, *PLoS ONE* 8 (7), doi:10.1371/journal.pone.0068880

I Institut für Anatomie II, Friedrich-Schiller-Universität Jena (2013): Mikroskopieranleitungen zum Kurs der mikroskopischen Anatomie, Version 1.0-11/2013, http://www.anatomie2.uniklinikum-jena.de/anatomie2_media/zur+Seite+Lehre/Mikroskopieranleitung+v10.pdf (letzter Zugriff: 15.08.2014).

Introna, Lucas D./Ilharco, Fernando M. (2006): On the Meaning of Screens: Towards a Phenomenological Account of Screenness, *Human Studies* 29 (1), S. 57–76.

J Jaffray, David A. (2012): Image-guided Radiotherapy. From Current Concept to Future Perspectives, *Nature Reviews Clinical Oncology* 9 (12), S. 688–699.

Jahnel, Franz (1920): Franz Nissl, *Archiv für Psychiatrie und Nervenkrankheiten* 61 (3), S. 751–759.

Johnson, Ericka (2007): Surgical Simulators and Simulated Surgeons. Reconstituting Medical Practice and Practitioners in Simulations, *Social Studies of Science* 37 (4), S. 585–608.

Jordanova, Ludmilla (1995): Medicine and the Genres of Display, in: Cooke, Lynne/Wollen, Peter (Hg.): *Visual Display. Culture Beyond Appearances*. Seattle, WA: Bay Press, S. 203–235.

Joyce, Kelly (2005): Appealing Images: Magnetic Resonance Imaging and the Production of Authoritative Knowledge, *Social Studies of Science* 35 (3), S. 437–462.

Joyce, Kelly A. (2006): Development of Magnetic Resonance Imaging and the Visual Turn in Medicine, *Science as Culture* 15 (1), S. 1–22.

Joyce, Kelly A. (2008): *Magnetic Appeal. MRI and the Myth of Transparency*, Ithaca, NY: Cornell University Press.

K Kahn, Charles E./Langlotz, Curtis P./Channin, David S./Rubin, Daniel L. (2011): An Information Model of the DICOM Standard, *RadioGraphics* 3 (1), S. 295–304.

Kalender, Willi A. (2006): *Computertomographie. Grundlagen, Gerätetechnologie, Bildqualität, Anwendungen*, Erlangen: Publicis, 2. Auflage.

Kalender, Willi A. (2011): *Computed Tomography. Fundamentals, System Technology, Image Quality, Applications*, Erlangen: Publicis, 3. Auflage.

Kelty, Christopher/Landecker, Hannah (2004): A Theory of Animation. Cells, L-Systems, and Film, *Grey Room* 17, S. 30–63.

Kessler, Frank (2006): *Notes on dispositive*, http://www.frankkessler.nl/wp-content/uploads/2010/05/Dispositif-Notes.pdf (letzter Zugriff: 14.07.2018).

Kirsten, Guido (2007): Die Geburt der Dispositivtheorie aus dem Geist der Ideologiekritik, in: Becker, Andreas R./Hartmann, Doreen/Taylor, Don Cecil/Nolte, Andrea (Hg.): *Medien-Diskurse-Deutungen*, Dokumentation des 20. Film- und Fernsehwissenschaftlichen Kolloquiums, Marburg: Schüren, S. 150–157.

Klein, Hendrik (2009): Generierung parametrischer Geometriemodelle aus Scandaten am Beispiel der menschlichen Orbita unter Einbeziehung anthropometrischer Betrachtungen, http://rosdok.uni-rostock.de/file/rosdok_disshab_0000000432/rosdok_derivate_0000004274/Dissertation_Klein_2010.pdf (letzter Zugriff: 10.07.2018).

Klose, Klaus Jochen/Schäfer, Cornelia/Kail, Sigrid/Röthke, Matthias/Zhang, Lee (2005): KIS-RIS-PACS-Integration. Der Marburger Weg, *Radiologe* 45 (4), S. 671–681.

Knorr Cetina, Karin (2009): The Synthetic Situation. Interactionism for a Global World, *Symbolic Interaction* 32 (1), S. 61–87.

König, Helmuth/Klose, Klaus Jochen (1998): Strukturierte Abbildung radiologischer Leistungen im Kontext eines Krankenhausinformationssystems, *Radiologe* 38 (4), S. 872–882.

Koontz, Nicolas A./Gunderman, Richard B. (2008): Gestalt Theory. Implications for Radiology Education, *AJR* 190 (5), S. 1156–1160.

Korf, Horst-Werner/Wicht, Helmut/Snipes, Robert L. et al. (2008): The Dissection Course. Necessary and Indispensable for Teaching Anatomy to Medical Atudents, *Annals of Anatomy* 190 (1), S. 16–22.

Krämer, Sybille/Bredekamp, Horst (2003): Kultur, Technik, Kulturtechnik. Wider die Diskursivierung der Kultur, in: diess. (Hg.): *Bild-Schrift-Zahl*, München: Fink, S. 11–22.

Kroft, Lucia J. M./Dewey, Marc (2014): Reading and Reporting, in: Dewey, Marc (Hg.): *Cardiac CT*, Berlin/Heidelberg: Springer, 2. Auflage, S. 151–179.

Krupinski, Elizabeth A. (2010): Current Perspectives in Medical Image Perception, *Attention, Perception, & Psychophysics* 72 (5), S. 1205–1217.

Krupinski, Elizabeth A./Kallegri, Maria (2007): Choosing a Radiology Workstation. Technical and Clinical Considerations, *Radiology* 242 (3), S. 671–682.

Kumar, Sajeesh/Krupinski, Elizabeth (Hg.) (2008): *Teleradiology*, New York: Springer.

Kundel, Harold L./Nodine, Calvin F. (1983): A Visual Concept Shapes Image Perception, *Radiology* 146 (3), S. 363–368.

L Lang, Gudrun (2006): *Praxislehrbuch für die Biomedizinische Analytik*, Wien/New York: Springer.

Lange, Sebastian (2010): *Radiologische Diagnostik der Thoraxerkrankungen. Lehrbuch und Atlas*, Stuttgart: Thieme, 4. Auflage.

Laubenberger, Theodor/Laubenberger, Jörg (1999): *Technik der medizinischen Radiologie. Diagnostik, Strahenltherpaie, Strahlenschutz. Für Ärzte, Medizinstudenten und MTRA*, Köln: Deutscher Ärzte-Verlag, 7. Auflage.

Laukötter, Anja/Bonah, Cristoph (2009): Moving Pictures and Medicine in the First Half of the 20th Century. Some Notes on International Historical Developments and the Potential of Medical Film Research, *Gesnerus* 66, S. 121–145.

Leder, Drew (1984): Medicine and Paradigms of Embodiment, *Journal of Medicine and Philosophy* 9 (1), S. 29–43.

Lemke, Heinz U./Stiehl Siegfried /Scharnweber, Horst /Jackél Daniel (1979): Applications of Picture Processing, Image Analysis and Computer Graphics Techniques to Cranial CT Scans, *Proceedings of the Sixth Conference on Computer Applications in Radiology and Computer Aided Analysis of Radiological Images*, Newport Beach, CA: IEEE Computer Society Press, S. 341–354.

Lenk, Carsten (1996): Das Dispositiv als theoretisches Paradigma der Medienforschung. Überlegungen zu einer integrativen Nutzungsgeschichte des Rundfunks, *Mitteilungen des Studienkreises Rundfunk und Geschichte* 22, S. 5–17.

Levin, David C./Rao, Vijay M./Berlin, Jonathan (2013): Ensuring the Future of Radiology. How to Respond to the Threats, *Journal of the American College of Radiology* 10 (9), S. 647–651.

Lin, Pei-Jan P./Poznanski, Andrew K. (1990): Clinical Application of Three Dimensional Computed Tomography in Diagnostic Radiology, in: Ishizaka, S. (Hg.): *Science on Form. Proceedings of the Second International Symposium for Science on Form*, Tokio: KTK Scientific Publishers, S. 147–156.

Löwy, Ilana (1988): Ludwik Fleck on the Social Construction of Medical Knowledge, *Sociology of Health and Illness* 10 (2), S. 133–155.

Löwy, Ilana (2004): Ludwik Fleck's Epistemology of Medicine and Biomedical Sciences, Studies in *History and Philosophy of Biological and Biomedical Sciences* 35 (3), S. 437–445.

Lüthy, Adolf (1912): Die vertikale Gesichtsprofilierung und das Problem der Schädelhorizontalen. Eine kritische Studie, *Archiv für Anthropologie* 39, S. 1–87.

Lynch, Kevin (1960): *The Image of the City*, Cambridge, MA: MIT Press.

Lynch, Michael (1985): Discipline and the Material Form of Images. An Analysis of Scientfic Visibility, *Social Studies of Science* 15 (1), S. 37–66.

Lynch, Michael/Edgerton, Samuel Y. (1988): Aesthetics and Digital Image Processing. Representational Craft in Contemporary Astronomy, in: Fyfe, Gordon/Law, John (Hg): *Picturing Power. Visual Depictions and Social Relations*, London: Routledge, S. 184–220.

M Mackenzie, Adrian (2002): *Transductions. Bodies and Machines at Speed*, New York: Continuum.

Mackenzie, Adrian (2003): These Things Called Systems. Collective Imaginings and Infrastructural Software, *Social Studies of Science* 33 (3), S. 365–387.

Mackenzie, Adrian (2005): The Performativity of Code. Software and Cultures of Circulation, *Theory Culture Society* 22 (1), S. 71–92.

Mahr, Bernd (2003): Modellieren. Beobachtungen und Gedanken zur Geschichte des Modellbegriffs, in: Krämer, Sybille/Bredekamp, Horst (Hg.): *Bild-Schrift-Zahl, München: Fink, S. 59–86.*

Malterud, Kirsti (2001): The Art and Science of Clinical Knowledge. Evidence Beyond Measures and Numbers, *Lancet* 358 (9279), S. 397–400.

Mang, Thomas/Graser, Anno/Schima, Wolfgang/Maier, Andrea (2007): CT Colonography. Techniques, Indications, Findings, *European Journal of Radiology* 61 (3), S. 388–399.

Manovich, Lev (2001). *Language of New Media*, Cambridge, MA: MIT Press.

Manovich, Lev (2003): Metadating the Image, in: Brouwer, Joke/Mulder, Arjen (Hg.): *Making Art of Databases*, Rotterdam: V2 Publishers, S. 12–27.

Mareis, Claudia (2011): *Design als Wissenskultur. Interferenzen zwischen Design- und Wissensdiskursen seit 1960, Bielefeld: Transcript.*

Mareis, Claudia/Held, Matthias/Joost, Gesche (Hg.) (2013): *Wer gestaltet die Gestaltung? Praxis, Theorie und Geschichte des partizipatorischen Designs*, Bielefeld: Transcript.

Mayhew, Deborah J. (1999): *The Usability Engineering Lifecycle. A Practitioner's Handbook for User Interface Design*, San Francisco, CA: Morgan and Kaufmann Publishers.

Mersch, Dieter (2006): Visuelle Argumente. Zur Rolle der Bilder in den Naturwissenschaften, in: Maasen, Sabine/Mayerhauser, Torsten/Renggli, Cornelia (Hg.): *Bilder als Diskurse – Bilddiskurse*, Göttingen: Wallstein, S. 95–116.

Mersch, Dieter (2009): Wissen in Bildern. Zur visuellen Epistemik in Naturwissenschaft und Mathematik, in: Hüppauf, Bernd/Weingart, Peter (Hg.): *Frosch und Frankenstein: Bilder als Medium der Popularisierung von Wissenschaft, Bielefeld: Transcript, S. 107–136.*

Metscher, Brian D. (2009): MicroCT for Deleopmental Biology. A versatile tool for high-contrast 3D imaging at histological resolution, *Developmental Dynamics* 238, S. 632–640.

Meynen, Gloria (2004): *Büro*, Dissertation an der Philosophischen Fakultät I der Humboldt-Universität zu Berlin, http://edoc.hu-berlin.de/dissertationen/meynen-gloria-2004-12-20/METADATA/abstract.php?id=39184 (letzter Zugriff: 12.07.2018).

Moise, Adrian (2003): *Designing Better User Interfaces for Radiology Interpretation*, PhD Thesis, School of Computing Science, Simon Fraser University, http://citeseerx.ist.psu.edu/viewdoc/download?doi=10.1.1.71.8788&rep=rep1&type=pdf (letzter Zugriff: 12.07.2018).

Murtaugh, Michael (2008): Interaction, in: Fuller, Matthew (Hg.): *Software Studies. A Lexicon*, Cambridge, MA: MIT Press, S. 143–148.

N Nake, Frieder (1993): Von der Interaktion. Über den instrumentalen und medialen Charakter des Computers. In: ders. (Hg.): *Die erträgliche Leichtigkeit der Zeichen. Ästhetik, Semiotik, Informatik*, Baden-Baden: Agis, S. 165–189.

Nake, Frieder (2001): Das algorithmische Zeichen, in: Bauknecht, Kurt/Brauer, Wilfried/Mück, Thomas (Hg.): *Informatik 2001. Wirtschaft und Wissenschaft in der Network Economy – Visionen und Wirklichkeit, Tagungsband der GI/OCG-Jahrestagung 2001, Bd. 2, Wien, S. 736–742.*

Nake, Frieder (2008): Surface, Interface, Subface. Three Cases of Interaction and One Concept, in: Seifert, Uwe/Kim, Jin Hyun/Moore, Anthony (Hg.): *Paradoxes of Interactivity. Perspectives for Media Theory, Human-Computer Interaction, and Artistic Investigations*, Bielefeld: Transcript, S. 92–109.

Nake, Frieder/Grabowski, Susanne (2006): The Interface as Sign and as Aesthetic Event, in: Fishwick, Paul (Hg.): *Aesthetic Computing*, Cambridge, MA: MIT Press, S. 53–70.

Negroponte, Nicolas (1995): *Being Digital*, New York: Alfred A. Knopf.

NEMA – The Association of Electrical Equipment and Medical Imaging Manufactures (2014): DICOM PS3.3 2014c – Information Object Definitions, http://dicom.nema.org/medical/dicom/2014a/output/pdf/part03.pdf (letzter Zugriff: 24.07.2018).

New York Times (2001): Agfa-Gevaert Moves Ahead on Mitra Deal, http://www.nytimes.com/2001/11/26/business/agfa-gevaert-moves-ahead-on-mitra-deal.html (letzter Zugriff: 28.06.2018).

Nikolow, Sybilla/Bluma, Lars (2009): Die Zirkulation der Bilder zwischen Wissenschaft und Öffentlichkeit. Ein historiographischer Essay, in: Hüppauf, Bernd/Weingart, Peter (Hg.): *Frosch und Frankenstein. Bilder als Medium der Popularisierung von Wissenschaft*, Bielefeld: Transcript, S. 45–78.

Nissl, Franz (1903): *Die Neuronenlehre und ihre Anhänger. Ein Beitrag zur Lösung des Problems der Beziehungen zwischen Nervenzelle, Faser und Grau*, Jena: Gustav Fischer.

O Oldendorf, William H. (1961): Isolated Flying Spot Detection of Radiodensity Discontinuities – Displaying the Internal Structural Patterns of a Complex Object, *IRE Transactions on Biomedical Electronics* 8 (1), S. 68–72.

Orland, Barbara (1998): Alltagsgeschichte und Wissenschaftsforschung oder Die unerkannten Potentiale der historischen Rekonstruktion von ‚Alltag', *WerkstattGeschichte* 20, Hamburg: Ergebnisse Verlag, S. 85–93.

Ostherr, Kirsten (2013): *Medical Visions: Producing the Patient Through Film, Television, and Imaging Technologies, Oxford:* Oxford University Press.

P Paech, Joachim (1991): Eine Dame verschwindet. Zur dispositiven Struktur apparativen Erscheinens, in: Gumbrecht, Hans Ulrich/Pfeiffer, Karl Ludwig (Hg.): *Paradoxien, Dissonanzen, Zusammenbrüche*, Frankfurt/Main: Suhrkamp, S. 773–790.

Paech, Joachim (1997): Überlegungen zum Dispositiv als Theorie medialer Topik, *MEDIENwissenschaft* 4, S. 400–420.

Parikka, Jussi (2012): New Materialism as Media Theory. Medianatures and Dirty Matter, *Communication and Critical/Cultural Studies* 9 (1), S. 95–100.

Pasveer, Bernike (1989): Knowledge of Shadows. The Introduction of X-ray Images in Medicine, *Sociology of Health & Illness* 11 (4), S. 360–381.

Pasveer, Bernike (2006): Representing or Mediating. A History and Philosophy of X-Ray Images in Medicine, in: Pauwels, Luc (Hg.): *Visual Cultures of Science*, Hanover, NH: University of Dartmouth Press, S. 41–62.

Pianykh, Oleg S. (2008): *Digital Imaging and Communications in Medicine (DICOM). A Practical Introduction and Survival Guide*, Berlin/Heidelberg: Springer.

Pias, Claus (2003a): Ordnen, was nicht zu sehen ist, in: Ernst, Wolfgang/Heidenreich, Stefan/Holl, Ute (Hg.): *Suchbilder. Visuelle Kultur zwischen Algorithmen und Archive*, Berlin: Kadmos, S. 99–108.

Pias, Claus (2003b): Das digitale Bild gibt es nicht – Über das (Nicht-)Wissen der Bilder und die informatische Illusion, in: *Zeitenblicke* 2 (1), http://www.zeitenblicke.historicum.net/2003/01/pias/index.html (letzter Zugriff: 03.06.2018).

Pietzsch, Joachim (2013): The Nobel Prize in Physiology or Medicine 1979 – Perspectives. With a Little Help from My Friends, http://www.nobelprize.org/nobel_prizes/medicine/laureates/1979/perspectives.html (letzter Zugriff: 30.06.2018).

Pleynet, Marcelin/Thibaudeau, Jean (1969): Economic-Ideological-Formal, *Cinéthique* 3, S. 7–14.

Polanyi, Michael (1964): *Personal Knowledge. Towards a Post-critical Philosophy*, New York: Harper Torchbooks.

Polanyi, Michael (1966): *The Tacit Dimension*. Garden City, NY: Doubleday and Company.

Pold, Søren (2008): Button, in: Fuller, Matthew (Hg): *Software Studies. A Lexicon*, Cambridge, MA: MIT Press, S. 31–36.

Prasad, Amit (2005): Making Images/Making Bodies. Visibilizing and Disciplining through Magnetic Resonance Imaging (MRI), *Science, Technology and Human Values* 30, S. 291–316.

Pratschke, Margarete (2008): Interaktion mit Bildern. Digitale Bildgeschichte am Beispiel grafischer Benutzeroberflächen, in: Bredekamp, Horst/Schneider, Birgit/Dünkel, Vera (Hg.): *Das Technische Bild. Kompendium zu einer Stilgeschichte wissenschaftlicher Bilder*, Berlin: Akademie Verlag, S. 68–81.

Pratschke, Margarete (2011): Die Architektur digitaler Bildlichkeit. ‚overlapping windows' zwischen Displays und gebautem Raum, in: Beyer, Andreas/Burioni, Matteo/Grave, Johannes (Hg.): *Das Auge der Architektur. Zur Frage der Bildlichkeit der Baukunst*, München: Fink, S. 483–507.

Prentice, Rachel (2012): *Bodies in Formation. An Ethnography of Anatomy and Surgery Education*, Durham, NC: Duke University Press.

Prinz, Felix (Hg.) (2011): *Graustufen* (Bildwelten des Wissens. Kunsthistorisches Jahrbuch für Bildkritik, Band 8.2, hg. von Horst Bredekamp/Matthias Bruhn/Gabriele Werner), Berlin: Akademie Verlag.

R Radon, Johann (1917): Über die Bestimmung von Funktionen durch ihre Integralwerte längs gewisser Mannigfaltigkeiten, *Berichte der Sächsischen Akademie der Wissenschaften* 69, S. 262–277.

Radstake, Maud (2007): *Visions of Illness. An Endography of Real-time Medical Imaging*, Delft: Eburon.

Rasmussen, Nicolas (1997): *Picture Control. The Electron Microscope and the Transformation of Biology in America, 1940–1960*, Stanford, CA: Stanford University Press.

Reck, Hans Ulrich (2007): *Eigensinn der Bilder. Bildphilosophie oder Kunsttheorie*, München: Fink.

Reiche, Claudia (2011): *Digitale Körper, geschlechtlicher Raum. Das medizinische Imaginäre des ‚Visible Human Project'*, Bielefeld: Transcript.

Reichert, Ramón (2007): *Im Kino der Humanwissenschaften. Studien zur Medialisierung wissenschaftlichen Wissens*, Bielefeld: Transcript.

Reichle, Ingeborg/Siegel, Steffen/Spelten, Achim (2008): Die Wirklichkeit visueller Modelle, in: dies. (Hg.): *Visuelle Modelle*, München: Fink, S. 9–17.

Reiner, Bruce I./Siegel, Eliot L. (2006): Reeingineering Workflow. A Focus on Personnel and Process, in: Dreyer, Keith J./Hirschorn, David S./Thrall, James H./Mehta, Amit (Hg.): *PACS. A Guide to the Digital Revolution*, New York, 2. Auflage, S. 73–95.

Reiner, Bruce/Siegel, Eliot S./Siddiqui, Khan (2003): Evolution of the Digital Revolution. A Radiologist Perspective, *Journal of Digital Imaging* 16 (4), S. 324–330.

Rheinberger, Hans Jörg (2009): Sichtbar Machen, in: Sachs-Hombach, Klaus (Hg.): *Bildtheorien. Anthropologische und kulturelle Grundlagen des Visualistic Turn*, Frankfurt/Main: Suhrkamp, S. 127–154.

Rheinberger, Hans-Jörg (2001): *Experimentalsysteme und epistemische Dinge. Eine Geschichte der Proteinsynthese im Reagenzglas*, Göttingen: Wallstein.

Rheinberger, Hans-Jörg (2003): Präparate – ‚Bilder ihrer selbst'. Eine bildtheoretische Glosse, in: Bredekamp, Horst/Fischel, Angela (Hg.): *Oberflächen der Theorie* (Bildwelten des Wissens. Kunsthistorisches Jahrbuch für Bildkritik, Band 1.2, hg. von Horst Bredekamp/Matthias Bruhn/Gabriele Werner), Berlin: Akademie Verlag, S. 9–19.

Rheinberger, Hans-Jörg (2005): *Iterationen*, Berlin: Merve.

Rheinberger, Hans-Jörg (2006): *Epistemologie des Konkreten. Studien zur Geschichte der modernen Biologie*, Frankfurt/Main: Suhrkamp.

Ries, Erich/Gersch, Manfred (1936): Gibt das fixierte Präparat ein Äquivalentbild der lebenden Zelle?, *Zeitschrift für Zellforschung und Mikroskopische Anatomie* 25 (1), S. 14–33.

Robb, Richard A. (2000a): Virtual Endoscopy. Development and Evaluation Using the Visible Human Datasets, *Computerized Medical Imaging and Graphics* 24, S. 133–151.

Robb, Richard A. (2000b): Three-Dimensional Visualization in Medicine and Biology, in: Bankman, Isaac N. (Hg.): *Handbook of Medical Imaging: Processing and Analysis*, San Diego, CA: Academic Press, S. 685–712.

Roepstorff, Andreas (2001): Brains in Scanners. An Umwelt of Cognitive Neuroscience, *Semiotica* 134 (1/4), S. 747–765.

Rossiter, Ned (2003): Processual Media Theory, *Proceedings of the 5th International Digital Arts and Culture Conference Melbourne (MelbourneDAC)*, http://citeseerx.ist.psu.edu/viewdoc/download?doi=10.1.1.524.1762&rep=rep1&type=pdf (letzter Zugriff: 15.07.2018).

Rostenberg, Bill (2006): *The Architecture of Medical Imaging. Designing Healthcare Facilities for Advanced Radiological Diagnostic and Therapeutic Techniques*, New Jersey, NY: Wiley.

Rotenstreich, Nathan (1986): The Proto-ideas and Their Aftermath, in: Cohen, Robert S./Schnelle, Thomas (Hg.): *Cognition and Fact. Materials on Ludwik Fleck.* Dordrecht: Reidel Publishing, S. 161–179.

Roth, Tim Otto/Fosbury, Robert F. (2013): Colour Beyond the Sky. The Chromatic Revolution in Astronomy, in: Blassnig, Martha (Hg.): *Light Image, Imagination. The Spectrum Beyond Reality and Illusion*, Amsterdam: Amsterdam University Press, S. 242–268.

Rubin, Lindsay R./Lackey, Wendy L./Kennedy, Frances A./Stephenson, Robert B. (2009): Using Color and Grayscale Images to Teach Histology to Color-Deficient Medical Students, *Anatomical Sciences Education* 2 (1), S. 84–88.

S Sandell, Kerstin (2010): Learning to Produce, See and Say the (Ab)normal. Professional Vision in Ultrasound Scanning During Pregnancy, in: Johnson, Ericka/Berner, Boel (Hg.): *Technology and Medical Practice. Blood, Guts and Machines*, London: Ashgate, S. 29–50.

Sappol, Michael (2006): *Dream Anatomy*, Bethesda, MD: U. S. Dept. of Health and Human Services, National Institutes of Health, National Library of Medicine.

Saunders, Barry F. (2007): CT Suite. Visual Apprenticeship in the Age of the Mechanical Viewbox, in: Grasseni, Christina (Hg.): *Skilled Visions. Between Apprenticeship and Standards.* New York, Oxford: Berghahn Books, S.145–165.

Saunders, Berry F. (2008): *CT Suite. The Work of Diagnosis in the Age of Non-invasive Cutting*, Durham, NC: Duke University Press.

Scherffig, Lasse (2014): *Feedbackmaschinen. Kybernetik und Interaktion, Dissertation an der Kunsthochschule für Medien Köln*, http://lassescherffig.de/wp-content/uploads/2017/01/Scherffig2017_Feedbackmaschinen.pdf (letzter Zugriff: 12.07.2018).

Schickore, Jutta (2007): *The Microscope and the Eye. A History of Reflections, 1740–1870*, Chicago, IL: University of Chicago Press.

Schinzel, Britta (2003*): Digitale Bilder: Symbolische Repräsentation oder offene Konstruktion?*, Beitrag zum Workshop „Was ist Visuelle Evidenz?“, 8.11.2003, unter: http://mod.iig.uni-freiburg.de/cms/fileadmin/publikationen/online-publikationen/visuelle-evidenz.pdf (letzter Zugriff: 12.07.2018).

Schlich, Thomas (2007): Surgery, Science and Modernity. Operating Rooms and Laboratories as Spaces of Control, *History of Science* 45, S. 231–256.

Schneider, Birgit (2009): Wissenschaftsbilder zwischen digitaler Transformation und Manipulation. Einige Anmerkungen zur Diskussion des ‚digitalen Bildes‘, in: Heßler, Martina/Mersch, Dieter (Hg.): *Logik des Bildlichen. Zur Kritik der ikonischen Vernunft*, Bielefeld: Transcript, S. 188–200.

Schrein, Kevin (2012): Zittern und Stechen, *Süddeutsche Zeitung* vom 5.11.2012, Nr. 255, S. 32.

Schürmann, Eva (2008): *Sehen als Praxis. Ethisch-ästhetische Studien zum Verhältnis von Sicht und Einsicht*, Frankfurt/Main: Suhrkamp.

Schwarzmüller-Erber, Gabriele/Silberstein, Eva (2012): *Angewandte Computertomographie*, Wien: Facultas, 2. Auflage.

Sekula, Alan (1992): The Body and the Archive, in: Bolton, Richard (Hg.): *The Contest of Meaning. Critical Histories of Photography*, Cambridge, MA: MIT Press, S. 343–389.

Serres, Michel (1998): Vorwort, in: ders. (Hg.): *Elemente zur einer Geschichte der Wissenschaften*, Frankfurt/Main: Suhrkamp, S. 11–37.

Serres, Michel (2002): Der Mensch ohne Fähigkeiten. Die neuen Technologien und die Ökonomien des Vergessens, Transit 22, S. 193–206.

Shneiderman, Ben (1983): Direct Manipulation. A Step Beyond Programming Languages, *IEEE Computer* 16 (8), S. 57–69.

Siegel, Eliot L. (2013): PACS 2.0. Rebooting Pandora's Box for the Next 20 Years, *Applied Radiology 1*, S. 3–4.

Siegel, Eliot L./Reiner, Bruce I./Knight, Nancy (2006): Reeingineering Workflow. The Radiologist's Perspective, in: Dreyer, Keith J./Hirschorn, David S./Thrall, James H./Mehta, Amit (Hg.): *PACS. A Guide to the Digital Revolution*, New York, 2. Auflage, S. 97–123.

Siemens Healthcare (2010): Managing the Data Avalanche, *Medical Solutions. Magazine for Healthcare Leadership*, http://www.healthcare.siemens.com/siemens_hwem-hwem_ssxa_websites-context-root/wcm/idc/groups/public/@global/documents/download/mdaw/mtu3/~edisp/10dec_customermagazin_medical_solutions-00038260.pdf (letzter Zugriff: 12.10.2013).

Siemens Medical (2004): *Somatom Sensation 64. Application Guide, Protocols, Principles, Helpful Hints*, http://www.healthcare.siemens.com/siemens_hwem-hwem_ssxa_websites-context-root/wcm/idc/siemens_hwem-hwem_ssxa_websites-context-root/wcm/idc/groups/public/@global/@imaging/@ct/documents/download/mdaw/mje1/~edisp/applicationguide_sensation64_01-00209647.pdf (letzter Zugriff: 12.10.2013).

Siemens Medical (2010): Iterative Reconstruction in Image Space (IRIS), https://www.healthcare.siemens.de/siemens_hwem-hwem_ssxa_websites-context-root/wcm/idc/siemens_hwem-hwem_ssxa_websites-context-root/wcm/idc/groups/public/@global/@imaging/@ct/documents/download/mdaw/mdg1/~edisp/iterative_reconstruction_in_image_space-00085727.pdf (letzter Zugriff: 12.10.2013).

Stafford, Barbara (1991): *Body Criticism. Imaging the Unseen in Enlightenment Art and Medicine*, Cambridge, MA: MIT Press.

Stahnisch, Frank/Bauer, Heijko (Hg.) (2007): *Bild und Gestalt. Wie formen Medienpraktiken das Wissen in Medizin und Humanwissenschaften?*, Hamburg: LIT-Verlag.

Star, Susan Leigh/Ruhleder, Karen (1996): Steps Toward an Ecology of Infrastructure. Design and Access for Large Information Spaces, *Information Systems Research* 7 (1), S. 111–134.

Stauff, Markus (2004): *‚Das neue Fernsehen'. Machteffekte einer heterogenen Kulturtechnologie*, Inaugural Dissertation zur Erlangung eines Doktors der Philosophie in der Fakultät für Philologie der Ruhr-Universität Bochum, unter: http://www-brs.ub.ruhr-uni-bochum.de/netahtml/HSS/Diss/StauffMarkus/diss.pdf (letzter Zugriff: 12.07.2018).

Styhre, Alexander (2013): Screenness and Organizing. Sociomaterial Practices in Mediated Worlds, *VINE* 43 (1), S. 4–21.

Suchman, Lucy/Weber, Jutta (2016): Human-Machine Autonomies, in: Bhuta, Nehal/Beck. Susanne/ Gei, Robin/Liu, Hin-Yan/Kre, Claus (Hg.): *Autonomous Weapons Systems. Law, Ethics, Policy*, Cambridge: Cambridge University Press, S. 75–102.

T Thielmann, Tristan (2006): Statt einer Einleitung: Eine Mediengeschichte des Displays, in: Schröter, Jens/Thielmann, Tristan (Hg.): *Navigationen: Display I – analog* 6 (2), S. 13–30.

Thomas, Adrian M. K./Banerjee, Arpan K. (2013): *The History of Radiology*, Oxford: Oxford University Press.

Thomas, Adrian M. K./Banerjee, Arpan K./Busch, Uwe (Hg.) (2005): *Classical Papers in Modern Diagnostic Radiology*, Berlin/Heidelberg: Springer.

Thrift, Nigel (2005): Beyond Mediation. Three New Material Registers and Their Consequences, in: Miller, Daniel (Hg.): *Materiality*, Durham, NC: Duke University Press, S. 231–255.

Trogemann, Georg (2010): Code and Machine, in: Gleiniger, Alexandra/Vrachliotis, Georg (Hg.): *Code: Between Operation and Narration*, Basel: Birkhäuser, S. 41–54.

Trogemann, Georg (2014): Die Fülle des Konkreten am Skelett des Formalen. Über Abstraktion und Konkretisierung im algorithmischen Denken und Tun, https://e-publications.khm.de/files/50/FülleDesKonkreten.pdf (letzter Zugriff: 05.07.2018).

V Vaccari, Guido/Saccavini, Carlo (2006): Radiology Informatics and Work Flow Redesign, *PsychNology* 4 (1), S. 87–101.

Vagli, Paola/Neri, Emanuele/Turini, Francesca/Cerri, Francesca/Cecchi, Claudia/Bardine, Alex/ Caramella, Davide (2008): Virtual Endoscopy, in: Neri, Emanuele/Caramella, Davide/Bartolozzi, Carlo (Hg.): *Image Processing in Radiology. Current Applications*, Berlin/Wien: Springer, S. 87–99.

Van den Boomen, Marianne (2014): *Transcoding the Digital. How Metaphors Matter in New Media*, Amsterdam: Institute of Network Cultures.

Van Deven, T./Hibbert, K. M./Chhem, R. K. Chhem (2010): *The Practice of Radiology Education. Challenges and Trends*, Berlin/Heidelberg: Springer.

Van Dijck, José (2005): *The Transparent Body. A Cultural Analysis of Medical Imaging*, Washington, WA: University of Washington Press.

Vertesi, Janet (2014): Seamful Spaces. Heterogeneous Infrastructures in Interaction, *Science, Technology and Human Values* 39 (2), S. 264–284.

Vining, David J. (2005): Virtual Colonoscopy. The Inside Story, in: Dachman, Abraham (Hg.): Atlas of Virtual Colonoscopy, Berlin/New York: Springer, S. 1–3.

Vogel, Christian (2014): Exponierte Wissenschaft. Röntgenausstellungen als Orte der Wissensproduktion und -kommunikation, 1896–1934 (unveröffentlichte Dissertation an der Humboldt-Universität zu Berlin).

Vogel, Christian (2015): Epistemischer Sinn und ästhetische Wirkung. Das Betrachten von Röntgenbildern im Schaukasten, 1896–1930, *Fotogeschichte* 138 (2015), S. 19–28.

Vogl, Thomas/Balzer, Jörn/Mack, Martin/Steger, Wolfgang (1999): *Differential Diagnosis in Head and Neck Imaging. A Systematic Approach to the Radiologic Evaluation of the Head and Neck Region and the Interpretation of Difficult Cases*, Stuttgart: Thieme.

Von Hanwehr, Roger (1992): Frontiers of Graphics, Supercomputer Technology, and Advanced Visualization Guidance Simulation Software Development for LINAC Radiosurgery, in: Steiner, Ladislaus (Hg.): *Radiosurgery. Baseline and Trends*, New York: Raven Press, S. 25–48.

W Warnke, Martin (2002): Digitale Archive, in: Pompe, Hedwig/Scholz, Leander (Hg.): *Archivprozesse. Die Kommunikation der Aufbewahrung*, Köln: DuMont, S. 269–281.

Webb, Steve (1990): *From the Watching of Shadows. The Origins of Radiological Tomography*, Bristol/New York: Adam Hilger.

Weber, Samuel (2008): *Benjamin's -abilities*, Cambridge, MA: Harvard University Press.

Weigel, Sigrid (2004): Phantombilder zwischen Messen und Deuten. Bilder von Hirn und Gesicht in den Instrumentarien empirischer Forschung von Psychologie und Neurowissenschaft, in: von Jagow, Bettina/Steger, Florian (Hg.): *Repräsentationen. Medizin und Ethik in Literatur und Kunst der Moderne*, Heidelberg: Winter, S. 159–198.

Welsch, Ulrich (2006): *Sobotta Lehrbuch Histologie. Zytologie, Histologie, mikroskopische Anatomie*, 2. Auflage, München: Urban&Fischer.

Werner, Gabriele (2008): Bilddiskurse. Kritische Überlegung zur Frage, ob es eine allgemeine Bildtheorie des naturwissenschaftlichen Bildes geben kann, in: Bredekamp, Horst/Schneider, Birgit/Dünkel, Vera (Hg.): *Das technische Bild. Kompendium zu einer Stilgeschichte wissenschaftlicher Bilder*, Berlin: Akademie Verlag, S. 30–35.

Werner, Sylwia/Zittel, Claus (2011): Einleitung, in: diess.: *Ludwik Fleck. Denkstile und Tatsachen. Gesammelte Schriften und Zeugnisse*, Frankfurt/Main: Suhrkamp, S. 9–38.

Wimmer, Mario (2013): Dispositiv, in: Frietsch, Ute/Rogge, Jörg (Hg.): *Über die Praxis kulturwissenschaftlichen Arbeits. Ein Handwörterbuch*, Bielefeld: Transcript, S. 123–128.

Winau, Rolf (1993): Das Sichtbarmachen des Unsichtbaren, in: ders. (Hg.): *Technik und Medizin*, Düsseldorf: VDI Verlag, S. 97–168.

Winkler, Hartmut (1992): *Der filmische Raum und der Zuschauer. ,Apparatus' – Semantik – ,Ideology'*, Heidelberg: Carl Winter Universitätsverlag.

Winkler, Hartmut (1999): Die prekäre Rolle der Technik. Technikzentrierte versus ,anthropologische' Mediengeschichtsschreibung, in: Pias, Claus (Hg.): *Dreizehn Vorträge zur Medienkultur*, Weimar: VDE Verlag, S. 221–238.

Winkler, Hartmut (2003): ,Flogging a dead horse?' Zum Begriff der Ideologie in der Apparatusdebatte bei Bolz und bei Kittler, in: Riesinger, Robert F. (Hg.): *Der kinematographische Apparat. Geschichte und Gegenwart einer interdisziplinären Debatte*, Münster: Nodus, S. 217–236.

Y Yee, Judy/Keysor, Kathryn J./Kim, David H. (2013): The Time Has Arrived for National Reimbursement of Screening CT Colonography, *AJR* 201 (1), S. 73–79.

Yoxen, Edward (1987): Seeing with Sound. A Study of the Development of Medical Images, in: Bijker, Wiebe/Hughes, Thomas/Pinch, Tervor (Hg.): *The Social Construction of Technological Systems. New Directions in the Sociology and History of Technology*, Cambridge, MA: MIT Press, S. 281–303.

Z Zentrum Anatomie Göttingen (2014): Kursus der mikroskopischen Anatomie, Teil I: Gewebelehre, http://www.anatomie.uni-goettingen.de/de/lehre/Histol_Skript_abWS1415.pdf (letzter Zugriff: 22.08.2014).

Ziegler, Günter M. (2005): Neue Bilder für die Medizin? Notizen aus der Matheon-Lounge, *DMV-Mitteilungen* 13 (3), S. 163–167.

Zielinski, Siegfried (2003): Einige historische Modi des audiovisuellen Apparats, in: Riesinger, Robert F. (Hg.): *Der kinematographische Apparat. Geschichte und Gegenwart einer interdisziplinären Debatte*, Münster: Nodos, S. 159–194.

Zimmer-Brossy, Marianne et al. (2008): *Lehrbuch der röntgendiagnostischen Einstelltechnik*. Heidelberg: Springer. Sechste, neubearbeitete Auflage.

Zittel, Claus (2011): Ludwik Fleck und der Stilbegriff in den Naturwissenschaften. Stil als wissenschaftshistorische, epistemologische und ästhetische Kategorie, in: Bredekamp, Horst/Krois, John (Hg.): *Sehen und Handeln. Berliner Schriften zur Bildaktforschung*, Berlin: Akademie Verlag, S. 169–205.

Bildnachweise

1
Thomas, Adrian M.K./Banerjee, Arpan K. (2013): *The History of Radiology*, Oxford: Oxford University Press, S. 98. Copyright EMI Music Ltd., Abdruck mit freundlicher Genehmigung von Adrian Thomas.

2
Ambrose, James (1973): Computerized Transverse Axial Scanning (Tomography): Part 2. Clinical Application, *British Journal of Radiology* 46 (552), S. 1023–1047, S. 1024. Abdruck mit Genehmigung des British Journal of Radiology.

3
Kalender, Willi A. (2006): *Computertomographie. Grundlagen, Gerätetechnologie, Bildqualität, Anwendungen*, Erlangen: Publicis, 2. Auflage, S. 41. Mit freundlicher Genehmigung von Publicis Pixelpark Erlangen.

4
Siemens Healthcare, https://www.healthcare.siemens.com/computed-tomography/technologies-innovations/care-right/right-dose-levels (letzter Zugriff: 15.07.2018).

5, 6
Ambrose, James (1973): Computerized Transverse Axial Scanning (Tomography): Part 2. Clinical Application, *British Journal of Radiology* 46 (552), S. 1023–1047, S. 1025. Abdruck mit Genehmigung des British Journal of Radiology.

7
Creative Commons Attribution-NonCommercial-ShareAlike 4.0 Licence, The Science Museum Group Collection © The Board of Trustees of the Science Museum, http://collection.sciencemuseum.org.uk/objects/co497339/couch-unit-for-emi-brain-scanner-england-1970-1971-ct-scanner (letzter Zugriff: 15.07.2018).

8
Reprinted, with permission, from Radiology 2003;229:299–304. © Radiological Society of North America.

9
NEMA – The Association of Electrical Equipment and Medical Imaging Manufactures (2014): DICOM PS3.3 2014c – Information Object Definitions, S. 91, http://dicom.nema.org/medical/dicom/2014a/output/pdf/part03.pdf (letzter Zugriff: 24.07.2018). Abdruck mit Genehmigung der NEMA.

10
NEMA – The Association of Electrical Equipment and Medical Imaging Manufactures (2014): DICOM PS3.3 2014c – Information Object Definitions, S. 89, http://dicom.nema.org/medical/dicom/2014a/output/pdf/part03.pdf (letzter Zugriff: 24.07.2018). Abdruck mit Genehmigung der NEMA.

11, 12
Erstellt durch die Autorin.

13, 14, 18, 19, 29
Zur Verfügung gestellt und mit freundlicher Genehmigung von Agfa HealthCare.

15
Hounsfield, Godfrey N. (1973): Computerized Transverse Axial Scanning (Tomography): Part I. Description of System, *British Journal of Radiology* 46 (552), S. 1016–1022, S. 1019. Abdruck mit Genehmigung des British Journal of Radiology.

16
Erstellt und zur Verfügung gestellt durch Matthias Planitzer.

17
Medicshots, Alamy Stockfoto.

20
Horizons WWP, TRVL, Alamy Stockfoto.

21
Faller, Adolf/Schünke, Michael (2012): Der Körper des Menschen, Stuttgart: Thieme Verlag (16. Auflage), S. 478, Abb. 11.8 (im Original farbig), entnommen aus: Hartwig, Hans-Georg (2007): Aufgaben zur Vorbereitung auf die makroskopische Anatomie (Präparierkurs), Propädeutik Makroskopie WS 07/08, Institut für Anatomie II der Heinrich-Heine-Universität Düsseldorf. Abdruck mit freundlicher Genehmigung des Thieme Verlags.

22
Zur Verfügung gestellt und mit freundlicher Genehmigung von Virginia Tech Carilion School of Medicine.

23a
Hellerhoff, 2014: Mehrere Gabelrippen im Röntgenthorax rechts. Zusätzlich am oberen Bildrand Wirbelkörperdeformierungen im zerviko-thorakalen Übergang; https://de.wikipedia.org/wiki/Datei:Gabelrippen_rechts_im_Roentgen_Thorax.jpg (letzter Zugriff: 15.07.2018).

23b
Hellerhoff, 2014: Lymphangioleiomyomatose der Lunge in der Computertomographie: Multiple, dünnwandige zystoide Veränderungen mit gleichmäßiger Verteilung. Aktuell kein Pneumothorax; https://commons.wikimedia.org/wiki/File:Lymphangioleiomyomatose_-_CT_coronar_LF.jpg (letzter Zugriff: 15.07.2018).

24
Ambrose, James (1973): Computerized Transverse Axial Scanning (Tomography): Part 2. Clinical Application, *British Journal of Radiology* 46 (552), S. 1023–1047, S. 1026. Abdruck mit Genehmigung des British Journal of Radiology.

25
Ambrose, James (1973): Computerized Transverse Axial Scanning (Tomography): Part 2. Clinical Application, *British Journal of Radiology* 46 (552), S. 1023–1047, S. 1023. Abdruck mit Genehmigung des British Journal of Radiology.

26
Kalender, Willi A. (2006): *Computertomographie. Grundlagen, Gerätetechnologie, Bildqualität, Anwendungen*, Erlangen: Publicis, 2. Auflage, S. 31. Mit freundlicher Genehmigung von Publicis Pixelpark Erlangen.

27
Kalender, Willi A. (2006): *Computertomographie. Grundlagen, Gerätetechnologie, Bildqualität, Anwendungen*, Erlangen: Publicis, 2. Auflage, S. 33. Mit freundlicher Genehmigung von Publicis Pixelpark Erlangen.

28a
Phanie, Alamy Stockfoto.

28b
Ignis, 2007: endoscopy image of normal stomach of a healthy 65-years old woman. https://de.wikipedia.org/wiki/Endoskop#/media/File:Stomach_endoscopy_1 (letzter Zugriff: 15.07.2018).

30
Dewey, Marc (2014): Examination and Reconstuction, in: ders. (Hg.): *Cardiac CT*, Berlin/Heidelberg: Springer, 2. Auflage, S. 71–90, S. 77. Mit freundlicher Genehmigung von Springer Nature.